Protocolos de Acupuntura
para 300 Condiciones de Salud

: *La Aplicación Clínica de
la Acupuntura Clásica*

Woosen Ur, Ph.D.

Protocolos de Acupuntura para 300 Condiciones de Salud : La Aplicación Clínica de la Acupuntura Clásica

Autor: Woosen Ur

Instagram : @woosenur

© 2024 Woosen Ur. Todos los derechos reservados.

Ninguna parte de esta publicación puede ser reproducida, distribuida, o transmitida en ninguna forma o por ningún medio, incluyendo fotocopiado, grabación, o otros métodos electrónicos o mecánicos, sin el permiso previo por escrito del editor, excepto en el caso de breves citas incorporadas en artículos críticos y reseñas.

Segunda edición: 25 de diciembre de 2024.

Editorial : TAI LING TERAPIAS ORIENTAIS

　　　　　　GREEN AURA ACADEMY

Curitiba, Brasil

ISBN : 978-65-01-16804-3

Green Aura Academy : https://greenaura.escolatai.com

TAI LING terapias orientais : https://tai-ead.escolatai.com

Registros de catalogación

Dados Internacionais de Catalogação na Publicação (CIP)
(Câmara Brasileira do Livro, SP, Brasil)

```
Ur, Woosen
   Protocolos de acupuntura para 300 condiciones
de salud : la aplicación clínica de la acupuntura
clásica / Woosen Ur ; ilustração Woosen Ur ;
[tradução do autor]. -- 1. ed. -- Curitiba, PR :
Woosen Ur, 2024.

   Título original: Protocolos de acupuntura para
300 condições de saúde.
   ISBN 978-65-01-16804-3

   1. Acupuntura 2. Acupuntura - Pontos
3. Doenças - Prevenção 4. Medicina chinesa
tradicional 5. Medicina chinesa - Terapêutica
6. Terapia alternativa I. Título.
                                       CDD-615.892
24-229700                              NLM-WB-369
```

Índices para catálogo sistemático:

1. Acupuntura : Medicina tradicional chinesa
615.892

Aline Graziele Benitez - Bibliotecária - CRB-1/3129

Dedicación

A los sanadores entregados, guardianes del tiempo, que con sus manos, corazones y mentes entrelazan el pasado y el futuro.

A mis maestros, mentores, cuyas enseñanzas y experiencias han esculpido mi comprensión del profundo potencial de la acupuntura.

Y a quienes se adentran en estas páginas en busca de conocimiento, que este libro sea un faro en su camino hacia la sanación y la plenitud.

Descargo de responsabilidad

La información proporcionada en este libro tiene únicamente fines informativos y educativos, basada en las teorías de la medicina tradicional china y la acupuntura.

Este libro no ofrece asesoramiento médico, diagnóstico, tratamiento ni prevención de enfermedades, y no debe utilizarse como sustituto de una consulta médica profesional. No garantiza resultados terapéuticos específicos ni respalda ninguna práctica médica en particular. Las personas con condiciones de salud graves deben buscar atención médica especializada.

Si tiene alguna preocupación sobre su salud, debe consultar a un profesional de la salud autorizado antes de considerar cualquier tratamiento.

Todos los procedimientos de acupuntura deben ser realizados exclusivamente por profesionales debidamente capacitados y certificados. La determinación de las prescripciones de acupuntura debe basarse en el conocimiento y la experiencia del acupunturista, y no es obligatorio seguir estrictamente las indicaciones de este libro.

Todos los profesionales que ejerzan la acupuntura deben conocer y cumplir las leyes de acupuntura del país en el que residen. Cualquier aplicación indebida o uso por parte de personas no calificadas puede implicar riesgos inesperados o efectos adversos, de los cuales ni el autor ni el editor asumen responsabilidad alguna.

El autor y el editor no serán legalmente responsables por ninguna consecuencia derivada del uso indebido de la información contenida en este libro ni de tratamientos de acupuntura realizados por personas no calificadas.

< El contenido >

Descargo de responsabilidad - 1

Sobre este libro - 4

Prefacio del autor - 7

Cómo usar las prescripciones, abreviaciones - 9

Cursos en línea de terapia, consulta en línea - 12

Principios de la Prescripción de Acupuntura en la MTC - 13

Síndromes de MTC y prescripciones de acupuntura - 16

Nombres de enfermedades en Medicina Tradicional China (MTC) y nombres de enfermedades en Medicina Occidental - 22

Cerebro, mente y conciencia - 26

Problemas dentales - 53

Problemas de piel - 55

Estómago, intestino, ano, digestión - 59

Oído, nariz y garganta (ENT) - 86

Ojos - 104

Fiebre por infección, infección externa - 114

Salud de la mujer - 122

Dolor de Cabeza - 140

Corazón – 145

Problemas internos - 150

Hígado y vesícula biliar - 191

Salud del hombre - 196

Problemas nerviosos - 205

Problemas pediátricos - 213

Sistema Respiratorio - 226

Articulaciones, síndrome Bi, debilidad muscular, etc. - 236

Riñones y Micción - 279

Discusión sobre acupuntura para cáncer - 292

ÍNDICE - 295

Bibliografía - 307

Sobre el autor - 308

Sobre este libro

En el mundo en constante evolución de la salud, el campo de la acupuntura se destaca como un faro de tratamiento holístico, ofreciendo un enfoque único y respaldado por el tiempo para tratar una variedad de enfermedades. Como practicantes de este antiguo arte, seguimos un camino iluminado por siglos de conocimiento y sabiduría. Sin embargo, al abrazar los avances de la medicina moderna, se vuelve cada vez más vital cerrar la brecha entre las prácticas tradicionales de acupuntura y el lenguaje de la medicina occidental. Es en este contexto que "Protocolos de Acupuntura para 300 Tipos de Enfermedades" cobra vida.

Este libro no es una proclamación de maestría; es, más bien, un esfuerzo humilde para atender las necesidades de los acupunturistas que navegan por el complejo panorama de la salud contemporánea. Nuestra intención no es reemplazar la terminología o los principios de la MTC (Medicina Tradicional China), sino complementarlos y suplementarlos. Creemos firmemente que preservar la esencia de la MTC mientras integramos el lenguaje y la metodología de la medicina occidental es clave para proporcionar a nuestros pacientes un cuidado más eficaz y accesible.

"¿Por qué los acupunturistas necesitan este libro en sus clínicas?", puede preguntarse. La respuesta radica en su practicidad y relevancia. En estas páginas, encontrará prescripciones de acupuntura adaptadas para más de 300 enfermedades diferentes, todas categorizadas por sus nombres médicos occidentales o síntomas. Esta organización permite incorporar de manera fluida la información diagnóstica occidental en su práctica de MTC, mejorando la precisión de sus tratamientos.

La inclusión de nombres de enfermedades médicas occidentales cumple un propósito crucial. Permite que los acupunturistas se comuniquen eficazmente con sus colegas en la comunidad médica occidental, facilitando la colaboración y un enfoque más integral en el cuidado del paciente. En una era en la que la medicina integrativa está ganando protagonismo, la capacidad de hablar ambos lenguajes - MTC y medicina occidental - es un activo inestimable.

Sin embargo, enfatizamos que nuestra adopción de la terminología médica occidental no significa un alejamiento de las ricas tradiciones de la MTC. Junto a los nombres de enfermedades occidentales, hemos mantenido los nombres de enfermedades y síndromes de la MTC en el tratamiento clínico. Este enfoque dual permite mantener la esencia de la MTC mientras se navega sin problemas por el panorama médico occidental.

Navegar por este libro es sencillo: comience con el índice, donde las enfermedades están organizadas en categorías. Una vez identificada la categoría, puede localizar fácilmente la enfermedad específica por su número de índice correspondiente. Cada entrada proporciona una prescripción de acupuntura integral basada en una combinación de conocimientos de la MTC y la medicina occidental, garantizando un enfoque holístico al tratamiento.

Creemos firmemente que el futuro de la acupuntura y de la Medicina Tradicional China reside en la sinergia entre los paradigmas médicos orientales y occidentales. Combinando las fortalezas de ambos sistemas, podemos ofrecer a nuestros pacientes lo mejor de ambos mundos: un enfoque integral y eficaz para la curación.

Ofrecemos este libro como una guía humilde, una herramienta para capacitar a los acupunturistas a navegar por el panorama en evolución de la salud con confianza y competencia. Que sirva como un puente entre la sabiduría antigua y el entendimiento moderno, llevando, en última instancia, a mejores resultados para los pacientes y un futuro más brillante para nuestro amado campo de la acupuntura.

Prefacio del autor

Este libro representa un viaje hacia el antiguo arte de la acupuntura, un enfoque holístico de sanación probado por el tiempo y en constante evolución. Las páginas que siguen son un testimonio de nuestra dedicación a hacer accesible la profunda sabiduría de la acupuntura para todos aquellos que la buscan. Ya sea que usted sea un practicante experimentado que desea ampliar sus habilidades o un recién graduado en acupuntura, este libro servirá como una obra de referencia.

El propósito de este libro es explorar la relación entre los enfoques tradicionales y contemporáneos, proporcionando una visión tanto de los fundamentos históricos como de los principios teóricos de la acupuntura. La información aquí presentada tiene únicamente fines educativos y no debe interpretarse como asesoramiento médico ni como sustituto de la atención profesional en salud.

La acupuntura, tal como se aborda en estos capítulos, ha sido tradicionalmente practicada junto con diversos sistemas médicos, y su papel en la salud integrativa sigue siendo un área de estudio y debate. Se recomienda a los lectores que consulten a un profesional de la salud calificado para cualquier inquietud médica.

Al emprender esta exploración, los invitamos a abrazar el poder de la acupuntura como un arte curativo complementario. Este libro es una referencia y, al mismo tiempo, una invitación a descubrir el potencial transformador de la acupuntura. Únase a nosotros en el descubrimiento de cómo esta práctica milenaria puede aportar equilibrio y vitalidad a su vida y a la vida de quienes lo rodean.

Gracias por embarcarse en este viaje iluminador a través

del mundo de los protocolos de acupuntura. Su búsqueda en la acupuntura comienza aquí, y nos sentimos honrados de acompañarlo en este camino.

Yongin, Corea del Sur, octubre de 2023

Woosen Ur, Ph.D.

Cómo usar las prescripciones, abreviaciones

Este libro puede servir como una herramienta de referencia. Para localizar los protocolos, primero debe asegurarse de tener el nombre de la afección. Dentro del libro, los nombres de las enfermedades incluyen tanto términos médicos oficiales como nombres más sencillos basados en los síntomas. En casos donde una enfermedad no sea ampliamente reconocida por su nombre oficial, el libro opta por utilizar nombres de síntomas más comúnmente entendidos. Esto da lugar a un enfoque variado, en el que algunas enfermedades se mencionan con sus nombres familiares, mientras que otras mantienen sus designaciones oficiales.

Luego, en la tabla de contenidos al comienzo del libro, localice el grupo de enfermedades al que pertenece esa afección. Dentro del grupo identificado, puede buscar la enfermedad en orden alfabético por su nombre. Sin embargo, dado que algunas enfermedades pueden no encajar claramente en un solo grupo, un índice al final del libro enumera todas las enfermedades en orden alfabético y asigna un número de referencia correspondiente a cada una. También puede utilizar el índice para encontrar la prescripción.

Dentro de las prescripciones presentadas en este libro, hay dos categorías de puntos de acupuntura: puntos principales y puntos acompañantes. Los puntos principales se refieren a los puntos de mayor importancia o los más estrechamente relacionados con la enfermedad tratada. Los puntos acompañantes, en cambio, son puntos de menor relevancia, cuya inclusión u omisión es flexible. No es obligatorio utilizar todos los puntos proporcionados en la prescripción, ya que un número excesivo de puntos de acupuntura generalmente no es recomendable.

Es importante enfatizar que las prescripciones dentro de este libro están destinadas únicamente a referencia educativa e histórica, basándose en las teorías de la medicina tradicional china y la acupuntura. No proporciona asesoramiento médico, diagnóstico, tratamiento ni prevención de ninguna enfermedad. Los lectores deben consultar a un profesional de la salud calificado antes de tomar cualquier decisión relacionada con su bienestar.

Los procedimientos de acupuntura deben ser realizados únicamente por profesionales que hayan recibido la formación adecuada y cuenten con las certificaciones legales necesarias.

La selección de los puntos de acupuntura debe ser determinada por un acupuntor calificado, basándose en un diagnóstico conforme a la Medicina Tradicional China (MTC), tomando en cuenta las prescripciones descritas en este libro, así como su propio conocimiento y experiencia en MTC.

Este libro se centra principalmente en prescripciones clásicas de acupuntura y no profundiza en las prescripciones de otros sistemas de acupuntura, como la acupuntura del estilo del Maestro Tung, la acupuntura craneal, la terapia de la mano, la acupuntura abdominal, entre otros, a pesar de que estos sistemas también tienen sus propias funciones únicas.

En este libro, se emplean términos abreviados para los nombres de los canales y vasos de la siguiente manera.

H: Canal del Hígado

VB: Canal de la Vesícula Biliar

C: Canal del Corazón

ID: Canal del Intestino Delgado

B: Canal del Bazo

E: Canal del Estómago

P: Canal del Pulmón

IG: Canal del Intestino Grueso

R: Canal de los Riñones

V: Canal de la Vejiga Urinaria

PC: Canal del Pericardio

TC: Canal del Triple Calentador (San jiao)

VG: Vaso Gobernador (Du mai)

VC: Vaso de la Concepción (Ren mai)

Yang wei mai: Vaso Yang de Conexión

Yin wei mai: Vaso Yin de Conexión

Yang qiao mai: Vaso Yang del Caminar

Yin qiao mai: Vaso Yin del Caminar

Chong mai: Vaso Penetrador

Dai mai: Vaso de la Cintura

Ex: Punto Extra (Qi xue)

Ashi: Punto de Ashi

Cursos en línea de terapia, consulta en línea

Ofrecemos cursos en línea de terapias orientales y consultas de salud en línea. Los sitios web son como estos.

TAI LING TERAPIAS ORIENTAIS :

https://tai-ead.escolatai.com

Green Aura Academy :

https://greenaura.escolatai.com

Principios de la Prescripción de Acupuntura en la MTC

La acupuntura es un componente fundamental de la Medicina Tradicional China (MTC), con más de dos milenios de antigüedad. Involucra la inserción de agujas finas en puntos específicos de acupuntura para estimular el Qi (energía vital) del cuerpo y restaurar el equilibrio del Yin y Yang. Los principios de la prescripción de acupuntura en la MTC están enraizados en la filosofía antigua y teorías que sustentan este sistema de curación holístico. Aquí están los principales principios de la prescripción de acupuntura:

(1) Equilibrando Yin y Yang:

El principio central de la acupuntura en la MTC es restaurar el equilibrio entre Yin y Yang en el cuerpo. Yin representa los aspectos refrescantes, nutritivos y pasivos, mientras que Yang incorpora calor, actividad y estimulación. Los puntos de acupuntura se eligen para tonificar (fortalecer) el Yin o el Yang, dependiendo de la presentación del paciente.

(2) Identificando el Patrón de la Síndrome:

El diagnóstico en la MTC comienza con la identificación del patrón específico de la síndrome que aflige al paciente. Este patrón refleja el desequilibrio subyacente en el Qi, Sangre, Yin o Yang. Entender el patrón de la síndrome es crucial para determinar qué puntos de acupuntura usar. Por ejemplo, si un paciente presenta deficiencia de Qi, se seleccionarán puntos de acupuntura que tonifiquen el Qi.

(3) Seleccionando los Puntos de Acupuntura Apropiados:

Los puntos de acupuntura se eligen cuidadosamente

basados en el patrón de la síndrome identificado y en los principios de la teoría de los meridianos. Cada punto de acupuntura tiene acciones e indicaciones específicas, y su selección se basa en su capacidad para armonizar el Qi, regular la Sangre, tonificar el Yin o Yang, y resolver estancamiento o acumulación.

(4) Personalizando el Tratamiento para el Individuo:

La MTC enfatiza el cuidado individualizado. Las prescripciones de acupuntura se adaptan a la constitución única, los síntomas y los desequilibrios subyacentes de cada paciente. Los practicantes consideran factores como la edad, el género, el estilo de vida y la salud general del paciente al seleccionar puntos de acupuntura.

(5) Abordando Raíz y Rama:

El tratamiento en la MTC no solo busca aliviar los síntomas (rama), sino también abordar la causa raíz del desequilibrio (raíz). Las prescripciones de acupuntura generalmente incluyen una combinación de puntos para tratar tanto las quejas inmediatas como la desarmonía subyacente. Por ejemplo, si un paciente presenta dolores de cabeza (rama), también se puede tratar la estancación del Qi del Hígado subyacente (raíz).

(6) Usando Puntos Locales y Distales:

Los puntos de acupuntura pueden categorizarse como locales (cerca del área afectada) o distales (lejos del área afectada). Los practicantes de la MTC frecuentemente usan una combinación de puntos locales y distales en las prescripciones de acupuntura. Esto permite un enfoque más completo, ya que la estimulación de puntos distales puede influir en el flujo de Qi y Sangre hacia el área afectada.

(7) Considerando Factores Estacionales y Ambientales:

La MTC reconoce la influencia de factores estacionales y ambientales en la salud. Las prescripciones de acupuntura pueden ajustarse de acuerdo con la constitución del paciente y la estación vigente. Por ejemplo, en invierno, puede haber un enfoque en tonificar el Yang y calentar el cuerpo.

(8) Monitoreo del Progreso y Ajuste del Tratamiento:

La acupuntura MTC no es una solución universal. El progreso de cada paciente es cuidadosamente monitoreado, y los planes de tratamiento se ajustan según sea necesario. La respuesta del paciente a la acupuntura, los cambios en los síntomas y las mejoras en el bienestar general guían estos ajustes.

(9) Promoción de la Salud Holística:

Los practicantes de la MTC buscan promover la salud y el bienestar holísticos. Las prescripciones de acupuntura pueden no solo abordar quejas específicas, sino también aspectos emocionales y mentales. El objetivo es armonizar los aspectos físicos, emocionales y espirituales del individuo.

Los principios de la prescripción de acupuntura en la MTC están profundamente enraizados en la filosofía antigua y las teorías de equilibrio y armonía. El arte y la ciencia de la acupuntura involucran una evaluación completa de la condición del paciente, un entendimiento completo de la teoría de la MTC y la selección hábil de puntos de acupuntura para restaurar el equilibrio y facilitar las habilidades de curación innatas del cuerpo.

Síndromes de MTC y prescripciones de acupuntura

La Medicina Tradicional China (MTC) reconoce una amplia gama de patrones de síndromes, cada uno con su propio conjunto de síntomas y prescripciones de acupuntura correspondientes. Aunque este libro recomienda las prescripciones para cada enfermedad, las prescripciones deben modificarse de acuerdo con su diagnóstico MTC. Puede añadir o modificar las prescripciones a través de su diagnóstico de síndromes o patrones. A continuación, se presenta una lista exhaustiva de síndromes comunes de MTC, sus síntomas típicos y puntos de acupuntura sugeridos para cada síndrome.

(1) Síndrome de Deficiencia de Qi:

Síntomas: Fatiga, debilidad, falta de aire, tez pálida, voz baja, sudor espontáneo y pulso débil.

Prescripción de Acupuntura:

VC-6 (Qi hai): Tonifica el Qi.

E-36 (Zu san li): Fortalece el Bazo y aumenta el Qi.

P-9 (Tai yuan): Beneficia el Qi del Pulmón.

(2) Síndrome de Deficiencia de Yin:

Síntomas: Sequedad, sofocos, sudores nocturnos, inquietud, pulso rápido y fino, y lengua roja con poca cobertura.

Prescripción de Acupuntura:

R-3 (Tai xi): Nutre el Yin de los Riñones.

C-7 (Shen men): Calma el Corazón y nutre el Yin.

B-6 (San yin jiao): Nutre el Yin y armoniza el Bazo.

(3) Síndrome de Deficiencia de Yang:

Síntomas: Extremidades frías, fatiga, baja libido, heces sueltas, pulso profundo y débil, y lengua pálida e hinchada con marcas de dientes.

Prescripción de Acupuntura:

R-3 (Tai xi): Tonifica el Yang de los Riñones.

E-36 (Zu san li): Calienta y fortalece el Yang.

V-23 (Shen shu): Tonifica el Yang de los Riñones.

(4) Síndrome de Deficiencia de Sangre:

Síntomas: Tez pálida, mareo, visión borrosa, palpitaciones, piel y cabello secos y pulso fino y débil.

Prescripción de Acupuntura:

VC-4 (Guan yuan): Nutre la Sangre.

B-10 (Xue hai): Revigoriza la Sangre.

C-7 (Shen men): Calma el Corazón y nutre la Sangre.

(5) Síndrome de Estancamiento de Qi:

Síntomas: Dolor distendido, irritabilidad, opresión en el pecho, suspiros, pulso tenso y lengua morada con posibles venas sublinguales distendidas.

Prescripción de Acupuntura:

H-3 (Tai chong): Mueve el Qi del Hígado.

PC-6 (Nei guan): Alivia la opresión en el pecho.

E-25 (Tian shu): Regula el Qi en el abdomen.

(6) Síndrome de Estancamiento de Sangre:

Síntomas: Dolor fijo y agudo, complexión oscura, coágulos en la sangre menstrual, equimosis, pulso irregular y lengua morada con posibles petequias.

Prescripción de Acupuntura:

B-10 (Xue hai): Revigoriza la Sangre.

H-3 (Tai chong): Mueve el Qi y la Sangre del Hígado.

VC-17 (Shan zhong): Promueve la circulación de Qi y Sangre en el pecho.

(7) Síndrome de Acumulación de Flema:

Síntomas: Tos con abundante esputo blanco o amarillo, congestión en el pecho, mareo, pulso resbaladizo y lengua hinchada con recubrimiento pegajoso.

Prescripción de Acupuntura:

VC-22 (Tian tu): Elimina Flema de la garganta.

P-5 (Chi ze): Expulsa Flema de los Pulmones.

E-40 (Feng long): Resuelve Flema en el Estómago.

(8) Síndrome de Acumulación de Humedad:

Síntomas: Sensación de pesadez, hinchazón, diarrea, pulso saturado y lengua pálida e hinchada con recubrimiento pegajoso.

Prescripción de Acupuntura:

B-9 (Yin ling quan): Drena Humedad del Jiao Inferior.

E-36 (Zu san li): Fortalece el Bazo para resolver la Humedad.

V-20 (Pi shu): Regula el Bazo y elimina la Humedad.

(9) Síndrome del Calor y Humedad:

Síntomas: Secreción amarilla y pegajosa, sensación de ardor, heces malolientes, pulso rápido y resbaladizo, y lengua roja con recubrimiento amarillo y aceitoso.

Prescripción de Acupuntura:

IG-11 (Qu chi): Elimina el Calor y desintoxica.

B-9 (Yin ling quan): Resuelve la Humedad y el Calor.

VB-34 (Yang ling quan): Limpia el Calor y la Humedad de la Vesícula Biliar.

(10) Síndrome del Calor en la Sangre:

Síntomas: Fiebre alta, irritabilidad, rostro rojo, inquietud, trastornos de sangrado, pulso rápido y tenso, y lengua roja con recubrimiento amarillo.

Prescripción de Acupuntura:

C-8 (Shao fu): Enfría la Sangre y reduce el Calor.

IG-11 (Qu chi): Limpia el Calor y enfría la Sangre.

H-2 (Xing jian): Limpia el Calor del Hígado.

(11) Síndrome de Acumulación de Agua:

Síntomas: Edema, hinchazón, sensación de pesadez, pulso profundo y lento, y lengua pálida e hinchada con marcas de dientes.

Prescripción de Acupuntura:

B-9 (Yin ling quan): Resuelve la Humedad y el Agua.

V-22 (San jiao shu): Promueve la diuresis y reduce el edema.

R-7 (Fu liu): Regula el metabolismo del Agua.

(12) Síndrome Externo:

Síntomas: Fiebre, aversión al frío, dolor de cabeza, dolores corporales, pulso flotante, y recubrimiento blanco en la lengua.

Prescripción de Acupuntura:

VG-14 (Da zhui): Libera el Exterior y dispersa el Viento.

P-7 (Lie que): Libera el Viento y promueve la sudoración.

V-12 (Feng men): Libera el Viento de la espalda.

(13) Síndrome del Calor Interno:

Síntomas: Fiebre alta, irritabilidad, lengua roja con recubrimiento amarillo, sed, y pulso rápido.

Prescripción de Acupuntura:

IG-11 (Qu chi): Limpia el Calor.

C-8 (Shao fu): Enfría la Sangre y el Calor del Corazón.

H-2 (Xing jian): Limpia el Calor del Hígado.

Estos patrones de síndromes de la MTC y prescripciones de acupuntura sirven como una guía fundamental para los practicantes de la MTC en el diagnóstico y tratamiento de varias condiciones de salud, abordando los desequilibrios subyacentes en las sustancias vitales y la energía del cuerpo. Es importante notar que los tratamientos de la MTC son altamente individualizados, y los practicantes pueden adaptar estas prescripciones en función de las necesidades específicas de cada paciente.

Nombres de enfermedades en Medicina Tradicional China (MTC) y nombres de enfermedades en Medicina Occidental

Aquí hablamos sobre la relación entre los nombres de enfermedades en la MTC y en la medicina occidental.

La Medicina Tradicional China (MTC) y la medicina occidental son dos sistemas de atención médica distintos con enfoques diferentes para comprender y diagnosticar enfermedades. Mientras que la MTC tiene su propio conjunto único de nombres de enfermedades y patrones diagnósticos, a menudo existe una correspondencia o superposición entre los nombres de enfermedades en la MTC y en la medicina occidental. Esta relación entre ambos sistemas puede ser tanto similar como diferente, y comprender estas relaciones es esencial para proporcionar una atención médica efectiva que integre los principios de la MTC y la medicina occidental.

Existen similitudes entre los nombres de enfermedades en la MTC y en la medicina occidental:

Nombres basados en síntomas:

Tanto la MTC como la medicina occidental suelen nombrar las enfermedades según sus síntomas característicos o manifestaciones clínicas. Por ejemplo, en la MTC, "Estancamiento del Qi del Hígado" describe un patrón con síntomas como irritabilidad, opresión en el pecho y estrés emocional, lo que en la medicina occidental podría corresponder a condiciones como ansiedad o dolor torácico inespecífico.

Enfermedades relacionadas con órganos:

La MTC suele atribuir los patrones de enfermedad a desequilibrios en órganos específicos, como el Hígado, los Riñones, el Corazón o el Bazo. La medicina occidental también reconoce enfermedades que afectan principalmente a estos órganos, aunque la terminología y los criterios diagnósticos pueden diferir. Por ejemplo, la "Deficiencia de Yin de Riñón" en la MTC puede relacionarse con la "enfermedad renal crónica" en la medicina occidental.

Existen diferencias entre los nombres de enfermedades en la MTC y en la medicina occidental:

Diferencias etiológicas:

La MTC considera que las causas fundamentales de los patrones de enfermedad son desequilibrios en el Qi, la Sangre, el Yin, el Yang y factores externos como el Viento, el Frío, el Calor o la Humedad. En contraste, la medicina occidental identifica enfermedades según su etiología, como infecciones (bacterianas o virales), factores genéticos o enfermedades relacionadas con el estilo de vida (como la hipertensión).

Enfoque holístico vs. enfoque reduccionista:

La MTC ve las enfermedades de manera holística, considerando la interconexión de los diversos sistemas del cuerpo y el equilibrio general del Qi y la Sangre. La medicina occidental suele adoptar un enfoque reduccionista, centrándose en mecanismos patológicos específicos y disfunciones orgánicas.

Integración de los nombres de enfermedades de la medicina occidental en la práctica de la MTC:

Diagnóstico dual:

Un paciente puede recibir tanto un diagnóstico de medicina occidental como un diagnóstico de MTC. Por ejemplo, un paciente con "diabetes tipo 2" en la medicina occidental puede ser diagnosticado con "Deficiencia de Qi de Bazo" en la MTC. El plan de tratamiento puede abordar ambas condiciones.

Terapias complementarias:

Las terapias de la MTC, como la acupuntura, la medicina herbal, las recomendaciones dietéticas y las modificaciones del estilo de vida, pueden complementar los tratamientos de la medicina occidental.

Manejo de enfermedades crónicas:

Para enfermedades crónicas como la hipertensión, la combinación de enfoques de la MTC, como la acupuntura, fórmulas herbales y cambios dietéticos, puede apoyar las intervenciones médicas occidentales en el control de los síntomas.

Educación del paciente:

Los profesionales de la MTC pueden educar a los pacientes sobre los principios holísticos de la MTC y cómo se relacionan con los diagnósticos médicos occidentales.

Esto puede empoderar a los pacientes para tomar decisiones de estilo de vida que favorezcan su bienestar general.

La relación entre los nombres de enfermedades en la MTC y en la medicina occidental refleja tanto similitudes como diferencias en los enfoques diagnósticos. Integrar la MTC y la medicina occidental puede proporcionar un enfoque más integral y personalizado en la atención médica, abordando no solo la enfermedad específica, sino también el equilibrio general y el bienestar del paciente. La colaboración entre profesionales de ambos sistemas puede llevar a mejores resultados para los pacientes y a un enfoque más holístico en el cuidado de la salud.

Cerebro, mente y conciencia - Índice 1-29

<1> Trastorno bipolar, trastorno afectivo bipolar

Este es un tipo de enfermedad mental. La emoción alterna entre excitación y depresión, o de depresión a excitación. La consulta médica es esencial. El tratamiento con acupuntura puede realizarse cuando el paciente está en la fase de depresión. Generalmente, el bloqueo de flema en los orificios, la estancación del hígado y la deficiencia inestable del corazón y los riñones son las razones.

Los puntos principales: Si shen cong (Ex), VG-14 (Da zhui), VG-12 (Shen zhu), Yin tang (Ex), H-3 (Tai chong), PC-6 (Nei guan), C-7 (Shen men), VG-20 (Bai hui), VG-16 (Feng fu), VG-1 (Chang qiang), E-37 (Shang ju xu)

Los puntos acompañantes: VB-20 (Feng chi), V-23 (Shen shu), VC-12 (Zhong wan), VC-6 (Qi hai), IG-11 (Qu chi), V-10 (Tian zhu), C-8 (Shao fu) - reducir

El principio de tratamiento es abrir los orificios, transformar la flema y activar el bazo, los riñones y el hígado. PC-6 y C-7 son para limpiar la mente, VG-1, VG-16, VG-14 son los puntos especiales para trastornos mentales. Se tonifican los riñones y el bazo, y se nutre el hígado para preservar el cuerpo etéreo. Es bueno usar moxibustión 3-5 veces en los puntos principales y usar agujas en los puntos acompañantes. Si shen cong es un grupo de 4 puntos en la parte superior de la cabeza y a 1 cun lateral, posterior y anterior del VG-20. Se usa manipulación suave en VG-16 y VB-20.

<2> Neurosis cardíaca

El paciente siente síntomas del corazón, como dificultad para respirar, opresión en el pecho, palpitaciones, nerviosismo, extremidades y pecho fríos y dolores en el pecho. La consulta médica es esencial. Esta es una especie de neurosis. En la MTC, la debilidad del corazón es la principal razón.

Los puntos principales: B-6 (San yin jiao), PC-4 (Xi men), VG-20 (Bai hui), C-3 (Shao hai), C-6 (Yin xi), PC-6 (Nei guan), H-3 (Tai chong), V-15 (Xin shu), B-4 (Gong sun), E-36 (Zu san li)

Los puntos acompañantes: E-40 (Feng long), PC-7 (Da ling), VC-17 (Shan zhong), VG-12 (Shen zhu), PC-8 (Lao gong), VG-11 (Shen dao)

Calmar la mente, regular el corazón y el hígado y activar el bazo son el tratamiento. Primero, se aguja B-4 y luego se aguja PC-6.

<3> Anemia cerebral

La anemia abrupta en el cerebro es la principal razón. Generalmente ocurre con shock mental, estrés mental o tratamiento con acupuntura. La consulta médica es esencial. Los síntomas son sudor frío, náuseas y vómitos, zumbido en los oídos, extremidades frías, cara pálida, visión borrosa y el paciente puede perder el conocimiento. En la MTC, esto es deficiencia de Qi, sangre y también movimiento irregular de Qi.

Para casos de emergencia: Si ocurrió debido a una estimulación excesiva de la aguja de acupuntura, simplemente retire todas las agujas. Cuando el paciente se sienta gravemente incómodo, estimule con fuerza el punto R-1 (Yong quan) con un palo de madera o dedo, técnica de sangrado en Shi xuan (Ex) o puntos nasales (Jing) de las manos, Er jian (Ex). Estimule VG-26 (Shui gou) o use moxibustión en VG-20 (Bai hui).

Los puntos principales: PC-6 (Nei guan), E-36 (Zu san li), VC-14 (Ju que), VG-20 (Bai hui), VG-26 (Shui gou), VC-4 (Guan yuan), VG-4 (Ming men), VC-8 (Shen que): moxibustión

Los puntos acompañantes: V-10 (Tian zhu), IG-10 (Shou san li), VC-6 (Qi hai), H-1 (Da dun), ID-1 (Shao ze)

En caso de emergencia, generalmente se usan métodos de sangrado para abrir los orificios. Se puede estimular R-1 (Yong quan). Si no es una situación de emergencia y el paciente tiene fácilmente anemia cerebral, use VG-26 para activar el movimiento de la sangre hacia el cerebro y abrir el orificio. Use manipulación tonificante. El principio del tratamiento es abrir el orificio, tonificar Qi y sangre. Shi xuan es un grupo de 10 puntos en las puntas de los dedos. Er jian es la parte superior de la oreja.

<4> Congestión Cerebral

Por alguna razón, los capilares están contraídos y la sangre está congestionada en el cerebro. La consulta médica es esencial. Generalmente, el estrés emocional o la ira pueden ser la principal razón. Los síntomas pueden ser opresión en el pecho, visión borrosa, cara roja, palpitaciones, mareos, náuseas, zumbido en los oídos y dolor de cabeza. Y, en casos graves, el paciente puede perder la conciencia. Para casos de emergencia: puntos nasales (Jing) de las manos o Shi xuan (Ex), R-1 (Yong quan), Er jian (Ex).

Los puntos principales: PC-4 (Xi men), R-1 (Yong quan), V-10 (Tian zhu), VB-20 (Feng chi), IG-11 (Qu chi), H-3 (Tai chong), E-8 (Tou wei), E-36 (Zu san li), E-9 (Ren ying).

Los puntos acompañantes: ID-14 (Jian wai shu), VC-5 (Shi men), C-7 (Shen men), VB-21 (Jian jing), IG-4 (He gu), PC-6 (Nei guan).

El caso de emergencia es cuando el paciente pierde la conciencia. Es mejor usar el método de sangrado para los puntos de emergencia. Abren el orificio y reducen la congestión sanguínea en el cerebro para disminuir el daño al cerebro. Er jian es la parte superior de la oreja y Shi xuan son las puntas de los dedos. El principio del tratamiento de los puntos principales y los puntos acompañantes es reducir la tensión de la cabeza y la emoción, hacer que el paciente se relaje, calmar la mente y regular el movimiento de Qi y sangre. E-9 regula el movimiento de Qi y sangre para reducir la presión sanguínea en el cerebro. Shi xuan es un grupo de 10 puntos en las puntas de los dedos. Se utiliza una manipulación suave en VB-20.

<5> ACV, Accidente cerebrovascular - Siete puntos de acupuntura

El ACV o accidente cerebrovascular ocurre cuando el movimiento de Qi es irregular y ataca el cerebro. La acupuntura es esencial para el tratamiento del ACV. La consulta médica es esencial. Aquí hay dos conjuntos de siete puntos de acupuntura que generalmente se consideran prescripciones eficaces en el tratamiento del ACV.

Siete puntos para ACV (1): VB-7 (Qu bin), VB-31 (Feng shi), E-36 (Zu san li), IG-11 (Qu chi), VB-21 (Jian jing), VG-20 (Bai hui), VB-39 (Xuan zhong).

Siete puntos para ACV (2): VG-20 (Bai hui), IG-11 (Qu chi), E-36 (Zu san li), VG-14 (Da zhui), VB-21 (Jian jing), VB-

20 (Feng chi), PC-5 (Jian shi).

En el ACV, generalmente se utilizan los puntos de la cabeza para activar el cerebro y centrarse en la apertura del orificio. E-36 hace que el Qi descienda, VB-39 es el punto especial para el ACV. VB-39 también es el punto Hui de la esencia. VB-21 regula el movimiento del Qi y se usa mucho en el ACV. IG-11 enfría el calor y hace que el Qi descienda. VB-20 elimina el viento y VG-14 activa el cerebro. Se utiliza una manipulación suave en VB-20

<6> ACV, Accidente cerebrovascular - Afasia

La afasia en el ACV ocurre cuando el moco y el viento bloquean los canales del corazón y el bazo que pasan por la raíz de la lengua. La consulta médica es esencial. El principio principal del tratamiento es eliminar el moco y el viento. Activar el corazón y el cerebro.

Los puntos principales: E-40 (Feng long), B-4 (Gong sun), Shang lian quan (Ex), VG-15 (Ya men), C-5 (Tong li), PC-6 (Nei guan), VC-22 (Tian tu), VC-23 (Lian quan).

Los puntos acompañantes: VG-20 (Bai hui), VG-16 (Feng fu), IG-4 (He gu), R-6 (Zhao hai), H-3 (Tai chong), Jin jin (Ex), Yu ye (Ex), Zeng yin (Ex).

VC-23, Shang lian quan y Zeng yin eliminan el moco y el viento que bloquean la lengua y la hacen más flexible. C-5 activa el corazón, VG-15 y VG-16 activan el cerebro y tratan la afasia. R-6 nutre los riñones. Jin jin y Yu ye limpian el calor en la lengua y la hacen flexible. Método de sangrado en Jin jin y Yu ye. Se utiliza un nivel medio de manipulación. Jin jin y Yu ye están en las venas azules debajo de la lengua. Zeng yin es el punto especial para tratar la afasia y está en el lado lateral del cuello, en el punto medio entre la manzana de Adán y el ángulo de la mandíbula. Shang lian quan es el punto especial para la afasia y está en el punto medio entre VC-23 y la punta frontal del mentón. Se utiliza una manipulación suave en VG-16.

<7> AVC, Accidente Vascular Cerebral - Síndrome de Bloqueo

Esta es una situación aguda de AVC, donde hay pérdida repentina de conciencia, las manos están firmemente cerradas y los músculos tensos. La consulta médica es esencial. También se observan síntomas como boca firmemente cerrada, rostro rojo, sonido de flema en la garganta, respiración áspera o estreñimiento, entre otros.

Los puntos principales: PC-6 (Nei guan), H-3 (Tai chong), IG-4 (He gu), VG-16 (Feng fu), R-1 (Yong quan), Sangrado en los puntos nasales (Jing) de las manos, H-2 (Xing jian), PC-8 (Lao gong), VG-26 (Shui gou), VB-20 (Feng chi), VG-20 (Bai hui), IG-11 (Qu chi).

Los puntos acompañantes: B-6 (San yin jiao), VB-34 (Yang ling quan), VC-22 (Tian tu), E-40 (Feng long).

(1) Rostro rojo, sed, orina roja: Sangrado en los puntos nasales (Jing), IG-4 (He gu), E-25 (Tian shu), IG-11 (Qu chi), H-2 (Xing jian), C-3 (Shao hai).

(2) Sonidos de flema en la respiración: E-40 (Feng long), VC-12 (Zhong wan), PC-6 (Nei guan), VC-22 (Tian tu).

(3) Estreñimiento: E-25 (Tian shu), E-37 (Shang ju xu).

(4) Dificultad para orinar: VC-3 (Zhong ji).

(5) Síntomas de viento como convulsiones, calambres en las extremidades, mareos, dolor de cabeza: VB-20 (Feng chi), H-

3 (Tai chong), VB-34 (Yang ling quan), IG-4 (He gu), VG-16 (Feng fu).

El objetivo principal de este tratamiento es relajar los músculos, abrir el orificio, activar el cerebro y el corazón. VG-26 es para abrir el orificio y activar el cerebro, el sangrado de los puntos nasales (Jing) de las manos limpiará el calor en el cerebro y reducirá el daño al cerebro. VB-20 elimina el viento, PC-8 y PC-6 limpiarán el calor del corazón y harán que la conciencia se recupere. H-2 para limpiar el calor del hígado, E-25 y E-37 para tratar el estreñimiento y eliminar el calor. H-3 para regular el Qi del hígado y VC-22 para regular el movimiento del Qi. E-40 para eliminar la flema. El método de sangrado se usa para los puntos nasales (Jing). Se utiliza una manipulación reducida. Se utiliza una manipulación suave en VB-20 y VG-16.

<8> AVC, Accidente Cerebrovascular - Parálisis Facial

Existen dos tipos de parálisis facial. Una es debido a una infección y la otra es consecuencia de un AVC. La consulta médica es esencial. Esta prescripción trata sobre la parálisis facial proveniente de un AVC. En la MTC, abrir los orificios y activar los nervios faciales son los principales principios de tratamiento. Pero, sobre todo, tratar las causas originales de la parálisis facial es lo más importante. Generalmente, a través de los puntos locales de la cara, eliminar el viento de la cabeza y regular el movimiento de Qi y sangre son los principales métodos.

Los puntos principales: E-4 (Di cang), VG-26 (Shui gou), TC-17 (Yi feng), E-43 (Xian gu), ID-18 (Quan liao), IG-4 (He gu) en el lado sano, E-6 (Jia che), E-2 (Si bai), Qian zheng (Ex), E-44 (Nei ting).

Los puntos acompañantes: VB-14 (Yang bai), VB-20 (Feng chi), V-2 (Zan zhu), E-36 (Zu san li), ID-19 (Ting gong), Jia cheng jiang (Ex), H-3 (Tai chong).

Se puede aplicar una manipulación de nivel medio. Las agujas se aplican solo en un lado de la cara. Alternativamente, se puede tratar el lado patológico y el lado sano de la cara. Jia cheng jiang está a 1 cun lateral del VC-24. Qian zheng está a 0,5 ~ 1 cun anterior al lóbulo de la oreja. Se puede aplicar acupuntura eléctrica. Se utiliza una manipulación suave en VB-20.

<9> AVC, Accidente Cerebrovascular - Parálisis de Miembros Inferiores

Dado que la razón de la parálisis es un AVC, lo más importante es tratar el AVC, activando el cerebro para recuperarse del mismo. La consulta médica es esencial. Hay algunos puntos adicionales de acupuntura (EX) en esta prescripción. La idea principal es activar los canales VB, E, V, los canales Yang de los miembros inferiores. La idea clásica de la acupuntura es activar principalmente los canales Yang para el AVC, ya que el canal Yang moverá el Qi y la sangre y puede tratar la parálisis y también eliminará el viento, el patógeno que causa el AVC.

Puntos Principales: E-40 (Feng long), Tan li (Ex), IG-4 (He gu), VB-34 (Yang ling quan), VB-41 (Zu lin qi), E-38 (Tiao kou), VB-30 (Huan tiao), VB-39 (Xuan zhong), E-36 (Zu san li), VB-31 (Feng shi).

Puntos Acompañantes: Jiu nei fan (Ex), Jiu wai fan (Ex), E-41 (Jie xi), Zhi tan 6 (Ex), H-3 (Tai chong), V-60 (Kun lun), VG-20 (Bai hui).

Jiu wan fan está a 1 cun externo de V-57 (Cheng shan)

y Jiu nei fan está a 1 cun interno de V-57 (Cheng shan). Zhi tan 6 está a 0,5 cun debajo de E-37 (Shang ju xu). Tan li está a 5 dedos de ancho por encima del lado externo de la rodilla. Utilice una aguja larga para E-38 (Tiao kou), VB-39 (Xuan zhong), VB-34 (Yang ling quan) y R-1 (Tai xi) y aplique una manipulación fuerte. Generalmente, después de la manipulación fuerte en el lado patológico, se realiza una manipulación suave en el lado sano.

<10> AVC, Accidente Cerebrovascular - Parálisis de Miembros Superiores

Debido a que la causa de la parálisis es un AVC, lo más importante es tratar el AVC, activando el cerebro para recuperarse del mismo. La consulta médica es esencial. Hay algunos puntos adicionales de acupuntura (EX) en esta prescripción. La idea principal es activar los canales TC, IG, ID, los canales Yang de los miembros superiores. La idea clásica de la acupuntura es activar principalmente los canales Yang para el AVC, ya que el canal Yang moverá el Qi y la sangre y puede tratar la parálisis y también eliminará el viento, el patógeno que causa el AVC.

Puntos Principales: TC-4 (Yang chi), Ba xie (Ex), IG-4 (He gu), ID-3 (Hou xi), IG-11 (Qu chi), C-3 (Shao hai), TC-5 (Wai guan), PC-6 (Nei guan): puede utilizar una aguja larga para penetrar dos puntos con una aguja.

Puntos Acompañantes: Técnica de sangrado en P-5 (Chi ze), IG-10 (Shou san li), VB-21 (Jian jing), IG-14 (Bi nao), TC-14 (Jian liao), ID-6 (Yang lao), IG-15 (Jian yu).

Ba xie es un grupo de puntos en los lados de los dedos. Use la aguja larga de ID-3 a IG-4, TC-5 a PC-6 e IG-11 a C-3. Se aplica una manipulación fuerte en el lado patológico y, después de eso, se aplica una manipulación suave en el lado sano. El método de tratamiento es activar los canales Yang para tratar la parálisis.

<11> AVC, Accidente Cerebrovascular - Prevención

El método de prevención del AVC está registrado en el clásico de la acupuntura, Zhen jiu da cheng. La consulta médica es esencial. La idea es dirigir el movimiento del Qi hacia el área inferior del cuerpo para que el Qi ascendente no ataque el cerebro y nutrir el Yin de los riñones para sostener el Yang flotante.

Puntos Principales: E-36 (Zu san li), VB-39 (Xuan zhong): del clásico de la acupuntura, Zhen jiu da cheng.

Puntos Acompañantes: VG-20 (Bai hui), VB-20 (Feng chi), IG-10 (Shou san li), H-3 (Tai chong), B-6 (San yin jiao), IG-11 (Qu chi), PC-6 (Nei guan).

E-36 y VB-39 dirigen el Qi hacia la parte inferior. VB-39 también es el punto de Hui de la esencia y nutre la esencia de los riñones y del hígado. PC-6 abre el orificio, regula el Qi y transforma la flema. IG-10 dirige el Qi hacia la parte inferior y limpia el calor ascendente. VG-20 disipa el Qi atacante en el cerebro. Generalmente, se utiliza principalmente la moxibustión en los puntos principales. Después de aplicar la moxibustión durante 3 días, haga una pausa de 1 día y continúe. Los puntos acompañantes se utilizan juntos cuando la posibilidad de AVC es alta. Se utiliza una manipulación suave en VB-20.

<12> AVC, Accidente Cerebrovascular - Pródromo, AIT

(Accidente Isquémico Transitorio)

El pródromo de un AVC son los síntomas que normalmente ocurren antes de los ataques de AVC. La consulta médica es esencial. El paciente puede presentar compromiso cognitivo y de la función motora, mareos, dolor de cabeza, fatiga, dificultad para hablar, compromiso sensorial o problemas visuales. Sin embargo, algunos pacientes no muestran ningún pródromo antes del ataque de AVC. Comúnmente, los pacientes con hipertensión presentan estos pródromos. La idea principal del tratamiento es eliminar el viento, limpiar el calor, regular el Yin y el Yang, abrir el orificio y calmar el Yang del hígado.

Puntos Principales: E-36 (Zu san li), VB-39 (Xuan zhong), VG-20 (Bai hui), sangría en los puntos Jing-Pozos de las manos y los pies, sangría en las venas azules detrás de la oreja, Shi xuan (Ex), Qi duan (Ex), PC-6 (Nei guan), VB-20 (Feng chi).

Puntos Acompañantes: VG-26 (Shui gou), IG-4 (He gu), VB-21 (Jian jing), IG-11 (Qu chi), H-3 (Tai chong), B-6 (San yin jiao).

Shi xuan es un grupo de puntos en las puntas de los dedos. Qi duan es un grupo de puntos en las puntas de los dedos de los pies. Se utiliza el método de sangría para Shi xuan, puntos Jing-Pozos, Qi duan, venas detrás de la oreja. Se aplica una manipulación fuerte para los otros puntos. El examen médico y el tratamiento son urgentes. Se utiliza una manipulación suave en VB-20.

<13> AVC, Accidente Cerebrovascular - Síndrome del Colapso

Los pacientes presentan síntomas de colapso como

conciencia borrosa, boca abierta, ojos cerrados, manos y músculos flojos, mejillas enrojecidas pero rostro pálido, miembros fríos y pérdida de control sobre la orina y las heces. La consulta médica es esencial. Generalmente, esto se debe a la deficiencia de Qi y Yang. La moxibustión puede usarse para eliminar el frío y tonificar el Yang.

Puntos Principales: VG-20 (Bai hui), VG-26 (Shui gou), VC-4 (Guan yuan), PC-6 (Nei guan), VG-4 (Ming men), VC-6 (Qi hai), R-1 (Yong quan).

Puntos Acompañantes: VC-8 (Shen que): moxibustión, IG-4 (He gu), PC-8 (Lao gong), VG-16 (Feng fu), VB-20 (Feng chi), VB-39 (Xuan zhong), E-36 (Zu san li), VG-14 (Da zhui), puntos Jing-Pozos de las manos, B-6 (San yin jiao).

La moxibustión se utiliza en VC-4, VC-6, VC-8, E-36, V-23, VG-14 y VG-4. En casos de deficiencia extrema como el colapso, se utiliza moxibustión en lugar de agujas. Se usa un menor número de agujas porque los pacientes pueden perder Qi a través de las agujas. Se necesita tratamiento médico urgente. La prescripción es para regular el Yin y el Yang, tonificar el Yang y el Qi, abrir el orificio y nutrir el hígado y los riñones. Los puntos Jing-Pozos son para situaciones de emergencia. Se utiliza una manipulación suave en VG-16, VB-20.

<14> Epilepsia (1)

Repentinamente, el paciente puede tener convulsiones y perder la conciencia, tener flema en la boca, a veces emitir sonidos extraños. Pero también hay casos leves, como solo un ligero espasmo en la boca, manos o pies. La consulta médica es esencial. La principal causa es el viento del hígado y de la vesícula biliar, la flema bloqueando el orificio.

Transformar la flema, abrir el orificio y calmar la mente son los principales principios de tratamiento.

Puntos Principales: C-7 (Shen men), VG-15 (Yan men), VB-20 (Feng chi), VG-1 (Chang qiang), VC-15 (Jiu wei), ID-3 (Hou xi), V-15 (Xin shu), PC-6 (Nei guan), H-3 (Tai chong), VG-14 (Da zhui), B-4 (Gong sun).

Puntos Acompañantes: VC-12 (Zhong wan), Yao qi (Ex), V-62 (Shen mai), R-6 (Zhao hai), VG-11 (Shen dao), VG-20 (Bai hui), IG-4 (He gu), E-40 (Feng long).

Yao qi está ubicado en el punto medio entre los dos V-32 y es el punto especial para la epilepsia. VG-15 y VG-14 abren el orificio. ID-3 y R-6 nutren los riñones, VC-15 es un punto especial para la epilepsia. Se utiliza una manipulación fuerte para eliminar la flema y abrir el orificio. Se utiliza una manipulación suave en VB-20. Se usa una aguja larga para VG-1.

<15> Epilepsia (2)

Repentinamente, el paciente puede experimentar convulsiones y perder la conciencia, tener espuma en la boca, a veces hacer sonidos extraños. Pero también existen casos leves, como solo espasmos leves en la boca, manos o pies. La consulta médica es esencial. La principal causa es el viento del hígado y de la vesícula biliar, con flema bloqueando el orificio. Transformar la flema, abrir el orificio y calmar la mente son los principales principios de tratamiento.

Puntos Principales: VC-15 (Jiu wei), B-1 (Yin bai), H-3 (Tai chong), VG-1 (Chang qiang), VG-14 (Da zhui), VG-12 (Shen zhu), P-11 (Shao shang), Yao qi (Ex).

Puntos Acompañantes: V-10 (Tian zhu), R-1 (Yong quan), R-6 (Zhao hai), V-62 (Shen mai), IG-4 (He gu), VG-23 (Shang xing).

Estos puntos se utilizan para el tratamiento de trastornos mentales o epilepsia. VG-23 abre el orificio y VG-1 es el punto especial para la epilepsia. Los puntos acompañantes nutren los riñones y regulan el cerebro. Yao qi está ubicado en el punto medio entre los dos V-32 y es el punto especial para la epilepsia. Se utiliza moxibustión en los puntos principales y una manipulación fuerte de aguja en los puntos acompañantes. Se trata durante 3 días, descansa 1 día y continúa.

<16> Epilepsia (3)

De repente, el paciente puede tener convulsiones y perder la conciencia, tener espuma en la boca, a veces hacer sonidos extraños. Pero también hay casos leves, como solo espasmos leves en la boca, manos o pies. La consulta médica es esencial. La principal causa es el viento del hígado y de la vesícula biliar, con flema bloqueando el orificio. Transformar la flema, abrir el orificio y calmar la mente son los principales principios de tratamiento.

Puntos Principales: C-7 (Shen men), VC-14 (Ju que), E-40 (Feng long), Yao qi (Ex), VG-26 (Shui gou), VB-20 (Feng chi), PC-5 (Jian shi), VG-14 (Da zhui), VG-16 (Feng fu), V-62 (Shen mai), IG-4 (He gu).

Puntos Acompañantes: VC-12 (Zhong wan), H-3 (Tao chong), B-6 (San yin jiao), VB-34 (Yang ling quan), R-6 (Zhao hai).

Tratar todos los días o una vez cada dos días. Manipulación de nivel medio de la aguja. R-6 está conectado con el canal extraordinario de Yin qiao mai y V-62 está conectado con el canal extraordinario de Yang qiao mai. Si el ataque ocurre durante la noche, use el punto R-6 en vez de V-62 y, si el ataque ocurre durante el día, use el punto V-62 en vez de R-6. Yao qi está en el punto medio entre los dos V-32 y es el punto especial para epilepsia. VG-16, VG-26 y VG-14 abren el orificio para tratar la epilepsia. Los canales del hígado y de la vesícula biliar se utilizan para eliminar el viento. Y algunos puntos para transformar la flema. Yao qi está localizado en el punto medio entre los dos V-32 y es el punto especial para epilepsia.

<17> Síntomas extrapiramidales (SEP)

Este problema generalmente es causado por drogas antipsicóticas típicas que antagonizan el receptor de dopamina D2 en el cerebro. Otras causas incluyen daño cerebral o meningitis, pero SEP generalmente se refiere a casos inducidos por medicación. La consulta médica es esencial. Los síntomas son temblores en las manos, temblores en el cuerpo, aumento de la tensión en el rostro, expresión facial rígida. La idea principal para el tratamiento es abrir el orificio, activar el cerebro, calmar el viento y la mente.

Puntos Principales: VG-4 (Ming men), PC-6 (Nei guan), VB-13 (Ben shen), VB-34 (Yang ling quan), VB-20 (Feng chi), VG-26 (Shui gou), VG-20 (Bai hui), E-36 (Zu san li), IG-15 (Jian yu), IG-10 (Shou san li), VB-31 (Feng shi), IG-11 (Qu chi), V-19 (Dan shu).

Puntos Acompañantes: VG-14 (Da zhui), VG-12 (Shen zhu), TC-5 (Wai guan), R-9 (Zhu bin), VG-8 (Jin suo), V-41 (Fu fen), B-6 (San yin jiao), IG-4 (He gu), VB-36 (Wai qiu), V-18 (Gan shu), V-23 (Shen shu), VB-30 (Huan tiao), PC-4 (Xi men).

Los puntos en VG, H y VB activan el cerebro y abren el orificio. Los puntos en la cabeza activan el cerebro. Los puntos en los miembros son para calmar los movimientos incontrolables. Se utiliza manipulación de nivel medio. Se puede alternar entre aguja y moxibustión.

<18> Histeria (1)

Este es un tipo de neurosis que ocurre fácilmente en pacientes femeninas que tienen una personalidad introvertida y son muy sensibles. El estrés mental a largo plazo, los deseos insatisfechos y el nerviosismo son las principales causas. La consulta médica es esencial. Los síntomas incluyen explosiones emocionales, falta de aire, ansiedad, desmayos, espasmos, movimientos extraños, sordera, convulsiones, ceguera, pérdida de sensibilidad, alucinaciones, ser excesivamente dramático o excitado, etc. El principio del tratamiento es abrir el orificio, calmar la mente, el viento, limpiar el calor y el moco, y liberar la estancación del Qi del hígado.

Puntos Principales: VG-20 (Bai hui), C-7 (Shen men), VG-26 (Shui gou), H-3 (Tai chong), H-14 (Qi men), VG-20 (Bai hui), PC-6 (Nei guan), R-1 (Yong quan), V-10 (Tian zhu).

Puntos Acompañantes: B-4 (Gong sun), VG-15 (Ya men), VC-22 (Tian tu), C-5 (Tong li), IG-11 (Qu chi), Yin tang (Ex), VB-34 (Yang ling quan), VC-23 (Lian quan).

Use aguja larga y manipulación fuerte para IG-11 y VB-34. VG-26 abre el orificio y limpia el cerebro. PC-6 transforma el moco y calma la mente. VG-15 limpia el cerebro. Se utiliza manipulación suave para VG-15.

<19> Histeria (2)

Este es un tipo de neurosis que ocurre fácilmente en pacientes femeninas que tienen una personalidad introvertida y son muy sensibles. El estrés mental a largo plazo, los deseos insatisfechos y el nerviosismo son las principales causas. La consulta médica es esencial. Los síntomas incluyen explosiones emocionales, falta de aire, ansiedad, desmayos, espasmos, movimientos extraños, sordera, convulsiones, ceguera, pérdida de sensibilidad, alucinaciones, ser excesivamente dramático o excitado, etc. El principio del tratamiento es abrir el orificio, calmar la mente, el viento, limpiar el calor y el catarro y liberar la estancación del Qi del hígado.

Puntos Principales: PC-6 (Nei guan), VB-34 (Yang ling quan), H-8 (Qu quan), C-7 (Shen men), V-10 (Tian zhu), VG-20 (Bai hui), H-3 (Tai chong), VB-20 (Feng chi), V-18 (Gan shu), B-4 (Gong sun).

Puntos Acompañantes: PC-3 (Qu ze), H-2 (Xing jian), VB-41 (Zu lin qi), VC-17 (Shan zhong), VC-6 (Qi hai), V-32 (Ci liao), V-23 (Shen shu), B-6 (San yin jiao), VG-12 (Shen zhu), VC-12 (Zhong wan).

Cambie los puntos acompañantes cada vez. Utilice manipulación de aguja de nivel medio. VB-20, VB-41, H-3, VB-34 calman el viento del hígado y liberan la estancación del Qi del hígado. V-18 nutre el hígado para contener el viento flotante. Se utiliza manipulación suave en VB-20.

<20> Insomnio

Existen muchos tipos de insomnio y todos tienen causas diferentes. Si la causa es de otras enfermedades, el tratamiento de esas enfermedades debe ser el tratamiento primario. La consulta médica es esencial. El insomnio puede ocurrir debido a problemas emocionales, deficiencia del corazón y el bazo, hipertensión y dolor de cabeza, dificultad para la digestión, síndrome de la menopausia o sangrado cerebral, etc. La prescripción aquí se centra en calmar la mente, regulando el corazón y los riñones. Esto también puede aplicarse a problemas emocionales, ansiedad o nerviosismo mental.

Puntos Principales: C-7 (Shen men), PC-6 (Nei guan), V-23 (Shen shu), An mian (Ex), Yin tang (Ex), B-6 (San yin jiao), H-2 (Jing jian), VG-20 (Bai hui).

Puntos Acompañantes: R-1 (Yong quan), IG-11 (Qu chi), PC-5 (Jian shi), V-15 (Xin shu), IG-4 (He gu), R-6 (Zhao hai).

La idea principal es nutrir los riñones para armonizarlos con el corazón. Yin tang está en el punto medio entre las dos cejas y An mian está en el punto medio entre el TC-17 y el VB-20. Se utiliza manipulación suave para esta prescripción.

<21> Neurastenia

El uso excesivo del cerebro o el estrés mental a largo plazo pueden causar neurastenia. La enfermedad crónica o una constitución débil también pueden ser causas. Por lo general, los pacientes experimentan zumbido en los oídos, pérdida de concentración, insomnio, palpitaciones, mareos, dolor de cabeza, ansiedad, muchos sueños o nerviosismo. La consulta médica es esencial. La idea principal del tratamiento es calmar la mente, nutrir el corazón y el bazo, nutrir los riñones y el hígado y liberar el hígado.

Puntos Principales: Yin tang (Ex), PC-6 (Nei guan), VB-20 (Feng chi), VG-20 (Bai hui), An mian (Ex), C-7 (Shen men), H-3 (Tai chong), B-6 (San yin jiao), V-20 (Pi shu).

Puntos Acompañantes: C-5 (Tong li), IG-4 (He gu), E-36 (Zu san li), VC-4 (Guan yuan), V-18 (Gan shu), V-15 (Xin shu), V-21 (Wei shu).

An mian está en el punto medio entre VB-20 y TC-17. Yin tang es el punto medio entre las dos cejas. VB-20 tiene un fuerte efecto para calmar la mente al calmar el viento. También activa el cerebro. VC-4, V-18 nutren los riñones y el hígado. V-15 nutre el corazón. V-20 y V-21 tonifican el bazo y el estómago para nutrir todo el cuerpo. Si el paciente piensa en exceso, esto daña el bazo y el estómago. Se utiliza una manipulación suave de agujas para esta prescripción y es mejor usar moxibustión para VC-4.

<22> Neurosis - TOC, fobia, trastorno de ansiedad

La neurosis no es psicosis ni neuroticismo, pero presenta síntomas mentales y físicos graves como angustia, TOC (Trastorno Obsesivo Compulsivo), mareos, sensación de cabeza pesada, miedo (una variedad de fobias), palpitaciones, nerviosismo, sensación de inseguridad, opresión en el pecho, miedo a la muerte, etc. Pero no incluye alucinaciones ni delirios. La consulta médica es esencial. La causa principal es la dificultad personal para adaptarse a su entorno o la incapacidad para cambiar los patrones de vida.

Puntos Principales: PC-6 (Nei guan), VB-34 (Yang ling quan), VB-20 (Feng shi), VG-1 (Chang qiang), C-7 (Shen men), Si shen cong (Ex), VG-20 (Bai hui), R-1 (Yong quan), H-3 (Tai chong), H-14 (Qi men).

Puntos Acompañantes: VG-23 (Shang xing), VG-20 (Bai hui), V-15 (Xin shu), VC-17 (Shan zhong), V-23 (Shen shu), VG-16 (Feng fu), V-10 (Tian zhu).

Si shen cong es un grupo de cuatro puntos ubicados 1 cun posterior, anterior y lateral desde VG-20. La idea del tratamiento es calmar la mente nutriendo el corazón y los riñones. Abrir el orificio y calmar el viento. Se utiliza una manipulación de nivel medio. Se utiliza una manipulación suave en VG-16

<23> Llanto nocturno de bebés

Este es un tipo de neurosis que se manifiesta con el síntoma de llorar por la noche sin una razón especial. La consulta médica es esencial. La idea principal del tratamiento es calmar la mente y eliminar el calor, tonificar los riñones y aliviar la tensión del cuerpo.

Puntos principales: VG-12 (Shen zhu), E-36 (Zu san li), IG-2 (Er jian), VC-12 (Zhong wan), PC-9 (Zhong chong), H-3 (Tai chong), VG-4 (Ming men), PC-6 (Nei guan).

Puntos acompañantes: Ambos lados de las vértebras, Área del ombligo, Área en la parte superior de la cabeza (esta área no se usa para un bebé pequeño cuyas fontanelas aún no están cerradas), Área de los músculos abdominales.

Método de sangrado en PC-9 y moxibustión en el área del ombligo, VG-12, VG-4, IG-2. Se utiliza una manipulación de nivel medio. Se puede utilizar un masaje suave en los puntos para relajación. Por razones de seguridad, no se debe utilizar el área en la parte superior de la cabeza de un bebé si sus fontanelas aún no están cerradas. No se debe puncionar el ombligo para evitar el riesgo de infección.

<24> Enfermedad de Parkinson

La causa principal es que las células nerviosas en los ganglios basales en el cerebro resultan dañadas o mueren. Debido a esto, el cerebro produce menos dopamina, lo que causa la enfermedad de Parkinson. La consulta médica es esencial. Los principales síntomas son temblores en el cuerpo, movimientos incontrolables, rigidez, pérdida de equilibrio, dificultad para hablar, expresión facial rígida. Es fundamental recibir un diagnóstico y tratamiento médico a tiempo. En la MTC, el hígado es responsable de los temblores. La idea principal del tratamiento en acupuntura es tonificar los riñones, el hígado para nutrir el cerebro, calmar el viento, activar los canales locales para aliviar los temblores del cuerpo. Los canales del hígado y de la vesícula biliar son importantes para calmar el viento.

Puntos principales: VB-20 (Feng chi), VB-31 (Feng shi), H-3 (Tai chong), V-23 (Shen shu), VG-16 (Feng fu), VB-34 (Yang ling quan), VG-26 (Shui gou), VG-20 (Bai hui), VC-4 (Guan yuan), VB-39 (Xuan zhong).

Puntos acompañantes: VG-12 (Shen zhu), IG-11 (Qu chi), V-18 (Gan shu), V-10 (Tian zhu), IG-4 (He gu), VC-12 (Zhong wan), V-32 (Ci liao), V-19 (Dan shu).

Se utilizan los puntos del canal del hígado y de la vesícula biliar para nutrir el hígado y calmar el viento. Se emplea una manipulación de nivel medio. Se utiliza una manipulación suave en VG-16.

<25> Esquizofrenia (1)

Esta es una enfermedad mental grave que presenta alucinaciones, delirios y un pensamiento y comportamiento extremadamente anormales. La consulta médica es esencial. Esta enfermedad ocurre fácilmente en la juventud. Hay dos tipos de esquizofrenia. Uno es del tipo calmado y el otro es del tipo excitado. Los pacientes del tipo calmado generalmente permanecen en silencio y sin hablar, alternan entre llorar y reír, están severamente tristes, piensan que son extremadamente inferiores o se sienten victimizados. El tipo excitado muestra violencia, insomnio, habla demasiado, está excesivamente excitado. Será un tratamiento a largo plazo, Pero si el tratamiento comienza en una etapa temprana o a una edad más joven, hay más posibilidades de mejora. La patología incluye flema bloqueando el orificio, calor en el corazón, deficiencia de los riñones, bazo o estancamiento del hígado. La idea principal del tratamiento es usar el canal VG que entra en el cerebro. Estimular el canal VG abre el orificio. Se utilizan muchos puntos alrededor de la cabeza, VG, PC y C para abrir el orificio y limpiar el calor del corazón. En el caso del tipo excitado, generalmente se usa manipulación reductora.

Puntos principales: PC-6 (Nei guan), VG-16 (Feng fu), IG-4 (He gu), ID-3 (Hou xi), PC-8 (Lao gong), IG-11 (Qu chi), E-37 (Shang ju xu), R-1 (Yong quan), R-3 (Tai xi), VG-26 (Shui gou), VG-14 (Da zhui), VG-13 (Tao dao), VG-12 (Shen zhu), E-40 (Feng long).

Puntos acompañantes: PC-7 (Da ling), PC-5 (Jian shi), H-2 (Xing jian) o H-3 (Tai chong), Tai yang (Ex): técnica de sangrado, VB-35 (Yang jiao) o VB-36 (Wai qiu), VB-6 (Xuan li), C-7 (Shen men), V-62 (Shen mai).

VG-26, VG-15 activan el cerebro y abren el orificio. VG-14, VG-13, VG-12 activan el cerebro, eliminan el calor. E-40 transforma el moco que está bloqueando el orificio. R-1 también activa el cerebro. VB-35 es el punto Xi-Hendidura del Yang wei mai y VB-36 es el punto Xi-Hendidura del canal VB. VB-35 y VB-36 tienen la función de tratar la esquizofrenia. Se utiliza una manipulación fuerte. Y la manipulación suave se usa en VG-16.

<26> Esquizofrenia (2)

Esta es una enfermedad mental grave que presenta alucinaciones, delirios y un pensamiento y comportamiento extremadamente anormales. La consulta médica es esencial. Esta enfermedad ocurre fácilmente en la juventud. Hay dos tipos de esquizofrenia. Uno es del tipo calmado y el otro es del tipo excitado. Los pacientes del tipo calmado generalmente están en silencio y sin hablar, alternan entre llorar y reír, están severamente tristes, piensan que son extremadamente inferiores o se sienten victimizados. El tipo excitado muestra violencia, insomnio, habla demasiado, está excesivamente excitado. Será un tratamiento a largo plazo, Pero si el tratamiento comienza en una etapa temprana o a una edad más joven, hay más posibilidades de mejora. El bloqueo del orificio por el moco, el calor en el corazón, la deficiencia de los riñones, bazo o estancamiento del hígado son patologías. La idea principal del tratamiento es usar el canal VG que entra en el cerebro. Estimular el canal VG abre el orificio. Se utilizan muchos puntos alrededor de la cabeza, VG, PC y C para abrir el orificio y limpiar el calor del corazón. En caso del tipo excitado, generalmente se usa manipulación reductora. La manipulación suave se usa en VG-16.

Puntos principales: Hai quan (Ex), E-37 (Shang ju xu), ID-3 (Hou xi), P-11 (Shao shang), VG-14 (Da zhui), VG-26 (Shui gou), PC-7 (Da ling), B-1 (Yin bai), VG-16 (Feng fu), VG-23 (Shang xing), PC-8 (Lao gong).

Puntos acompañantes: VC-24 (Cheng jiang), R-1 (Yong

quan), IG-11 (Qu chi), V-62 (Shen mai), VB-35 (Yang jiao) o VB-36 (Wai qiu), E-40 (Feng long), PC-6 (Nei guan), PC-5 (Jian shi).

Moxibustión o aguja puede ser usada para esta prescripción. Aguja larga se usa para ID-3 para pincharlo profundamente hasta IG-4. Se utiliza una manipulación fuerte excepto en VG-16. Hai quan limpia el calor interno que causa el problema. VB-35 es el punto Xi-Hendidura del Yang wei mai y VB-36 es el punto Xi-Hendidura del canal VB. VB-35 y VB-36 tienen la función de tratar la esquizofrenia. La idea principal del tratamiento es limpiar el calor interno.

<27> Coreia de Sydenham (CS)

Esta es un trastorno neurológico resultante de una infección por el estreptococo beTC-hemolítico del grupo A (GABHS), un tipo de bacteria. La consulta médica es esencial. Los síntomas son movimientos involuntarios irregulares y rápidos de los miembros y los músculos faciales. Los síntomas son similares a bailar. CS ocurre con mayor frecuencia en niñas en la infancia que en niños. La idea de tratamiento es regular el movimiento del Qi y la sangre en todo el cuerpo. Se utilizan puntos locales de acuerdo con los síntomas.

Puntos principales: VB-34 (Yang ling quan), VB-31 (Feng shi), VG-12 (Shen zhu), H-2 (Xing jian), VG-16 (Feng fu), VG-4 (Ming men), VG-20 (Bai hui), E-36 (Zu san li), R-1 (Yong quan), VB-20 (Feng chi)

Puntos acompañantes:

(1) Síntomas en los miembros superiores: Ba xie (Ex), Shang ba xie (Ex), IG-4 (He gu) hasta ID-3 (Hou xi), IG-11 (Qu chi)

hasta C-3 (Shao hai), IG-10 (Shou san li)

(2) Síntomas en los miembros inferiores: Ba feng (Ex), Shang ba feng (Ex), VB-39 (Xuan zhong), VB-34 (Yang ling quan) hasta B-9 (Yin ling quan), E-36 (Zu san li)

(3) Síntomas en la cara: E-7 (Xia guan), TC-17 (Yi feng), V-10 (Tian zhu),

Ba xie es un grupo de puntos en los lados de los dedos. Shang ba xie está un poco por encima de Ba xie en el lado dorsal de la mano. Ba feng es un grupo de puntos en los lados de los dedos de los pies. Shang ba feng está un poco por encima de Ba feng. Ba xie, Shang ba xie, Ba feng y Shang ba feng pueden regular el Qi y la sangre de los miembros superiores e inferiores para calmar los movimientos involuntarios de los miembros. Se utilizan puntos locales en los miembros para regular el Qi y la sangre en ellos. Se utiliza una manipulación fuerte. La manipulación suave se utiliza en VG-16 y VB-20. Los puntos acompañantes se utilizan en los lados patológicos.

<28> Cãibra de Escritor, Grafospasmo

Los pacientes experimentan dificultad para escribir debido a espasmos musculares en el dedo índice y pulgar. La causa clara no es conocida. La consulta médica es esencial. La idea de tratamiento es calmar el viento, aliviar la tensión en las manos y calmar la mente.

Puntos principales: VB-31 (Feng shi), IG-4 (He gu), VG-20 (Bai hui), Yin tang (Ex), C-3 (Shao hai), VB-34 (Yang ling quan), PC-6 (Nei guan), VG-14 (Da zhui), IG-11 (Qu chi), H-3 (Tai chong), C-7 (Shen men), VB-20 (Feng chi)

Puntos acompañantes: VG-16 (Feng fu), H-2 (Xing jian),

VB-12 (Wan gu), ID-8 (Xiao hai), PC-7 (Da ling), P-5 (Chi ze), PC-8 (Lao gong)

Se utilizan puntos locales en las manos. Los canales de VG y PC se utilizan para calmar el temblor. Se utiliza una manipulación fuerte. La manipulación suave se utiliza en VG-16 y VB-20.

<29> Depresión

La depresión afecta los pensamientos, el comportamiento, los sentimientos y el bienestar de una persona. Quienes sufren de depresión suelen perder la motivación, el interés y el placer en actividades que antes les brindaban alegría. La consulta médica es esencial. Sienten una profunda tristeza, dificultad para concentrarse y alteraciones en el apetito y el sueño, lo que puede ser una reacción a eventos como la pérdida de un ser querido, un síntoma de enfermedades físicas o un efecto secundario de medicamentos.

La depresión puede ser breve o prolongada y, en casos graves, llevar a pensamientos suicidas. La sensación de desesperanza y desánimo dificulta realizar las tareas diarias y encontrar placer en las actividades. En la medicina china, las principales alteraciones patológicas incluyen desequilibrios en el flujo de Qi, que resultan en estancamiento de Qi y bloqueo interno por flema estancada. Esto puede llevar a que el hígado se transforme en fuego debido al estancamiento, además de deficiencias en el hígado y el bazo, y simultáneamente en el corazón y el bazo, junto con deficiencia de Yang en el bazo y los riñones, afectando el cerebro. El principio del tratamiento busca eliminar el estancamiento de Qi, controlar el fuego del hígado, transformar la flema y regular órganos como el hígado, el bazo, el corazón y los riñones, además de abrir los orificios para estimular el cerebro.

Puntos principales : VG20 (Bai Hui), Si Shen Cong (Ex), Yin Tang (Ex), PC6 (Nei Guan), BP4 (Gong Sun), C7 (Shen Men), F2 (Xing Jian), IG4 (He Gu), E40 (Feng Long), F14 (Qi Men), VG26 (Shui Gou).

Puntos complementarios : VG26 (Shui Gou), VG16 (Feng Fu), PC7 (Da Ling), C5 (Tong Li), PC8 (Lao Gong), B15 (Xin Shu), B19 (Dan Shu), VC12 (Zhong Wan), C9 (Shao Chong), VG11 (Shen Dao).

VG20 y Si Shen Cong despiertan el cerebro y aclaran la conciencia. Yin Tang y VG20 hacen que la percepción cerebral sea más clara. PC6 también es un punto muy importante para despertar el cerebro y eliminar la flema del corazón. PC6 y BP4 se usan en combinación para tratar problemas emocionales o palpitaciones. C7 calma la mente y F2 elimina y regula el fuego del hígado. Si el paciente no presenta muchos síntomas de fuego, se puede usar F3 en lugar de F2. E40 se utiliza para transformar la flema. F14, F2 e IG4 alivian la estagnación del Qi del hígado.

Es recomendable que el paciente respire profundamente mientras se manipula la aguja en PC6, lo que aliviará la estagnación del Qi en el pecho, permitiendo que el paciente sienta mayor ligereza tanto en el pecho como en el patrón respiratorio (la depresión suele causar sensación de opresión en la respiración y el pecho). VG26 abre los orificios para despertar el cerebro. VG16 es útil cuando el paciente presenta síntomas psicóticos, ya que también despierta el cerebro y aclara la mente. B19 elimina la estagnación de la Vesícula Biliar (VB) y también puede regularla.

Se puede utilizar la combinación de los canales del corazón y el pericardio. Se pueden seleccionar los puntos y la manipulación según el diagnóstico del patrón del paciente.

Problemas dentales - índice: 30~32

<30> Absceso Dentoalveolar

Pus acumulado en los alvéolos dentales. Por lo general, las encías se hinchan, se oscurecen y se enrojecen, moviendo los dientes. El canal de E pasa por los alvéolos superiores y el canal de IG pasa por los alvéolos inferiores. La consulta médica o dental es esencial. La idea de tratamiento es eliminar la inflamación en el lugar del absceso, removiendo el absceso. La selección de puntos son puntos locales, puntos que eliminan el calor y remueven la inflamación.

Puntos principales: Para el alvéolo superior, VB-20 (Feng chi), E-36 (Zu san li): técnica de reducción, E-7 (Xia guan), E-44 (Nei ting) / Para el alvéolo inferior, IG-11 (Qu chi), E-6 (Jia che), IG-7 (Wen liu) e IG-4 (He gu) en el lado opuesto, E-5 (Da ying),

Puntos acompañantes: VB-31 (Feng shi), R-3 (Tai xi), B-6 (San yin jiao), V-20 (Pi shu), E-25 (Tian shu), VC-12 (Zhong wan), E-37 (Shang ju xu): técnica de reducción, R-1 (Yong quan), V-21 (Wei shu), V-23 (Shen shu), IG-2 (Er jian)

Siguiendo los síndromes, los riñones pueden ser tonificados para la deficiencia renal o el bazo puede ser tonificado para la deficiencia del bazo. Si el síndrome es de deficiencia, generalmente la situación se vuelve crónica. E-25 elimina el calor del canal de E y promueve el intestino a remover las heces. E-44 limpia el calor del estómago, IG-4 limpia el calor del intestino grueso. IG-7 es el punto Xi-Hendidura del intestino grueso. Se utiliza una manipulación fuerte para los puntos principales. La manipulación suave se utiliza en VB-20. La moxibustión puede ser utilizada para los puntos acompañantes.

<31> Gengivitis

Este es un problema de inflamación en las encías. Los síntomas son encías hinchadas, dolor, mejillas hinchadas y rojas, insomnio debido al dolor y nerviosismo, fatiga o fiebre. La causa principal es el estrés mental que produce calor interno, que ataca las encías. La consulta médica o dental es esencial. La idea de tratamiento es limpiar el calor a través de los canales de IG y E. El canal de IG es más sobre la encía inferior y el canal de E es más sobre la encía superior.

Puntos principales: IG-2 (Er jian), E-6 (Jia che), Puntos Ashi, IG-4 (He gu), E-44 (Nei ting), E-7 (Xia guan), IG-11 (Qu chi), E-36 (Zu san li), VB-20 (Feng chi), PC-4 (Xi men), IG-7 (Wen liu)

Puntos acompañantes: VB-31 (Feng shi), TC-23 (Si zhu kong), TC-21 (Er men), VC-12 (Zhong wan), V-23 (Shen shu), R-3 (Tai xi), Tai yang (Ex)

Los canales de IG y E son canales Yang ming que tienen mucho Qi y sangre y fácilmente eliminan el calor o regulan el Qi y la sangre para tratar los dolores. Tai yang está en la región temporal de la cabeza. Se utilizan puntos locales para reducir el calor local. PC-4 enfría la sangre y trata la situación aguda. Para el caso crónico o de deficiencia, se utilizan V-23 y R-3 para nutrir los riñones. Se pueden usar métodos de sangría para los puntos Ashi.

<32> Dolor de Dientes

El dolor de dientes puede tener varias causas. Y el tratamiento de acupuntura para el dolor de dientes es temporalmente analgésico. La consulta médica o dental es esencial. Es mejor hacer un examen dental para descubrir las causas del dolor de dientes.

Los puntos principales son: E-6 (Jia che), IG-2 (Er jian), E-44 (Nei ting), R-1 (Yong quan), IG-4 (He gu), IG-11 (Qu chi), E-7 (Xia guan), E-36 (Zu san li).

Para casos crónicos o de deficiencia: B-6 (San yin jiao), R-2 (Ran gu), R-3 (Tai xi).

Los puntos acompañantes son: IG-7 (Wen liu), TC-17 (Yi feng), R-3 (Tai xi), VB-20 (Feng chi), R-7 (Fu liu), E-37 (Shang ju xu).

El canal IG es para dolor de dientes inferiores y el canal E es para dolor de dientes superiores. Los puntos anteriores eliminan el calor en los canales E e IG y dirigen el calor hacia abajo. R-7 nutre los riñones para fortalecer los dientes. E-6 y E-7 son puntos locales. IG-7 es el punto Xi-Hendidura del intestino grueso. VB-12 y TC-17 eliminan el viento. Se utiliza una manipulación fuerte. Se utiliza una manipulación suave o no se aplica manipulación en VB-20 (No se debe insertar la aguja profundamente en esta zona; siga las normas de seguridad de la acupuntura). En caso de deficiencia o caso crónico, es necesario nutrir los riñones. R-1 dirige el fuego hacia abajo.

Problemas de piel - índice: 33-37

<33> Alopecia Areata (Pérdida de Cabello en Placas)

Los síntomas son la pérdida impredecible de cabello en placas. Se considera un problema autoinmune. A veces, los pacientes también pierden las cejas. La consulta médica es esencial. Generalmente, se consideran factores genéticos y ambientales como las principales causas que hacen que el sistema inmunológico ataque erróneamente los folículos capilares. En la MTC (Medicina Tradicional China), hay muchos síndromes como la estancamiento del Qi del hígado (estrés mental), deficiencia de Qi y sangre, Yin y Yang, fuego por deficiencia o fuego excesivo, etc. La prescripción aquí es eliminar la inflamación en los folículos capilares, activar la circulación del Qi y la sangre en la cabeza, limpiar el calor en la cabeza. Se pueden agregar más puntos siguiendo el resultado del diagnóstico de la MTC.

Los puntos principales: IG-4 (He gu), VB-20 (Feng chi), Si shen cong (Ex), H-3 (Tai chong), Puntos Ashi en la cabeza, VG-20 (Bai hui), VC-4 (Guan yuan), V-10 (Tian zhu)

Los puntos acompañantes: VB-31 (Feng shi), V-13 (Fei shu), C-7 (Shen men), VG-14 (Da zhui), IG-11 (Qu chi), R-7 (Fu liu)

Los puntos Ashi en la cabeza activan el movimiento del Qi y la sangre en el área local. V-13 nutre el pulmón y la piel de la cabeza. IG-11 limpia el calor en la cabeza. H-3 libera el estancamiento del Qi del hígado. VB-20 y VB-31 eliminan el viento en la parte superior del cuerpo. Si shen cong son los puntos de acupuntura adicionales en la cabeza. Es un grupo de cuatro puntos, en el vértice, 1 cun respectivamente posterior, anterior y lateral a VG-20 (Bai hui). Se puede usar estimulación suave en los puntos Ashi con un martillo de agujas de Siete Estrellas. Se utiliza estimulación de nivel medio para IG-4 y H-3. Es necesario calmar la mente.

<34> Callo

El síntoma es el engrosamiento de la piel. Las principales

causas son la presión intermitente y las fuerzas de fricción.

La consulta médica es esencial. Esto resulta en hiperqueratosis clínica e histológica.

Puntos principales y acompañantes: Ashi (Callo)

Usar cono de moxibustión en el Ashi. 6 veces al día.

<35> Urticaria

Esta enfermedad puede ser espontánea, inducible, aguda o crónica. La forma aguda dura menos de 6 semanas y la crónica más de 6 semanas. Los síntomas son protuberancias y manchas elevadas. La consulta médica es esencial. El paciente siente picazón e hinchazón. La idea del tratamiento es limpiar el calor, eliminar el viento para tratar la piel con picazón.

Los puntos principales son: VG-14 (Da zhui), VB-31 (Feng shi), B-8 (Di ji), VB-20 (Feng chi), B-6 (San yin jiao), V-40 (Wei zhong): técnica de sangría, B-10 (Xue hai) o Bai chong wo (Ex), IG-11 (Qu chi), IG-4 (He gu).

Los puntos acompañantes: P-7 (Lie gue), V-12 (Feng men), E-37 (Shang ju xu), VC-12 (Zhong wan), H-2 (Xing jian), IG-15 (Jian yu), E-25 (Tian shu), V-25 (Da chang shu).

IG-4, IG-11, VG-14 limpian el calor. VB-20 elimina el viento. B-6 nutre el Yin y la sangre. B-10 mueve la sangre para eliminar el viento. Se utiliza una manipulación fuerte para los puntos principales, excepto VB-20. Bai chong wo (Ex.) es el punto especial para la piel con picazón. La ubicación está a 3 cun de la parte superior de la rótula, en una depresión en el abultamiento del músculo vasto medial.

<36> Picazón, comezón

El síntoma principal es la piel que pica. El paciente no puede dormir bien debido a la picazón. En el caso de personas mayores, la piel seca puede ser la causa y está relacionada con cambios climáticos, menstruación o menopausia. La consulta médica es esencial. La idea del tratamiento es limpiar el calor del pulmón y del intestino grueso, mover la sangre para eliminar el viento.

Los puntos principales: V-17 (Ge shu), V-40 (Wei zhong), IG-4 (He gu), IG-11 (Qu chi), B-6 (San yin jiao), VG-14 (Da zhui), Xue hai (B-10) o Bai chong wo (Ex), H-3 (Tai chong), VB-20 (Feng chi).

Los puntos acompañantes: V-15 (Xin shu), V-18 (Gan shu), P-10 (Yu ji), P-5 (Chi ze), E-37 (Shang ju xu), V-12 (Feng men), IG-15 (Jian yu), VG-20 (Bai hui), VG-12 (Shen zhu).

IG-4, IG-11, VG-14 limpian el calor. VB-20 elimina el viento. B-10, B-6, V-17 mueven la sangre para eliminar el viento. VG-20 calma la mente. Se utiliza una manipulación de nivel medio. En caso de un caso crónico, se utiliza moxibustión en E-36, V-17, VG-14, IG-11, B-6, B-10, VB-20. Bai chong wo (Ex.) es el punto especial para la piel con picazón. La ubicación está a 3 cun de la parte superior de la rótula, en una depresión en el abultamiento del músculo vasto medial.

<37> Verrugas

Los síntomas son protuberancias ásperas del color de la piel que se forman en la piel. La consulta médica es esencial. Generalmente, son causadas por el VPH (Virus del Papiloma

Humano) debido a una infección. Es contagioso. La idea del tratamiento es eliminar las verrugas con calor (moxibustión).

Puntos principales y puntos acompañantes: Ashi (Verrugas)

Utilice un cono de moxibustión en la verruga. Use el cono de moxibustión 6 veces al día, cada vez.

Estómago, intestino, ano, digestión - Índice: 38 ~ 68

<38> Apendicitis

El tratamiento de la apendicitis en acupuntura es solo para casos de síntomas leves o crónicos. La consulta médica es esencial. Si los pacientes presentan síntomas graves, fiebre alta o riesgo de peritonitis, es seguro realizar una cirugía en el hospital. La idea del tratamiento es eliminar la inflamación local, mover el Qi y la sangre. Principalmente se utiliza el canal de E que pasa por el área del apéndice para el tratamiento. Los puntos locales cerca del apéndice no deben ser agujereados muy profundamente debido al riesgo de peritonitis.

Los puntos principales: E-37 (Shang ju xu), E-27 (Da ju, en el lado derecho), Lan wei (Ex), IG-11 (Qu chi), VC-6 (Qi hai), B-14 (Fu jie, en el lado derecho), E-25 (Tian shu), E-40 (Feng long)

Los puntos acompañantes: IG-10 (Shou san li), E-44 (Nei ting), V-24 (Qi hai shu), V-25 (Da chang shu), IG-4 (He gu), VB-34 (Yang ling quan), E-39 (Xia ju xu)

Se utiliza una manipulación fuerte para el caso agudo y la moxibustión se utiliza para el caso crónico. E-25 es el

Punto Mude alarma del intestino grueso. V-25 es el punto shu de espalda del intestino grueso. E-39 es el punto He inferior del intestino delgado. Lan wei (Ex) es el punto especial para la apendicitis, este punto se puede utilizar para casos agudos o crónicos. La ubicación de Lan wei está a 2 cun debajo de E-36 (Zu san li).

<39> Disentería Bacilar

Esta es una enfermedad gastrointestinal. La causa es la infección bacteriana y los síntomas son fiebre, diarrea severa, sangre o pus en las heces, náuseas y vómitos o dolor de estómago. La consulta médica es esencial. A veces, puede ser fatal y necesitar hospitalización en una unidad de cuidados intensivos. Esta enfermedad ocurre más fácilmente en verano y otoño. Está relacionada con la guerra y fue popular en la Primera y Segunda Guerra Mundial. Por lo general, los países con baja sanitarización tienen más casos. La idea del tratamiento es eliminar la inflamación, mover el Qi y la sangre de los canales Yang ming. El caso agudo es el síndrome del exceso de fuego y el caso crónico es el síndrome de la deficiencia. Siguiendo el síndrome, se puede hacer la selección de los puntos acompañantes.

Los puntos principales: E-37 (Shang ju xu), PC-6 (Nei guan), B-4 (Gong sun), VC-12 (Zhong wan), IG-4 (He gu), E-36 (Zu san li), E-25 (Tian shu)

Los puntos acompañantes:

Para el dolor abdominal: H-3 (Tai chong), B-6 (San yin jiao), VC-4 (Guan yuan), E-34 (Liang qiu)

Para la diarrea: B-9 (Yin ling quan), Zhi xie (Ex)

Para la fiebre: IG-2 (Er jian), E-44 (Nei ting), VG-14 (Da zhui) y IG-11 (Qu chi), C-8 (Shao fu): técnica de reducción para disminuir el calor

Principalmente los puntos en los canales de E e IG son importantes porque tratan la inflamación en el canal Yang ming. Zhi xie es un punto extra para la diarrea y su ubicación está a 0,5 cun por encima de VC-4 y es para la diarrea. IG-11 es el punto He del intestino grueso. PC-6 regula el tracto digestivo. E-37 es el punto He inferior del intestino grueso. E-25 es el Punto Mude alarma del intestino grueso. IG-2 limpia el calor del intestino grueso. E-34 es el punto Xi-Hendidura del estómago y alivia el dolor abdominal. VC-4 es el Punto Mude alarma del intestino delgado y también tonifica Qi y sangre. Se utiliza una manipulación fuerte para los puntos principales. La moxibustión puede utilizarse para los casos crónicos. Teniendo en cuenta los síntomas, la prescripción puede ser modificada.

<40> Colitis (1)

Problemas emocionales, estrés mental, problemas autoinmunes o infecciones pueden ser las causas. Los pacientes presentan síntomas como abdomen hinchado, diarrea frecuente, retención de heces en el interior, falta de apetito, náuseas y vómitos o fiebre. La consulta médica es esencial. La idea del tratamiento es regular el intestino grueso utilizando los canales IG y E para detener la diarrea, aliviar el dolor, eliminar la inflamación y activar el Qi del bazo.

Los puntos principales: E-36 (Zu san li), E-44 (Nei ting), VC-4 (Guan yuan), E-37 (Shang ju xu), E-25 (Tian shu), IG-11 (Qu chi), IG-4 (He gu), IG-2 (Er jian), V-25 (Da chang shu)

Los puntos acompañantes: IG-10 (Shou san li), B-4

(Gong sun), VC-6 (Qi hai)

Para heces sólidas: B-14 (Fu jie, lado izquierdo), TC-6 (Zhi gou)

Para diarrea: Zhi xie (Ex)

Para dolor abdominal: E-34 (Liang qiu), VC-12 (Zhong wan)

Zhi xie se encuentra a 0.5 cun por encima de VC-4 y es para la diarrea. IG-4 regula el intestino grueso y trata la fiebre y la infección. E-25 es el punto de alarma mu del intestino grueso. E-37 es el punto He inferior del intestino grueso. IG-2, IG-10 eliminan el calor y la inflamación del intestino grueso. E-34 alivia el dolor abdominal y la diarrea. TC-6 promueve el movimiento del intestino grueso. Se utiliza una manipulación fuerte para los puntos principales. La moxibustión y la manipulación suave se utilizan para casos crónicos y de deficiencia.

<41> Colitis (2) – Caso agudo

La colitis aguda ocurre comúnmente con alimentos viejos, alcohol, alimentos estimulantes como las especias. Los síntomas son dolor abdominal, diarrea o sangre en las heces. La consulta médica es esencial. En caso de infección, el paciente puede tener fiebre. Los pacientes mayores y los niños pueden tener casos graves. La idea del tratamiento es regular el intestino a través de los canales E, IG y V, eliminando la humedad y la inflamación.

Los puntos principales: E-36 (Zu san li), V-25 (Da chang shu), V-20 (Pi shu), V-23 (Shen shu), VC-12 (Zhong wan), E-25 (Tian shu), E-27 (Da ju), VC-6 (Qi hai)

Los puntos acompañantes: IG-10 (Shou san li), B-6 (San yin jiao), VC-4 (Guan yuan)

Para dolor abdominal: E-34 (Liang qiu), VB-36 (Wai qiu), E-44 (Nei ting), H-3 (Tai chong)

Para el frío: VG-4 (Ming men)

Usar moxibustión: E-36 (Zu san li), E-37 (Shang ju xu), VC-4 (Guan yuan), Li nei ting (Ex)

Li nei ting es un punto de acupuntura extra. Su ubicación está en el lado inferior de E-44 que regula el intestino grueso. VC-12 es el punto de Hui de los órganos Fu y punto de alarma mu del estómago. E-34 es el punto Xi-Hendidura del estómago y regula el estómago e intestino, deteniendo los dolores abdominales agudos. Se utiliza una manipulación fuerte para los puntos principales. La moxibustión se utiliza para E-25, VC-6, VC-4, IG-11 y Li nei ting. VB-36 se utiliza para el caso de peritonitis o dolor.

<42> Colitis (3) - Caso crónico

Existen muchas causas para la colitis crónica. El caso crónico ocurre en pacientes ancianos, con baja inmunidad, colitis crónica alérgica o un caso agudo que puede convertirse en crónico. La consulta médica es esencial. Los síntomas incluyen opresión o malestar abdominal, diarrea o borborigmo. La idea del tratamiento es tonificar el bazo, los riñones, el Qi, la sangre y regular el movimiento del intestino.

Los puntos principales son: E-40 (Feng long), E-36 (Zu san li), V-25 (Da chang shu), V-23 (Shen shu), E-25 (Tian shu), B-4 (Gong sun), VC-4 (Guan yuan), R-16 (Huang shu), VG-4 (Ming men), V-20 (Pi shu), E-27 (Da ju).

Los puntos acompañantes son: E-39 (Xia ju xu), B-6 (San yin jiao), IG-10 (Shou san li), VC-12 (Zhong wan), ID-3 (Hou xi).

Para dolor abdominal: E-34 (Liang qiu), VC-6 (Qi hai).

Para borborigmo: VC-6 (Qi hai), B-2 (Da du).

R-16 regula el intestino, V-20 y V-23 tonifican el bazo y los riñones. E-25 es el Punto Mude alarma del intestino grueso. E-40 elimina el pus del intestino, E-39 es el punto He inferior del intestino delgado. Se utiliza manipulación de nivel medio. La moxibustión puede ser usada para VC-4, 6, E-25, VG-4, E-36 si es necesario.

<43> Constipación, intestino preso

Aunque la constipación es un síntoma común y no una enfermedad, puede causar otras enfermedades graves. La consulta médica es esencial. Es necesario tratar la constipación o regular el movimiento intestinal para mantener la salud en general. La idea del tratamiento es promover el movimiento intestinal utilizando los canales E e IG. Hay síndromes de exceso y deficiencia. Siguiendo los síndromes, los puntos acompañantes pueden ser modificados.

Los puntos principales son: E-36 (Zu san li), E-37 (Shang ju xu), E-25 (Tian shu), B-4 (Gong sun), PC-6 (Nei guan), B-14 (Fu jie, lado izquierdo), IG-4 (He gu), VC-4 (Guan yuan), E-27 (Da ju), TC-6 (Zhi gou).

Los puntos acompañantes son: IG-11 (Qu chi), B-15 (Da heng), P-7 (Lie que), H-2 (Xing jian), IG-2 (Er jian), C-7 (Shen men), IG-10 (Shou san li), V-25 (Da chang shu).

E-25 es el Punto Mude alarma del intestino grueso, VC-4 es el Punto Mude alarma del intestino delgado. E-37 es el punto He inferior del intestino grueso. TC-6 activa los tres calentadores y ayuda al intestino a eliminar las heces. PC-6 regula el estómago y dirige el Qi hacia abajo. B-4 (Gong sun) es el punto de conexión luo del canal de B y activa el movimiento del intestino. C-7 calma la mente. Se utiliza manipulación de nivel medio.

<44> Diarrea (1)

Existen muchos tipos de causas. Comprender las posibles causas es importante. La consulta médica es esencial. Una de las causas más comunes y simples es la alimentación irregular o comida pasada. La idea del tratamiento es activar el Qi y la sangre en el canal Yang ming, activar el intestino grueso, eliminar la humedad activando el bazo y aliviar el dolor. En caso de casos crónicos con deficiencia, es necesario tonificar el yang del bazo y de los riñones.

Los puntos principales son: B-9 (Yin ling quan), VC-8 (Shen que, moxibustión, No agujerear este punto), Zhi xie (Ex) o VC-4 (Guan yuan), E-36 (Zu san li), IG-7 (Wen liu), IG-11 (Qu chi), E-25 (Tian shu), E-34 (Liang qiu)

Los puntos acompañantes son: E-37 (Shang ju xu), E-39 (Xia ju xu)

Agravamiento con estrés mental: IG-4 (He gu), H-3 (Xing jian), C-7 (Shen men), VG-20 (Bai hui), Yin tang (Ex)

E-34 regula el Qi y la sangre en el canal del estómago y para el dolor abdominal. Zhi xie está a 0,5 cun por encima de VC-4 y para la diarrea. Sal, trozo de jengibre o trozo de acónito pueden ser usados para moxibustión indirecta en VC-8. IG-7 es el punto Xi-Hendidura del intestino grueso. V-60 es usado para la diarrea al amanecer. VC-8 tonifica el Yang de los riñones y el bazo. En caso de diarrea al amanecer, es necesario tonificar el Yang de los riñones. La moxibustión continua en el abdomen es eficaz para la diarrea crónica. B-9 fortalece el bazo y elimina la humedad. VG-20 y C-7 se usan para el estrés mental que causa diarrea.

<45> Diarrea (2)

Existen muchos tipos de causas. Comprender las posibles causas es importante. La consulta médica es esencial. Una de las causas más comunes y simples es la alimentación irregular o comida pasada. La idea del tratamiento es activar el Qi y la sangre en el canal Yang ming, activar el intestino grueso, eliminar la humedad activando el bazo y aliviar el dolor. En caso de casos crónicos con deficiencia, es necesario tonificar el yang del bazo y de los riñones.

Los puntos principales son: B-15 (Da heng), V-25 (Da chang shu), E-34 (Liang qiu), E-36 (Zu san li), VC-12 (Zhong wan), IG-11 (Qu chi), Zhi xie (Ex), E-25 (Tian shu), VG-20 (Bai hui)

Los puntos acompañantes son: B-9 (Yin ling quan), H-3 (Tai chong), V-20 (Pi shu), R-7 (Fu liu), IG-10 (Shou san li), E-37 (Shang ju xu), VC-6 (Qi hai), C-7 (Shen men), VC-8 (Shen que, usar moxibustión, No agujerear este punto)

Zhi xie es un punto extra. La ubicación está a 0,5 cun por encima de VC-4 y para la diarrea. E-34 regula el Qi y la sangre y para el dolor abdominal. E-25 es el Punto Mude alarma frontal del intestino grueso. V-60 se usa para la diarrea al amanecer. VC-12 es el Punto Mude alarma frontal del estómago y punto de Hui de los órganos Fu. La moxibustión indirecta con sal, trozo de jengibre o acónito se usa para VC-8. B-15 elimina la humedad y activa el bazo. C-7 y VG-20 son para la diarrea con estrés mental. En casos de diarrea al amanecer, es necesario tonificar el Yang de los Riñones. Se utiliza manipulación fuerte para casos agudos y manipulación de nivel medio para casos crónicos.

<46> Diarrea (3) - con cólicos

Hay muchas causas diferentes. Comprender las posibles causas es importante. La consulta médica es esencial. Una de las causas más comunes y simples es la alimentación irregular o comida en mal estado. La idea del tratamiento es activar el Qi y la sangre en el canal Yang ming, activar el intestino grueso, eliminar la humedad activando el bazo y aliviar el dolor. En caso de casos crónicos con deficiencia, es necesario tonificar el yang del bazo y de los riñones.

Los puntos principales: VC-12 (Zhong wan), E-25 (Tian shu), E-34 (Liang qiu), IG-11 (Qu chi), IG-10 (Shou san li), E-36 (Zu san li),

Los puntos acompañantes: B-9 (Yin ling quan), E-37 (Shang ju xu), Zhi xie (Ex) Para fiebre: VG-14 (Da zhui), IG-11 (Qu chi), IG-4 (He gu) Para estrés mental: H-3 (Tai chong), IG-4 (He gu), VG-20 (Bai hui), Yin tang (Ex) Para náuseas: PC-6 (Nei guan), B-4 (Gong sun)

Se utiliza manipulación de nivel medio para los puntos principales. Zhi xie es un punto extra para la diarrea y se encuentra a 0,5 cun por encima de VC-4 y es para la diarrea. E-37 es el punto He inferior del intestino grueso. E-25 es el Punto Mude alarma frontal del intestino grueso. B-6 elimina la humedad. E-34 regula el movimiento del estómago y alivia el dolor. H-3 debe ser reducido para aliviar la estancación del Qi del hígado.

<47> Úlcera duodenal

Los síntomas son dolor abdominal con el estómago vacío en el lado superior derecho del abdomen, vómito de sangre, náuseas y vómitos. La consulta médica es esencial. Generalmente, empeora por la noche. La idea del tratamiento es regular el Qi y la sangre del tracto digestivo del estómago, intestino grueso para aliviar el dolor del duodeno. La acupuntura solo sirve para aliviar el dolor de la úlcera duodenal.

Los puntos principales: PC-6 (Nei guan), H-3 (Tai chong), E-39 (Xia ju xu), E-34 (Liang qiu), B-4 (Gong sun), IG-11 (Qu chi), R-19 (Yin du), VC-12 (Zhong wan), R-21 (You men)

Los puntos acompañantes: E-44 (Nei ting), IG-4 (He gu), VC-13 (Shang wan), E-36 (Zu san li)

B-4 y PC-6 son un par de puntos para tratar las náuseas y los vómitos y regular la digestión. Se utilizan puntos locales para reducir el dolor y regular el tracto digestivo. VC-12 es el Punto Mude alarma frontal del estómago y punto de Hui de los órganos Fu. R-21 y R-19 se utilizan para regular el tracto digestivo y también son puntos locales. IG-7 es el punto Xi-Hendidura del intestino grueso. IG-4 es el punto fuente Yuan del intestino grueso. B-4 se aguja antes que PC-6. Se utiliza una manipulación fuerte. E-34 es el punto Xi-Hendidura y alivia el dolor abdominal.

<48> Atonia Gástrica

Los músculos del estómago son débiles y no pueden promover el movimiento del estómago. Los pacientes tienen poco apetito. La consulta médica es esencial. Los alimentos permanecen en el estómago durante mucho tiempo y, a veces, se escuchan sonidos de agua cuando se presiona el área del estómago. En casos graves, los pacientes experimentan mareos, dolores de cabeza o neurastenia. La idea del tratamiento es tonificar el Qi del bazo y del estómago para promover el movimiento del estómago. El caso es generalmente de deficiencia y el tratamiento regular con moxibustión es utilizado.

Los puntos principales: VG-20 (Bai hui), V-21 (Wei shu), VC-9 (Shui fen), VC-14 (Ju que), E-36 (Zu san li), VC-4 (Guan yuan), VC-12 (Zhong wan), VC-10 (Xia wan)

Los puntos acompañantes: B-3 (Tai bai), VG-4 (Ming men), V-20 (Pi shu), H-13 (Zhang men), B-4 (Gong sun), B-8 (Di ji), V-17 (Ge shu), E-21 (Liang men)

VC-12 es el Punto Mude alarma frontal del estómago. VC-9 elimina el agua en el estómago y activa el Qi del estómago. H-13 es el punto Hui de los órganos Zang y también Punto Mude alarma frontal del bazo para tonificar los órganos. E-36 y V-21 tonifican el Qi del estómago. E-21 alivia el dolor y elimina el agua y los alimentos del estómago. VG-20 tonifica el Qi. B-8 y V-17 mueven la sangre. Se recomienda la moxibustión. La acupuntura puede usarse para casos agudos.

<49> Hiperacidez Gástrica

Dolor abdominal 3 horas después de comer. Generalmente, los pacientes tienen dolor en el pecho, eructos ácidos, dolor alrededor de VC-14 (Ju que). El dolor se reduce con la comida. La consulta médica es esencial. Los pacientes tienen mucho apetito. La idea del tratamiento es reducir el calor del estómago y aliviar el dolor.

Los puntos principales: P-10 (Yu ji), E-44 (Nei ting), B-4 (Gong sun), PC-6 (Nei guan), E-36 (Zu san li), IG-11 (Qu chi), E-34 (Liang qiu)

Los puntos acompañantes: VC-13 (Shang wan), B-6 (San yin jiao), E-45 (Li dui), E-43 (Xian gu), Zhong kui (Ex), B-8 (Di ji), VC-12 (Zhong wan)

Zhong kui es un punto extra. Su ubicación está en el punto medio de la articulación interfalángica proximal en el lado dorsal del dedo medio y es para vómitos, náuseas y hipo. E-44 es el punto manantial del canal E y limpia el calor del estómago. E-45 es el punto naciente (Jing) del canal E que limpia el calor. B-4 y PC-6 son un par de puntos para regular los problemas del quemador medio. P-10 es el punto manantial que limpia el calor del pulmón y el pulmón está conectado con el bazo como el grupo familiar Tai yin. El bazo está conectado con el estómago como el mismo quemador medio.

<50> Gastritis

La causa principal son alimentos salados, alimentos estimulantes, alcohol, comer en exceso, alimentos muy calientes o muy fríos. El estrés mental o razón genética también es una causa principal. La consulta médica es esencial. Hay síndrome de exceso para caso agudo y síndrome de deficiencia para caso crónico. Los síntomas son náuseas, vómitos, abdomen hinchado, sensación de opresión en el estómago, dolor abdominal o fiebre. La idea de tratamiento es regular el quemador medio para eliminar la estancamiento de calor, frío o acumulación de flema que produce gastritis, tonificando el bazo y el estómago para caso de deficiencia.

Los puntos principales: B-4 (Gong sun), B-9 (Yin ling quan), PC-6 (Nei guan), P-10 (Yu ji), E-43 (Xian gu), E-36 (Zu san li), VC-12 (Zhong wan), H-3 (Tai chong), VC-4 (Guan yuan)

Los puntos acompañantes: V-20 (Pi shu), V-21 (Wei shu), V-23 (Shen shu), IG-4 (He gu), VC-13 (Shang wan), E-21 (Liang men), VC-10 (Xia wan), E-34 (Liang qiu)

P-10 es el punto manantial y trata el bazo y el estómago. E-43 tiene efectos muy buenos en la gastritis. B-4 y PC-6 son un par de puntos para regular el quemador medio. E-36 es el punto mar (He) inferior y H-3 trata el estrés mental que causa gastritis. VC-12 es el punto de alarma mu del estómago. V-21 y V-20 nutren el bazo y el estómago. E-34 alivia el dolor abdominal. B-4 se aguja antes de PC-6. Se utiliza manipulación fuerte.

<51> Gastroptosis

Esta es una desviación anormal hacia abajo del estómago. El paciente puede experimentar dolor en el pecho, eructos, dolor de espalda, estreñimiento, vómitos, anorexia, dispepsia, tenesmo o náuseas. La consulta médica es esencial. La idea de tratamiento es tonificar el Qi y dirigir el Qi hacia arriba para sostener el estómago.

Los puntos principales: Wei shang (Ex), Ti wei (Ex), Wei luo (Ex), E-36 (Zu san li), VC-12 (Zhong wan), VG-20 (Bai hui), VC-4 (Guan yuan), VC-13 (Shang wan)

Los puntos acompañantes: VC-6 (Qi hai), VG-4 (Ming men), VC-11 (Jian li), B-4 (Gong sun)

Se utilizan algunos puntos extras especiales. Wei shang es un punto extra. Su ubicación está a 4 cun lateral de VC-10. Ti wei es un punto extra. Su ubicación está a 4 cun lateral de VC-12. Wei luo es un punto extra. Su ubicación está a 4 cun lateral del punto 0,2 cun arriba de VC-9. Estos tres puntos extras tratan la gastroptosis. La dirección de la aguja de Wei shang es hacia VC-4. E-36, VC-6 y VC-4 tonifican el Qi. VG-20 tonifica el Qi y dirige el Qi hacia arriba para sostener el estómago. La dirección de la aguja es importante para no dañar el hígado u otros órganos. Se utiliza manipulación de nivel medio y moxibustión para caso crónico.

<52> Hemorroides

Las hemorroides son venas hinchadas en el ano o el recto inferior, pudiendo desarrollarse dentro del recto o alrededor del ano. La consulta médica es esencial. Los síntomas incluyen hinchazón local, dolor, molestias, picazón y sangre roja en las heces. No toda la sangre en las heces es un síntoma de hemorroides, pudiendo ser síntoma de otras enfermedades como el cáncer de colon o el cáncer anal. Se necesita un examen médico para confirmarlo. La idea de tratamiento es activar la circulación de Qi y sangre alrededor del ano y el recto. El canal V está más relacionado con este caso porque pasa alrededor del ano.

Los puntos principales: V-57 (Cheng shan), H-3 (Tai chong), Er bai (Ex), B-9 (Yin ling quan), V-36 (Cheng fu), P-6 (Kong zui), VG-1 (Chang qiang), V-40 (Wei zhong): técnica de sangría, B-10 (Xue hai)

Los puntos acompañantes: IG-11 (Qu chi), V-60 (Kun lun), IG-4 (He gu), E-37 (Shang ju xu), V-32 (Ci liao), B-8 (Di ji), V-35 (Hui yang), V-30 (Bai huan shu), VG-20 (Bai hui)

La técnica de sangría en el V-40 o en los vasos azules alrededor del V-40 es eficaz. Se recomienda sangrar en el

V-40 cada semana. Er bai son 2 puntos. Están a 4 cun por encima de la línea del pulso, en ambos lados del tendón del flexor carpi radialis en el lado Yin de los antebrazos. Er bai es el punto extra especial para las hemorroides. V-30 y VG-1 son los puntos locales para mover Qi y sangre del ano y el recto. P-6 es el punto Xi-Hendidura del Pulmón para mover Qi y sangre del intestino grueso y para dolores. VG-20 trata las hemorroides desde la parte superior de la cabeza. Esto sigue el principio de la correspondencia entre la parte superior y la inferior. V-60 es el punto distante para regular el ano y el recto. Eliminar la estancamiento de sangre y humedad es importante. Se utiliza manipulación fuerte para los puntos principales. La moxibustión es más eficaz en Er bai.

<53> Hipo

Existen muchas causas del hipo. Algunas enfermedades crónicas como el cáncer de estómago, el abuso de alcohol o la histeria pueden causarlo. La consulta médica es esencial. Si la causa es una enfermedad crónica, es necesario tratar la enfermedad subyacente al mismo tiempo. La prescripción aquí es solo para tratar el síntoma. El hipo es un síntoma de ascenso irregular del Qi del estómago. La idea de tratamiento es regular el Qi del estómago y hacer que el Qi descienda.

Los puntos principales: PC-6 (Nei guan), E-43 (Xian gu), VC-22 (Tian tu), V-17 (Ge shu), VC-12 (Zhong wan), B-4 (Gong sun), E-36 (Zu san li)

Los puntos acompañantes: IG-11 (Qu chi), E-44 (Nei ting), H-2 (Xing jian), IG-10 (Shou san li), IG-4 (He gu), E-37 (Shang ju xu)

Otro método: V-2 (Zan zhu) - acupuntura eléctrica para mantener la estimulación durante unos 20-30 min.

B-4 y PC-6 son un par de puntos para regular el quemador medio. VC-22 hace que el Qi del estómago descienda. V-17 calma el temblor del diafragma. VC-12 es el Punto Mude alarma frontal del estómago, E-44 reduce el calor del estómago para calmar el Qi ascendente. H-2 reduce el calor del hígado que probablemente estaba afectando al estómago. Agujerear B-4 antes de PC-6. Se utiliza manipulación fuerte. La estimulación fuerte y continua en V-2 se conoce por tener una función de calmar el hipo.

<54> Hipoclorhidria

El estómago no está produciendo suficiente ácido para digerir los alimentos. La consulta médica es esencial. Las posibles causas son una función gástrica débil, vejez, desnutrición, cáncer de estómago, anemia perniciosa o diabetes, entre otras. Los pacientes pueden experimentar una sensación de presión en el abdomen superior, náuseas, vómitos, pérdida de apetito o diarrea y, si empeora, pueden experimentar dolor de cabeza, pérdida de deseo, nerviosismo, insomnio u otros síntomas neurales. Es necesario tratar la enfermedad subyacente. La prescripción aquí es solo para el síntoma. La idea de tratamiento es activar la función del estómago.

Los puntos principales: VC-12 (Zhong wan), E-36 (Zu san li), E-43 (Xian gu), V-50 (Wei cang), H-14 (Qi men), B-4 (Gong sun), PC-6 (Nei guan), VC-4 (Guan yuan), V-17 (Ge shu), V-20 (Pi shu), V-21 (Wei shu)

Los puntos acompañantes: VG-4 (Ming men), P-6 (Kong zui), E-40 (Feng long), E-21 (Liang men), B-6 (San yin jiao),

VB-34 (Yang ling quan), VG-9 (Zhi yang), VC-14 (Ju que), B-8 (Di ji), VG-20 (Bai hui)

B-4 y PC-6 son el par para activar el bazo y el estómago, el quemador medio. VC-12, VC-14 son los puntos locales para activar el quemador medio. V-50 activa el estómago. VG-9 aumenta el movimiento del estómago. V-17 nutre la sangre que puede ser insuficiente para este paciente. P-6 es el punto Xi-Hendidura del pulmón, lo que activa el Qi y la sangre del pulmón y del intestino grueso. E-40 elimina la posible acumulación de flema. Se utiliza manipulación suave.

<55> Indigestión (1) - diarrea, fiebre, vómitos

Este caso de indigestión se debe a intoxicación alimentaria. El paciente experimenta fiebre, diarrea o vómitos. La consulta médica es esencial. La idea de tratamiento es regular el quemador medio y el quemador inferior para activar la función digestiva, detener la diarrea y los dolores. Los canales de E e IG son los principales.

Los puntos principales: H-3 (Tai chong), E-36 (Zu san li), P-5 (Chi ze), E-25 (Tian shu), Si feng (Ex): técnica de sangría, IG-11 (Qu chi), PC-6 (Nei guan), VC-12 (Zhong wan), IG-7 (Wen liu), P-11 (Shao shang): técnica de sangría, B-4 (Gong sun), B-6 (San yin jiao)

Los puntos acompañantes: VC-6 (Qi hai), B-9 (Yin ling quan), E-44 (Nei ting), IG-4 (He gu), B-6 (San yin jiao), IG-10 (Shou san li), V-40 (Wei zhong), VC-4 (Guan yuan)

VC-12 es el punto de alarma Mu del estómago y regula la función del quemador medio y del estómago. P-11 es el punto Jing-Pozos y puede ser usado en caso de emergencia. IG-7 es el punto Xi-Hendidura del intestino grueso y regula el bazo y el estómago para tratar el dolor abdominal y la diarrea. E-36 tonifica el Qi del bazo y el estómago para activar la digestión y eliminar la humedad de los alimentos. VC-4 para la diarrea y regula el quemador inferior. E-25 es el punto de alarma Mu del intestino grueso para detener la diarrea.

<56> Indigestión (2) - estancamiento de alimentos

Comer con prisa, alimentos grasos y exceso de comida serán las principales causas. La consulta médica es esencial. La idea del tratamiento es aliviar el dolor de estómago, regular el calentador medio y liberar el estancamiento del Qi y los alimentos. Los puntos Jing-Pozos de las manos y los pies alivian la situación de emergencia. Generalmente, se utiliza la técnica de sangría para los puntos Jing-Pozos.

Los puntos principales: P-11 (Shao shang): técnica de sangría, H-3 (Tai chong), B-1 (Yin bai), E-45 (Li dui), B-4 (Gong sun), E-36 (Zu san li), PC-6 (Nei guan), IG-4 (He gu), E-40 (Feng long)

Los puntos acompañantes: IG-11 (Qu chi), B-8 (Di ji), E-37 (Xia ju xu), E-34 (Liang qiu)

Los puntos Jing-Pozos (B-1, E-45, P-11) alivian la situación de emergencia del estancamiento de alimentos. B-4 y PC-6 forman un par que regula el calentador medio. E-34 es el punto Xi-Hendidura del canal del estómago y alivia el dolor agudo. E-36 y E-37 son los puntos mar (He) inferiores del estómago y el intestino grueso. E-40 puede eliminar el catarro y la humedad. IG-11 enfría el calor que puede provenir del estancamiento de los alimentos. B-8 mueve la sangre. Se usa una manipulación fuerte porque es una situación aguda y una síndrome de exceso.

<57> Sangrado intestinal

Es necesario tratar la enfermedad subyacente. Las enfermedades subyacentes pueden ser cáncer intestinal, colitis ulcerosa, consumo de alimentos picantes, úlcera en el tracto digestivo, etc. La consulta médica es esencial. La prescripción aquí es tratar el síntoma. La idea del tratamiento es regular el calentador inferior, nutrir la sangre y regularla para detener el sangrado.

Los puntos principales: VB-36 (Wai qiu), IG-2 (Er jian), E-37 (Shang ju xu), IG-10 (Shou san li), VC-4 (Guan yuan), B-10 (Xue hai), E-44 (Nei ting), V-17 (Ge shu), E-25 (Tian shu), B-8 (Di ji)

Los puntos acompañantes: R-7 (Fu liu), V-25 (Da chang shu), VB-34 (Yang ling quan), H-3 (Tai chong), VG-20 (Bai hui), E-36 (Zu san li), B-9 (Yin ling quan), V-27 (Xiao chang shu)

B-10 y V-17 regulan la sangre y tratan el problema sanguíneo. B-9 elimina la humedad y tonifica el bazo. E-25 es el punto de alarma Mu del intestino grueso. E-37 es el punto mar (He) inferior del intestino grueso. VG-20 detiene la sangre para evitar que sangre.

<58> Obstrucción Intestinal, Íleo

Esta es una situación de emergencia y riesgo. La consulta médica es esencial. Es necesario enviar al paciente al hospital de emergencia. El paciente puede experimentar dolor abdominal severo, dificultad para expulsar gases, una masa palpable en el bajo vientre y estreñimiento. La idea del tratamiento es regular el movimiento intestinal para aliviar su obstrucción. Se utilizan los puntos de emergencia.

Los Los puntos principales: E-25 (Tian shu), B-14 (Fu jie), B-15 (Da heng), VC-4 (Guan yuan), IG-7 (Wen liu), E-37 (Shang ju xu), E-39 (Xia ju xu), E-36 (Zu san li), PC-6 (Nei guan)

Los puntos acompañantes: V-23 (Shen shu), V-27 (Xiao chang shu), IG-11 (Qu chi), VC-6 (Qi hai), V-25 (Da chang shu), VC-12 (Zhong wan)

Los puntos Xi-Hendidura influyen directamente en el Qi y la sangre del órgano y se utilizan para situaciones agudas. IG-7 es el punto Xi-Hendidura del intestino grueso. Se utilizan puntos locales alrededor del bajo vientre para regular el intestino. E-37 es el punto He inferior del intestino grueso. VC-4 y VC-6 regulan el movimiento intestinal. V-23 y V-27 generan Qi y mueven el Qi en el quemador inferior. Se utiliza una manipulación fuerte.

<59> Estenosis Intestinal, Enterostenosis

Esta es un estrechamiento del paso dentro del intestino delgado o grueso. La consulta médica es esencial. Los pacientes experimentan abdomen hinchado, dolores abdominales o diarrea. La idea del tratamiento es activar las funciones del intestino para ampliar su paso.

Los Los puntos principales: VC-12 (Zhong wan), TC-6 (Zhi gou), E-25 (Tian shu), E-37 (Shang ju xu), IG-7 (Wen liu), VC-4 (Guan yuan), E-36 (Zu san li), V-25 (Da chang shu), B-14 (Fu jie, Lado izquierdo)

Los puntos acompañantes: IG-4 (He gu), IG-10 (Shou san li), IG-11 (Qu chi), H-3 (Tai chong), E-39 (Xia ju xu), C-7 (Shen men), VB-28 (Wei dao, Lado izquierdo), E-43 (Xian gu)

VC-12 es el Punto Mude alerta del estómago. E-25 es el Punto Mude alerta del intestino grueso. E-37 y E-39 son los puntos He inferiores del intestino grueso y del intestino delgado. IG-4 y H-3 se utilizan para aliviar el estrés muscular y el dolor. VC-4 y otros puntos alrededor del bajo vientre activan el movimiento intestinal. Las agujas y la moxibustión pueden usarse juntas.

<60> Tuberculosis Intestinal

El intestino está afectado por tuberculosis. Los pacientes experimentan diarrea por la mañana temprano, estreñimiento, dolor abdominal, fatiga, pérdida de apetito o distensión abdominal. La consulta médica es esencial. La idea del tratamiento es tonificar el Qi y el Yang de los riñones y del bazo para activar el intestino y el bazo.

Los puntos principales: E-36 (Zu san li), VC-8 (Shen que, No agujerear): moxibustión, E-25 (Tian shu), E-44 (Nei ting), R-16 (Huang shu), VC-4 (Guan yuan), R-6 (Zhao hai), B-4 (Gong sun), V-25 (Da chang shu), B-6 (San yin jiao)

Los puntos acompañantes: VG-20 (Bai hui), R-7 (Fu liu), V-60 (Kun lun), VC-6 (Qi hai), V-33 (Zhong liao), E-34 (Liang qiu)

VC-4, VC-6, E-25, VC-8 y R-16 regulan y activan el intestino. VC-4 y VC-6 tonifican el Qi de los riñones y regulan el intestino. E-34 alivia el dolor abdominal. VG-20 tonifica el Qi y evita que el Qi descienda, deteniendo la diarrea. R-7 tonifica los riñones. B-6 nutre el Yin y el Qi del bazo, hígado y riñones. Se utiliza moxibustión en el abdomen.

<61> Pérdida de Apetito

Este es un síntoma común. Puede haber varias enfermedades del tracto digestivo como causa, o puede ocurrir simplemente debido al estrés emocional o la neurosis. La consulta médica es esencial. La idea del tratamiento es activar el tracto digestivo y aliviar el estrés mental y emocional.

Los puntos principales: E-25 (Tian shu), B-4 (Gong sun), B-6 (San yin jiao), VC-4 (Guan yuan), IG-11 (Qu chi), VC-12 (Zhong wan), E-21 (Liang men), PC-6 (Nei guan), E-36 (Zu san li), VG-20 (Bai hui)

Los puntos acompañantes: C-7 (Shen men), B-8 (Di ji), V-18 (Gan shu), V-50 (Wei cang), V-20 (Pi shu), V-21 (Wei shu), IG-10 (Shou san li), H-3 (Tai chong), IG-4 (He gu)

PC-6 y B-4 son un buen par de puntos que tratan el problema del quemador medio y promueven la digestión. E-36 promueve la digestión y tonifica el bazo y el estómago para aumentar el apetito. E-21 elimina rápidamente los alimentos en el estómago. H-3 e IG-4 alivian el estrés mental y también promueven la digestión. VC-4 calienta el bazo y el estómago para activarlos. C-7 es para causas mentales o emocionales. Se utiliza manipulación de nivel medio.

<62> Náusea y Vómito (1)

Estos síntomas están relacionados con enfermedades del estómago o intestino, pero también pueden ocurrir con neurosis, problemas emocionales, parásitos o embarazo, etc. La consulta médica es esencial. Sobre todo, es necesario tratar la enfermedad causante. En la MTC, la náusea y el vómito son fenómenos de ascenso irregular del Qi del estómago. La idea de tratamiento es regular el Qi del estómago y calmar el Qi del estómago que sube irregularmente. Hay síndromes de calor o frío, exceso o deficiencia.

Los puntos principales: P-10 (Yu ji), B-4 (Gong sun), PC-6 (Nei guan), VC-12 (Zhong wan), E-44 (Nei ting), E-36 (Zu san li), B-9 (Yin ling quan), VC-22 (Tian tu)

Los puntos acompañantes: TC-2 (Ye men), VC-13 (Shang wan), B-6 (San yin jiao), V-21 (Wei shu), IG-4 (He gu), C-7 (Shen men), VG-20 (Bai hui), VC-4 (Guan yuan)

E-36, B-4 y PC-6 calman el Qi del estómago ascendente. VC-22 también tiene una fuerte función de calmar el Qi del estómago ascendente. P-10 y E-44 eliminan el calor del pulmón y del estómago. VC-4 tonifica el Yang de los riñones para calentar el estómago en caso de que esté frío. C-7 calma la mente debido a causas emocionales. VG-20 calma la mente y también regula el movimiento del Qi. TC-2 elimina el calor del TC y regula la función del triple calentador.

<63> Náusea y Vómito (2)

Estos síntomas están relacionados con enfermedades del estómago o intestino, pero también pueden ocurrir con neurosis, problemas emocionales, parásitos o embarazo, etc. La consulta médica es esencial. Sobre todo, es necesario tratar la enfermedad causante. En la MTC, la náusea y el vómito son fenómenos de ascenso irregular del Qi del estómago. La idea de tratamiento es regular el Qi del estómago y calmar el Qi del estómago que sube irregularmente. Hay síndromes de calor o frío, exceso o deficiencia.

Los puntos principales: E-36 (Zu san li), E-44 (Nei ting), PC-6 (Nei guan), VC-13 (Shang wan), VC-12 (Zhong wan), VC-17 (Shan zhong)

Los puntos acompañantes: C-7 (Shen men), H-2 (Xing jian), IG-4 (He gu), V-21 (Wei shu), TC-5 (Wai guan)

Si el embarazo es la causa de la enfermedad: PC-6 (Nei guan).

PC-6 hace que el movimiento del Qi descienda. VC-12, VC-13 regulan el quemador medio. E-44 elimina el calor del estómago que puede ser la causa de los síntomas. TC-5 abre el canal del TC para ayudar al flujo ascendente y descendente del Qi. V-21 y E-36 regulan el estómago. En caso de estrés mental, es necesario aliviar la estagnación del Qi del hígado. Se utiliza manipulación de nivel medio.

<64> Prolapso del ano

La principal causa de este problema es la deficiencia de Qi, que dificulta el ascenso del Qi. La consulta médica es esencial. La idea de tratamiento es tonificar el Qi, elevando el movimiento del Qi hacia arriba.

Los puntos principales: E-37 (Shang ju xu), VC-6 (Qi hai), VC-4 (Guan yuan), VG-20 (Bai hui), V-57 (Cheng shan), VG-12 (Shen zhu), VG-1 (Chang qiang)

Los puntos acompañantes: IG-4 (He gu), E-25 (Tian shu), E-36 (Zu san li), V-30 (Bai huan shu), V-33 (Zhong liao), IG-11 (Qu chi), IG-7 (Wen liu)

VG-1 es el punto especial para el prolapso del ano. VC-6 y VG-20 tonifican el Qi. VG-20 sostiene el Qi para que no caiga hacia abajo. VG-12 tonifica el Qi. Si se usan demasiadas agujas, el paciente perderá Qi. Es mejor usar un número adecuado de agujas para tonificar el Qi. Se usa una manipulación fuerte para los puntos cercanos al ano y una manipulación suave para los puntos distantes para tonificar el Qi. La moxibustión se puede usar para los puntos distantes.

<65> Dolor de estómago - caso agudo

Hay muchas causas, pero las más comunes son la gastritis, el estrés mental o la ingestión de alimentos estimulantes. La consulta médica es esencial. Los síntomas son dolor local, abdomen hinchado, fiebre o náuseas y vómitos. La idea de tratamiento de esta prescripción es regular el quemador medio y detener los dolores.

Los puntos principales: E-21 (Liang men), E-45 (Li Dui), E-36 (Zu san li), B-4 (Gong sun), PC-6 (Nei guan), E-34 (Liang qiu), VC-12 (Zhong wan, moxibustión indirecta suave y caliente)

Los puntos acompañantes: IG-4 (He gu), B-8 (Di ji), VC-15 (Jiu wei), H-3 (Tai chong), VG-20 (Bai hui)

E-34 es el punto Xi-Hendidura del canal de E que mueve el Qi y la sangre del canal y para los dolores de estómago. E-45 es el punto Jing-Pozos del canal de E y se usa en casos de emergencia. B-4 y PC-6 son un par para regular el quemador medio. B-4 debe ser agujereado antes que PC-6. B-8 elimina la estasis de sangre. La moxibustión caliente y suave alrededor del VC-12 se puede aplicar para aliviar el dolor. VG-20, IG-4 y H-3 alivian el estrés mental y la tensión muscular. Se utiliza una manipulación fuerte para E-34. Se usa la técnica de sangría para E-45.

<66> Cáncer de Estómago

La acupuntura se utiliza únicamente para aliviar el dolor y mejorar los síntomas. La consulta médica es esencial. Evita los puntos sobre el tumor o muy cerca de él. La combinación del tratamiento con Medicina Tradicional China (MTC) y el tratamiento médico occidental es utilizada. La consulta médica y el tratamiento temprano son necesarios. La idea de tratamiento de esta prescripción es regular el quemador medio para aliviar el dolor y los síntomas, tonificar el Qi y mover el Qi y la sangre. Ten cuidado de no pinchar el propio tumor. Si el desarrollo del cáncer o la metástasis son graves, no se recomienda la acupuntura. Puedes consultar la sección que discute la acupuntura y el masaje para pacientes con cáncer, ubicada en la parte final de este libro.

Los puntos principales: H-3 (Tai chong), VC-4 (Guan yuan), VC-12 (Zhong wan): no pinchar y usar moxibustión, E-36 (Zu san li), V-50 (Wei cang), E-19 (Bu rong): no pinchar y usar moxibustión, VC-14 (Ju que): no pinchar y usar moxibustión, B-4 (Gong sun), PC-6 (Nei guan), VC-6 (Qi hai)

Los puntos acompañantes: V-17 (Ge shu), IG-4 (He gu), VC-13 (Shang wan): no pinchar, usar moxibustión, VC-10 (Xia wan): no pinchar, usar moxibustión, E-40 (Feng long), H-13 (Zhang men), V-21 (Wei shu), VG-20 (Bai hui)

VC-12 es el Punto Mu alarma del estómago, V-21 es el punto shu de espalda del estómago. IG-4 y H-3 alivian el estrés mental y el dolor. V-17 nutre la sangre. PC-6 y B-4 regulan el quemador medio. Se utiliza manipulación de nivel medio. Ten cuidado de no pinchar el propio tumor. La moxibustión se utiliza para la deficiencia de Yang y Qi.

<67> Espasmo Estomacal, Gastroespasmo

El dolor repentino y severo en el estómago es el síntoma principal. La consulta médica es esencial. Hay muchas causas, pero las más comunes son los choques mentales y emocionales o la ingesta de alimentos estimulantes. La idea de tratamiento es usar el punto Xi-Hendidura para aliviar el dolor agudo, regular el quemador medio y mover el Qi y la sangre para aliviar la tensión y el espasmo.

Los puntos principales: PC-6 (Nei guan), VB-31 (Feng shi), V-17 (Ge shu), B-8 (Di ji), E-36 (Zu san li), B-4 (Gong sun), H-3 (Tai chong), E-34 (Liang qiu)

Los puntos acompañantes: VB-34 (Yang ling quan), V-18 (Gan shu), E-44 (Nei ting), V-21 (Wei shu), V-19 (Dan shu), V-20 (Pi shu), VG-20 (Bai hui)

E-34 es el punto Xi-Hendidura del estómago y detiene el dolor. H-3 y V-17 mueven la sangre para aliviar la tensión y calmar el viento. B-4 y PC-6 son un par para regular el quemador medio. Los puntos acompañantes son puntos shu de espalda de H, VB, B y E. Armonizan los órganos para tratar el espasmo. Se utiliza manipulación fuerte. Dado que el paciente está en situación de emergencia y puede moverse debido al dolor, las agujas deben retirarse poco después de la manipulación.

<68> Úlcera Gástrica

Los síntomas incluyen dolor estomacal, vómito de sangre o hiperacidez gástrica. La consulta médica es esencial. La idea del tratamiento es regular el quemador medio, eliminar la inflamación y la úlcera en el área local.

Los puntos principales: V-21 (Wei shu), E-36 (Zu san li), B-4 (Gong sun), PC-6 (Nei guan), E-44 (Nei ting), VC-12 (Zhong wan, moxibustión indirecta suave y caliente), H-3 (Tai chong), E-21 (Liang men)

Los puntos acompañantes: VG-20 (Bai hui), B-8 (Di ji), VC-13 (Shang wan), VC-10 (Xia wan), VC-14 (Ju que), V-20 (Pi shu)

Se seleccionan puntos locales alrededor del abdomen superior para calmar el estómago y aliviar el dolor. B-4 y PC-6 regulan el quemador medio para aliviar el dolor. B-8 mueve la sangre, VB-34 alivia la tensión de los músculos y tendones. E-44 enfría el calor del estómago. Se puede usar moxibustión a largo plazo en los puntos.

Oído, nariz y garganta (ENT) - índice: 69~89

<69> Vértigo Auditivo, Síndrome de Ménière

La causa es un trastorno del oído interno. Los principales síntomas son mareos, pérdida de audición, zumbido y sensación de plenitud en el oído. La consulta médica es esencial. La idea de tratamiento es eliminar el viento interno, calmar la mente, transformar el flema (que puede ser la causa directa), nutrir los riñones para prevenir el viento, abrir el orificio (oídos) y regular el Qi y la sangre alrededor del oído.

Los puntos principales: V-23 (Shen shu), R-7 (Fu liu), TC-3 (Zhong zhu), VC-9 (Shui fen), TC-2 (Ye men), VB-41 (Zu lin qi), ID-19 (Ting gong), VB-20 (Feng chi), TC-17 (Yi feng), PC-6 (Nei guan), B-9 (Yin ling quan), Tai yang (Ex)

Los puntos acompañantes: VB-2 (Ting hui), An mian (Ex), R-3 (Tai xi), VC-12 (Zhong wan), E-40 (Feng long), VG-26 (Shui gou), V-60 (Kun lun), V-7 (Tong tian), H-2 (Xing jian) o H-3 (Tai chong), VG-20 (Bai hui)

Los puntos de los canales H y VB eliminan el viento interno. Especialmente el VB-20 tiene la fuerte función de pacificar el viento interno. El PC-6 transforma el flema y abre el orificio. TC-2 y TC-3 son puntos distantes para activar los oídos. Tai yang está en los lados de la cabeza y activa el movimiento local del Qi y la sangre con V-7. R-7 y R-3 nutren los riñones para calmar el viento. An mian es el punto extra y su ubicación está en el punto medio entre TC-17 y VB-20, que calma la mente y el viento. V-60 baja el Yang flotante y pacifica el viento interno. E-40 y VC-12 transforman el flema. VG-26 abre el orificio. Se utiliza una manipulación fuerte para el área local de la oreja y la cabeza.

<70> Sordera-Mudez, Sordomudez

Esto es dificultad para oír y hablar. Por lo general, si la sordera ocurre a una edad temprana, los pacientes tienen dificultades para aprender a hablar y tendrán mutismo. La consulta médica es esencial. Hay muchas causas, como razones hereditarias y enfermedades. La idea de tratamiento es activar el movimiento del Qi y la sangre de los oídos, nutrir los riñones, pacificar el viento interno, abrir el orificio para limpiar la cabeza y aumentar la percepción.

Los puntos principales: R-3 (Tai xi), VG-26 (Shui gou), TC-21 (Er men), H-3 (Tai chong), ID-19 (Ting gong), VB-20 (Feng chi), TC-17 (Yi feng), R-7 (Fu liu), ID-3 (Hou xi), VB-2 (Ting hui), VG-15 (Ya men), TC-3 (Zhong zhu)

Los puntos acompañantes: V-23 (Shen shu), TC-5 (Wai

guan), VG-20 (Bai hui), VB-41 (Zu lin qi), IG-4 (He gu), PC-6 (Nei guan), V-10 (Tian zhu)

VB-20, TC-17 pacifican el viento interno. R-7, R-3 e ID-3 nutren los riñones y el oído. ID-19, VB-2, TC-21 son los puntos locales alrededor de los oídos para activar el movimiento del Qi y la sangre alrededor de los oídos. VG-15 influye en el cerebro y activa la función del habla. PC-6 y VG-26 abren orificios para limpiar la cabeza y los oídos. TC-5 regula los oídos. Se utiliza una manipulación fuerte para los puntos locales cerca de los oídos y puntos de apertura de orificios. Se utiliza una manipulación suave para puntos que tonifican los riñones.

<71> Sordera (1) - secuelas de una enfermedad.

Se trata de dificultad para escuchar. Las causas comunes son inflamación en los oídos internos, nervios auditivos o envejecimiento de los nervios auditivos, etc. La consulta médica es esencial. La idea de tratamiento es eliminar los patógenos en el oído y tratar la inflamación, regular el Qi y la sangre del oído, calmar el viento interno y nutrir los riñones para prevenir y tratar la sordera. Se utilizan puntos locales y distantes.

Los puntos principales: VB-31 (Feng shi), ID-19 (Ting gong), TC-21 (Er men), R-7 (Fu liu), V-23 (Shen shu), VB-41 (Zu lin qi), VB-2 (Ting hui), TC-17 (Yi feng), VB-20 (Feng chi), TC-3 (Zhong zhu), ID-3 (Hou xi), TC-5 (Wai guan)

Los puntos acompañantes: R-3 (Tai xi), H-3 (Tai chong), VB-43 (Xia xi), VB-34 (Yang ling quan), IG-4 (He gu)

VB-41 y TC-5 son un par de puntos para tratar y regular los lados laterales de la cabeza, incluyendo las orejas. TC-17 y VB-20 calman el viento interno y limpian la cabeza. TC-3,

R-7, V-23 nutren los riñones y activan el oído. VB-43 limpia el calor del canal VB. IG-4 es para problemas de la cabeza. ID-3 y R-3 nutren y activan los riñones y los oídos. Se utiliza una manipulación de nivel medio.

<72> Sordera (2) - secuelas de una enfermedad.

Se trata de dificultad para escuchar. Las causas comunes son inflamación en los oídos internos, nervios auditivos o envejecimiento de los nervios auditivos, etc. La consulta médica es esencial. La idea de tratamiento es eliminar los patógenos en el oído y tratar la inflamación, regular el Qi y la sangre del oído, calmar el viento interno y nutrir los riñones para prevenir y tratar la sordera. Se utilizan puntos locales y distantes.

Los puntos principales: TC-5 (Wai guan), R-3 (Tai xi), V-23 (Shen shu), TC-21 (Er men), VB-2 (Ting hui), TC-2 (Ye men), ID-19 (Ting gong), TC-17 (Yi feng), VB-44 (Zu qiao yin), VB-20 (Feng chi)

Los puntos acompañantes: VB-21 (Jian jing), H-2 (Xing jian), VB-41 (Zu lin qi), TC-3 (Zhong zhu), R-7 (Fu liu), C-3 (Shao hai)

TC-17, ID-19, TC-21 y VB-2 eliminan el patógeno alrededor de las orejas. VB-41 y TC-5 son un par para las orejas. V-23 nutre los riñones. TC-2 y TC-3 activan el Qi y la sangre alrededor de las orejas. R-7 nutre los riñones, C-3 limpia el calor del corazón. VB-21 regula el Qi. Se utiliza una manipulación de nivel medio o suave.

<73> Dolor de oído

Este síntoma puede ocurrir con varias enfermedades del oído, inflamación supurativa u otitis media. La consulta médica es esencial. También es necesario tratar las enfermedades causantes. La idea del tratamiento es limpiar el calor en los canales TC y regular el Qi y la sangre del oído.

Los puntos principales: TC-17 (Yi feng), R-7 (Fu liu), ID-19 (Ting gong), VB-3 (Shang guan), VB-20 (Feng chi), TC-2 (Ye men), PC-4 (Xi men), R-3 (Tai xi), TC-21 (Er men)

Los puntos acompañantes: TC-9 (Si du), H-2 (Xing jian), TC-16 (Tian you), ID-3 (Hou xi), VB-43 (Xia xi), ID-17 (Tian rong), V-10 (Tian zhu), VB-2 (Ting hui),

Se utilizan puntos locales para regular el Qi y la sangre local. TC-2 limpia el calor del canal TC que pasa por los oídos. TC-9 es el punto distante para los oídos. VB-43 limpia el calor del canal VB para eliminar la inflamación de los oídos. VB-20 elimina el viento que puede ser la causa del dolor. Se utiliza una manipulación fuerte para la síndrome de exceso.

<74> Epistaxis

Se trata de sangrado por la nariz. Hay muchas causas diferentes. El tratamiento de las enfermedades causantes es necesario para curar completamente la epistaxis. La consulta médica es esencial. La causa más común es el calor excesivo ascendente y la idea del tratamiento es dirigir el calor hacia abajo, limpiar la cabeza y regular el Qi y la sangre que fluye en la cabeza y en la nariz. Esta prescripción es solo para tratar el síntoma.

Los puntos principales: VG-23 (Shang xing), E-37 (Shang ju xu), B-10 (Xue hai), VG-16 (Feng fu), V-17 (Ge shu), P-6 (Kong zui), VB-22 (Xin hui), Yin tang (Ex), IG-4 (He gu)

Los puntos acompañantes: H-2 (Xing jian), TC-8 (San yang luo), V-13 (Fei shu), V-10 (Tian zhu), VG-12 (Shen zhu), VG-14 (Da zhui), IG-11 (Qu chi)

Yin tang es el punto extra y su ubicación es el punto medio entre las dos cejas. Yin tang y VG-23 se utilizan juntos para regular la nariz. P-6 es el punto Xi-Hendidura del pulmón para detener el sangrado. V-17 es el punto de Hui de la sangre para regular la sangre y detener la epistaxis. B-10 regula la sangre. IG-11 limpia el calor de Yang ming. VG-14 limpia el calor. Se utiliza una manipulación fuerte para la síndrome de exceso.

<75> Estenosis Esofágica

La pasaje esofágica se estrecha y los pacientes experimentan dificultad para tragar alimentos y una sensación incómoda en la garganta. La consulta médica es esencial. Existe la posibilidad de un tumor, por lo que es necesario verificar si es benigno o maligno en un examen médico. Una de las causas comunes es el estrés emocional. El tratamiento de la neurosis (estrés emocional) es necesario en una sesión separada de acupuntura. Esta prescripción tiene como objetivo ensanchar el esófago y regular la garganta para tratar la dificultad para tragar, las náuseas y los vómitos.

Los puntos principales: B-4 (Gong sun), VC-12 (Zhong wan), E-36 (Zu san li), IG-4 (He gu), E-40 (Feng long), VG-20 (Bai hui), PC-6 (Nei guan), VC-22 (Tian tu), VC-17 (Shan zhong), R-6 (Zhao hai), C-7 (Shen men)

Los puntos acompañantes: VG-12 (Shen zhu), VC-14 (Ju que), P-7 (Lie que), H-3 (Tai chong), IG-11 (Qu chi), V-18 (Gan shu), V-17 (Ge shu),

VC-22 dirige el Qi hacia abajo. VC-17 elimina la acumulación de flema en el pecho. PC-6 y B-4 regulan la digestión. P-7 y R-6 regulan la garganta. VC-12 y E-40 activan la digestión y transforman la flema. V-18, H-3 e IG-4 eliminan la estancación del Qi del hígado para aliviar el estrés emocional. V-17 activa el diafragma para la deglución. Se utiliza una manipulación de nivel medio.

<76> Espasmos Esofágicos

El esófago se contrae y se producen espasmos. Los pacientes experimentan dolores súbitos, severos y compresivos en el pecho o sensación de quemazón en el pecho. La consulta médica es esencial. El dolor puede durar minutos u horas. El síntoma que experimentan los pacientes es similar al de la angina de pecho. Es necesario un examen médico para verificar si es un problema cardíaco o esofágico. Esto afecta la alimentación. La causa médica no se conoce muy bien. En la MTC, la causa principal es el movimiento irregular del Qi en el pecho. La idea del tratamiento es regular el Qi en el esófago y el estómago.

Los puntos principales: E-36 (Zu san li), C-7 (Shen men), VB-34 (Yang ling quan), VC-22 (Tian tu), VC-12 (Zhong wan), PC-6 (Nei guan), B-4 (Gong sun), E-40 (Feng long),

Los puntos acompañantes: E-34 (Liang qiu), IG-11 (Qu chi), H-3 (Tai chong), VC-17 (Shan zhong), VC-15 (Jiu wei), B-6 (San yin jiao),

VC-22 y E-36 dirigen el Qi hacia abajo. PC-6 y B-4 regulan el Qi en el pecho. VC-12 y VC-15 son puntos locales. H-3 y VB-34 alivian la tensión muscular en el esófago. E-34 es el punto Xi-Hendidura del estómago para situaciones de emergencia. B-6 regula la garganta. Se emplea una manipulación fuerte.

<77> Bocio

Este es un crecimiento irregular de las glándulas tiroides. Puede ser un aumento general o un crecimiento irregular de células. La consulta médica es esencial. Es necesario verificar si la parte aumentada es benigna o maligna. Una de las causas más comunes es la falta de yodo en la dieta. Especialmente en lugares lejanos al mar, es fácil que los alimentos carezcan de yodo. Tomar yodo es el tratamiento para este caso. Otros casos están relacionados con el estrés emocional, problemas en la glándula tiroides y otros problemas endocrinos, etc. En la MTC, el bocio es una acumulación combinada de Qi y flema. El tratamiento consiste en regular el Qi y transformar la flema en el área local.

Los puntos principales: E-40 (Feng long), VC-12 (Zhong wan), P-7 (Lie que), TC-3 (Zhong zhu), IG-4 (He gu), VC-22 (Tian tu), Qi ying (Ex), H-3 (Tai chong)

Los puntos acompañantes: IG-11 (Qu chi), E-9 (Ren ying), Jia ji (Ex, C3~C5), R-6 (Zhao hai), VB-20 (Feng chi), PC-4 (Nei guan),

Qi ying es el punto extra para el bocio. Su ubicación está por encima de la clavícula cerca de E-10. Qi ying es el punto local. VC-22 dirige el Qi hacia abajo y transforma la flema. E-40 transforma la flema y regula los movimientos del Qi. Jia ji son los puntos extra ubicados de 0,5 a 1 cun lateralmente a las depresiones debajo de los procesos espinosos de las vértebras. En esta prescripción, se usan los Jia ji que corresponden a C3~C7. H-3 e IG-4 mejoran el estrés emocional. Los puntos acompañantes alivian el estrés, transforman la flema, regulan el Qi y eliminan el viento. Las agujas se retiran después de la manipulación.

<78> Trastorno Olfativo, Disosmia

Este es un cambio en la capacidad para percibir olores. La parosmia es cuando el olor de un objeto familiar ha cambiado. La consulta médica es esencial. La fantosmia es percibir un olor que no existe. Hay muchas causas como pólipos nasales, fiebre del heno, enfermedad de Parkinson, fumar, sinusitis, quimioterapia, virus (infección) o lesión cerebral, etc. La idea de tratamiento es abrir los orificios, regular el Qi y la sangre de la nariz y abrir los canales IG, VG para activar la percepción.

Los puntos principales: Bi tong (Ex, Shang ying xiang), PC-6 (Nei guan), IG-20 (Ying xiang), VG-23 (Shang xing), VG-26 (Shui gou), B-9 (Yin ling quan), IG-4 (He gu), IG-11 (Qu chi), IG-19 (Kou he liao), V-67 (Zhi yin), IG-1 (Shang yang)

Los puntos acompañantes: E-40 (Feng long), E-36 (Zu san li), V-10 (Tian zhu), P-11 (Shao shang), VB-20 (Feng chi), Yin tang (Ex),

Bi tong está en la unión de la mandíbula y la cavidad nasal, cerca del extremo superior del surco nasolabial. IG-20, Bi tong (Ex) e IG-19 están cerca de la nariz y aumentan la percepción olfativa. IG-11 es el punto distante de la nariz. Yin tang está en el punto medio entre las dos cejas. La combinación de Yin tang y VG-23 se utiliza para limpiar la inflamación y abrir el canal nasal. VG-26 activa el cerebro y abre el orificio. V-67 es el punto distante para regular el Qi y la sangre de la nariz.

<79> Otitis Media - Otitis Media con Efusión (OME)

Este tipo de otitis media no presenta los síntomas típicos, excepto una sensación ocasional de plenitud en el oído. La consulta médica es esencial. Después del período de otitis media aguda, hay líquido no infeccioso en el oído medio. La idea del tratamiento es eliminar el moco y la inflamación del oído medio.

Los puntos principales: VB-20 (Feng chi), H-2 (Xing jian), TC-16 (Tian you), TC-17 (Yi feng), IG-11 (Qu chi), VB-41 (Zu lin qi), VB-43 (Xia xi), R-2 (Ran gu), E-40 (Feng long)

Los puntos acompañantes: IG-4 (He gu), TC-2 (Ye men), ID-4 (Wan gu), VB-34 (Yang ling quan), ID-19 (Ting gong), V-23 (Shen shu), TC-5 (Wai guan), TC-20 (Jiao sun)

Se utilizan puntos locales del oído para eliminar la inflamación y activar el movimiento de Qi y sangre. VB-20 elimina el viento. VB-43 es el punto distante para limpiar el calor en el canal VB que pasa por el oído. IG-4 e IG-11 limpian el calor. R-2 es el punto manantial para limpiar el calor del canal R. E-40 transforma el moco y elimina el pus. V-23 tonifica los riñones y Qi. Se utiliza una manipulación fuerte para síndromes agudos o excesivos. Se utiliza una manipulación de nivel medio para situaciones crónicas.

<80> Otitis Media - Otitis Media Crónica Supurativa (OMCS)

La membrana timpánica está perforada y hay una descarga purulenta persistente a través de una membrana timpánica perforada durante más de 2 semanas. La consulta médica es esencial. En el período agudo, generalmente había fiebre, pero después de la drenaje de la descarga purulenta, la fiebre desaparece y se convierte en un caso crónico. No es fácil de curar. La idea del tratamiento es activar el Qi y la sangre alrededor del oído para eliminar la descarga y la inflamación crónica. Si hay descarga persistente del oído medio pero no hay fiebre, generalmente se diagnostica como síndrome de deficiencia.

Los puntos principales: R-7 (Fu liu), TC-17 (Yi feng), IG-11 (Qu chi), ID-17 (Tian rong), TC-22 (He liao), TC-21 (Er men), VB-2 (Ting hui), TC-5 (Wai guan), R-3 (Tai xi), B-9 (Yin ling quan), E-40 (Feng long)

Los puntos acompañantes: E-36 (Zu san li), TC-20 (Jiao sun), V-23 (Shen shu), VB-20 (Feng chi), TC-2 (Ye men), VB-44 (Zu qiao yin), ID-19 (Ting gong), ID-4 (Wan gu), TC-3 (Zhong zhu), IG-4 (He gu)

Se utilizan puntos locales y distantes en los canales ID, TC y VB para eliminar la inflamación en el oído. E-40 transforma el moco para eliminar la descarga. B-9 seca la humedad y elimina la descarga. R-3 tonifica los riñones y Qi para eliminar la descarga y aumentar el Qi. E-36 tonifica el Qi para recuperarse más rápido. VB-20 elimina el viento. TC-2 y TC-3 eliminan la inflamación en el oído. En caso de fiebre, se pueden agregar IG-4 e IG-11. Si hay fiebre aguda, se utiliza una manipulación fuerte. Si es un síndrome crónico y de deficiencia, se utiliza una manipulación de nivel medio o moxibustión indirecta alrededor del oído.

<81> Faringitis, dolor de garganta

Esta es la inflamación en la garganta. Normalmente ocurre con el resfriado común, la gripe o una infección externa. La consulta médica es esencial. Por lo general, está acompañada de inflamación nasal. La idea del tratamiento es limpiar el calor, aliviar la inflamación y desintoxicar.

Los puntos principales: P-9 (Tai yuan), IG-1 (Shang yang), P-10 (Yu ji), R-6 (Zhao hai), P-11 (Shao shang), IG-11 (Qu chi), P-5 (Chi ze), VC-22 (Tian tu)

Los puntos acompañantes: E-44 (Nei ting), B-6 (San yin jiao), R-7 (Fu liu), P-7 (Lie que), R-6 (Zhao hai), IG-4 (He gu)

P-10 es el punto manantial para limpiar el calor del pulmón. El par P-7 y R-6 trata el dolor de garganta. Se utiliza la técnica de sangría para IG-1 y P-11 para limpiar el calor de la garganta. IG-4 e IG-11 son para fiebre general e infección corporal. B-6 nutre la garganta seca. P-5 elimina el calor del pulmón. E-44 limpia el calor del cuerpo.

<82> Rinitis por resfriado común

Esta es la inflamación nasal con resfriado común. Los síntomas incluyen dolor de cabeza, insomnio, fiebre, sensación de frío, congestión nasal, estornudos, fatiga, poco apetito, mucosidad clara, etc. La consulta médica es esencial. La idea del tratamiento es eliminar la fiebre, eliminar el frío, abrir la nariz y transformar la mucosidad. Si se convierte en un caso crónico, solo hay síntomas de rinitis sin fiebre y generalmente se diagnostica como síndrome de deficiencia. Esta prescripción es para síndrome de exceso y se pueden agregar puntos para tonificar el Qi para deficiencia y casos crónicos.

Los puntos principales: P-7 (Lie que), E-40 (Feng long), Yin tang (Ex), VG-23 (Shang xing), IG-4 (He gu), R-6 (Zhao hai), IG-11 (Qu chi), IG-20 (Ying xiang), E-36 (Zu san li)

Los puntos acompañantes: H-2 (Xing jian), IG-19 (Kou he liao), VB-31 (Feng shi), P-10 (Yu ji), V-23 (Shen shu), V-67

(Zhi yin), Bi tong (Ex, Shang ying xiang), VC-12 (Zhong wan)

P-10 es para limpiar el calor del pulmón, P-7 para eliminar la inflamación del pulmón. VG-23 y Yin tang son para regular la nariz y abrir el orificio. IG-20 abre la nariz. VC-12 regula la nariz y elimina la mucosidad. E-40 transforma la mucosidad. E-36 dirige el Qi hacia abajo. V-67 hace que el Qi descienda. Yin tang está en el punto medio entre las cejas. Bi tong está en la unión de la mandíbula y la cavidad nasal, cerca del extremo superior del surco nasolabial. Se utiliza una manipulación fuerte. Se utiliza la técnica de sangría para V-67.

<83> Rinorrea

Hay muchas causas para la rinorrea. En primer lugar, es necesario tratar las enfermedades causantes. La consulta médica es esencial. Esta prescripción es solo para los síntomas. La idea del tratamiento es activar las funciones del pulmón para abrir la nariz y transformar el moco.

Los puntos principales: IG-20 (Ying xiang), P-7 (Lie que), P-6 (Kong zui), VB-20 (Feng chi), Bi tong (Ex, Shang ying xiang), VG-23 (Shang xing), E-36 (Zu san li), Yin tang (Ex), E-40 (Feng long), B-9 (Yin ling quan), V-63 (Jin men)

Los puntos acompañantes: IG-11 (Qu chi), VB-31 (Feng shi), P-5 (Chi ze), VB-15 (Tou lin qi), R-6 (Zhao hai), Bi zhu (Ex), H-2 (Xing jian), V-10 (Tian zhu), Bi liu (Ex), IG-4 (He gu)

Yin tang está en el punto medio entre las dos cejas. Bi tong está en la unión de la mandíbula y la cavidad nasal, cerca del extremo superior del surco nasolabial, y abre la nariz con IG-20. E-40 y B-9 eliminan la humedad y el moco. V-63 pacifica el viento. P-5 reduce el canal de P. Bi liu y Bi zhu están justo debajo de la nariz. Abren el orificio de la nariz. P-5 reduce el síndrome de exceso del pulmón. Se utiliza una manipulación fuerte.

<84> Sinusitis

Existen casos agudos o crónicos. Los síntomas son descarga persistente del tejido que reviste los senos nasales, congestión nasal o dolor de cabeza, etc. La consulta médica es esencial. Esto es una inflamación del tejido que recubre los senos nasales. La idea del tratamiento es eliminar el calor cerebral que está causando la inflamación de los senos nasales, abrir el orificio de la nariz, regular el Qi y la sangre alrededor de los senos nasales y la nariz y transformar el moco. Hay síndromes de frío o calor. Siguiendo los síndromes, se pueden agregar los puntos.

Los puntos principales: R-6 (Zhao hai), P-7 (Lie que), H-2 (Xing jian), VG-23 (Shang xing), V-7 (Tong tian), IG-11 (Qu chi), E-40 (Feng long), Yin tang (Ex), IG-20 (Ying xiang), V-2 (Zhan zhu), VB-20 (Feng chi)

Los puntos acompañantes: E-36 (Zu san li), R-7 (Fu liu), Bi tong (Ex), V-12 (Feng men), IG-4 (He gu), VB-20 (Feng chi), R-3 (Tai xi)

Bi tong está en la unión de la mandíbula y la cavidad nasal, cerca del extremo superior del surco nasolabial, y abre la nariz con IG-20. El par de VG-23 y Yin tang elimina la inflamación de los senos nasales y detiene la descarga de los senos nasales. Es bueno usar moxibustión en VG-23 para casos crónicos. E-40 transforma el moco. H-2 limpia el calor y reduce el canal de H (problema del canal de H generalmente causa sinusitis). R-3 es para caso crónico. V-12 y VB-20 eliminan el viento. Se utiliza una manipulación fuerte.

<85> Congestión nasal

Hay muchas causas para este síntoma. Generalmente, está relacionado con el viento externo (patógeno) y también hay casos de alergia. La consulta médica es esencial. La prescripción aquí es solo para los síntomas y es necesario tratar las enfermedades causantes. La idea del tratamiento es abrir el orificio nasal y eliminar el viento de la cabeza.

Los puntos principales: VB-20 (Feng chi), P-6 (Kong zui), VB-21 (Jian jing), VG-23 (Shang xing), V-12 (Feng men), VG-14 (Da zhui), IG-4 (He gu), V-67 (Zhi yin), IG-19 (Kou he liao)

Los puntos acompañantes: VB-31 (Feng shi), IG-20 (Ying xiang), V-10 (Tian zhu), IG-11 (Qu chi), Bi tong (Ex), Yin tang (Ex), H-2 (Xing jian)

V-12 elimina el viento, VG-14 limpia el calor, P-6 es el punto Xi-Hendidura del pulmón. VB-20 elimina el viento. V-67 hace que el Qi descienda y alivia la tensión nasal. Bi tong está en la unión de la mandíbula y la cavidad nasal, cerca del extremo superior del surco nasolabial y abre la nariz con IG-20. H-3 alivia el estancamiento del Qi del hígado (El canal del hígado está relacionado con el problema de congestión nasal). Se utiliza una manipulación fuerte.

<86> Zumbido - Deficiencia de los Riñones

El zumbido debido a la deficiencia de los Riñones mejora cuando se presiona el oído. La consulta médica es esencial. Los pacientes pueden experimentar mareos, debilidad en las extremidades inferiores, debilidad en la cintura y fatiga. La idea del tratamiento es tonificar los riñones para nutrir el orificio (oídos).

Los puntos principales: VB-20 (Feng chi), ID-19 (Ting gong), ID-3 (Hou xi), V-23 (Shen shu), VB-41 (Zu lin qi), VB-31 (Feng shi), TC-21 (Er men), TC-17 (Yi feng), VB-2 (Ting hui), TC-3 (Zhong zhu), VC-4 (Guan yuan)

Los puntos acompañantes: B-6 (San yin jiao), R-7 (Fu liu), VG-4 (Ming men), VB-43 (Xia xi), TC-5 (Wai guan), R-3 (Tai xi), H-3 (Tai chong)

R-3, V-23, VC-4, B-6 y VG-4 tonifican los riñones. ID-3 es el punto distante para el oído, pero también tonifica los riñones. Se utilizan puntos locales del oído para regular el Qi y la sangre alrededor del oído. VB-43 limpia el calor del canal de VB. Considerando el grado de deficiencia, se modifica el número de agujas. Demasiadas agujas pueden empeorar la situación. Se utiliza una manipulación suave para este caso.

<87> Zumbido - Fuego en el hígado

El fuego en el hígado que ataca los orificios en la cabeza puede causar zumbido. La consulta médica es esencial. El paciente puede experimentar impaciencia emocional, insomnio, sabor amargo en la boca, dolor de cabeza o dolor en el área de las costillas. La idea del tratamiento es enfriar el calor y el fuego del hígado, regular el oído y abrir el orificio.

Los puntos principales: ID-19 (Ting gong), Tai yang (Ex): técnica de sangría, VB-20 (Feng chi), H-2 (Xing jian), VB-43 (Xia xi), VB-2 (Ting hui), TC-17 (Yi feng), TC-21 (Er men), TC-3 (Zhong zhu), VB-41 (Zu lin qi), H-3 (Tai chong)

Los puntos acompañantes: V-18 (Gan shu), Er jian (Ex,

acupuntura auricular): técnica de sangría, R-3 (Tai xi), V-23 (Shen shu), VB-34 (Yang ling quan), V-19 (Dan shu)

H-2 y VB-43 limpian el calor de los canales de H y VB. TC-3 es el punto distante para el oído y VB-20 calma el viento del hígado. R-3 y V-23 nutren los riñones para contener el fuego del hígado y dirigir el Qi hacia abajo. V-18 y V-19 nutren H y VB para calmar el fuego y prevenir la deficiencia de Yin. Se utiliza una manipulación fuerte.

<88> Zumbido - Nerviosismo

Este tipo de zumbido proviene de la inestabilidad emocional y mental. La consulta médica es esencial. El corazón genera fuego patológico y esto causa zumbido o la síndrome de deficiencia donde el orificio (oído) no está nutrido. El paciente experimenta mareos, inestabilidad emocional, insomnio o dolor de cabeza. Las causas comunes son el nerviosismo, la neurosis, la depresión mental o la histeria. La idea del tratamiento es calmar la mente y la emoción, conectar el corazón y los riñones y controlar el corazón. Dependiendo de la síndrome de exceso o de deficiencia, puedes modificar los puntos o elegir los métodos de manipulación.

Los puntos principales: R-3 (Tai xi), VB-20 (Feng chi), E-8 (Tou wei), VG-20 (Bai hui), TC-2 (Ye men) hasta TC-3 (Zhong zhu), C-7 (Shen men), ID-19 (Ting gong), VG-26 (Shui gou), PC-8 (Lao gong), ID-3 (Hou xi), H-2 (Xing jian), Si shen cong (Ex)

Los puntos acompañantes: VC-17 (Shan zhong), H-3 (Tai chong), An mian (Ex), VG-20 (Bai hui), B-6 (San yin jiao), IG-4 (He gu), PC-6 (Nei guan) hasta TC-5 (Wai guan)

An mian está en el punto medio entre VB-20 y TC-17 y

trata el insomnio y la inestabilidad emocional. Esta prescripción es la combinación de puntos que calman la mente y conectan el corazón y los riñones. La aguja profunda de PC-6 a TC-5 genera una estimulación fuerte en el canal de PC y de TC-2 a TC-3 genera una estimulación fuerte en el canal de TC. VG-26 abre el orificio del paciente. Los puntos acompañantes eliminan la estancamiento del Qi para controlar la emoción y calmar la mente. Se utiliza una manipulación de nivel medio.

<89> Amigdalitis

Esta es la inflamación de las amígdalas. El paciente puede experimentar dolor de garganta, fiebre, amígdalas hinchadas y ganglios linfáticos sensibles en los lados del cuello. La consulta médica es esencial. Las causas comunes son infecciones virales o bacterianas. La idea del tratamiento es eliminar el calor de las amígdalas, de los canales de E e IG, y reducir la inflamación. Las amígdalas están relacionadas con los canales Yang ming (E e IG) y el canal del P.

Los puntos principales: IG-4 (He gu), E-44 (Nei ting), B-6 (San yin jiao), P-11 (Shao shang), ID-17 (Tian rong), VB-21 (Jian jing), VG-14 (Da zhui), VC-22 (Tian tu)

Los puntos acompañantes: IG-2 (Er jian), E-45 (Li Dui), E-36 (Zu san li), Er jian (Ex., Acupuntura Auricular), IG-11 (Qu chi), puntos de nacimiento (Jing) de las manos

Er jian (Acupuntura Auricular) es la parte superior de las orejas. La técnica de sangría en Er jian ayudará a eliminar el calor de la cabeza. IG-2 y E-44 son los puntos manantiales que eliminan el calor. P-11 y E-45 son los puntos de nacimiento (Jing) para eliminar el calor. IG-4, IG-11 y E-36 limpian el calor y la infección. VG-14 limpia el calor del cuerpo y la inflamación cuando se usa una manipulación fuerte.

Ojos - índice: 90~101

<90> Catarata

Esta es una opacidad del cristalino normalmente transparente del ojo. La consulta médica es esencial. Está relacionada con la edad avanzada. Los síntomas son visión nublada, visión doble en un ojo, necesidad de luz más fuerte para leer y realizar otras actividades, dificultad con la visión nocturna o cambios frecuentes en la prescripción de lentes. La idea del tratamiento es eliminar el Yang ascendente del hígado, el Viento del hígado, nutrir el Yin de los riñones y del hígado y activar el movimiento de Qi y sangre alrededor de los ojos.

Los puntos principales: Tai yang (Ex): técnica de sangría, TC-5 (Wai guan), VB-41 (Zu lin qi), VB-20 (Feng chi), V-18 (Gan shu), VB-16 (Mu chuang), H-3 (Tai chong), E-1 (Cheng qi), R-7 (Fu liu), V-1 (Jing Ming), Qiu hou (Ex), VB-37 (Guang ming)

Los puntos acompañantes: V-7 (Tong tian), H-8 (Qu quan), H-2 (Xing jian), IG-4 (He gu), V-23 (Shen shu), R-3 (Tai xi), ID-6 (Yang lao), R-7 (Fu liu)

Qiu hou es el punto extra debajo del ojo ubicado en la unión de un cuarto lateral y tres cuartos mediales del borde inferior del margen infraorbitario. Qiu hou activa el movimiento de Qi y sangre alrededor de los ojos y trata las enfermedades oculares. V-1, E-1 son puntos locales de los ojos. V-7 activa el movimiento de Qi alrededor de la cabeza y los ojos y nutre los ojos. VB-37 es el punto especial para beneficiar los ojos. H-3 nutre el hígado y R-7 tonifica los riñones para nutrir el hígado. VB-20 elimina el viento del hígado. ID-6 es el punto Xi-Hendidura del ID y se usa para tratar la visión borrosa.

<91> Conjuntivitis

Esta es una inflamación o infección de la conjuntiva. La consulta médica es esencial. Los síntomas son ojos irritados y enrojecidos. Esta enfermedad no afecta mucho la visión. La idea del tratamiento es limpiar el calor de los ojos, eliminar la inflamación. Limpiar el calor del hígado y eliminar el viento es esencial.

Los puntos principales: H-2 (Xing jian), H-1 (Da dun), E-1 (Cheng qi), Tai yang (Ex): técnica de sangría, VB-43 (Xia xi), V-2 (Zan zhu), IG-4 (He gu), VB-20 (Feng chi), VB-1 (Tong zi liao), Er jian (Ex, Acupuntura auricular): técnica de sangría

Los puntos acompañantes: B-10 (Xue hai), H-3 (Tai chong), V-1 (Jing ming), H-8 (Qu quan), R-3 (Tai xi), Yin tang (Ex), IG-1 (Shang yang)

Los puntos locales (V-2, E-1, Tai yang, Yin tang, V-1 y VB-1) se usan para activar el movimiento local de Qi y sangre y limpiar el calor en el área local. Tai yang está en los lados laterales de la cabeza. H-2, VB-43 limpian el calor de los canales H y VB. VB-20 elimina el viento. IG-4 limpia el calor y la inflamación. Yin tang está en el punto medio entre las cejas. H-8 y R-3 nutren el hígado y los riñones. IG-1 es el punto naciente (Jing) que elimina el calor y la inflamación. Se usa la técnica de sangría para IG-1 y H-1.

<92> Oftalmia Eléctrica, Oftalmia de Arco Eléctrico

Esto es causado por la exposición intensiva y prolongada a la soldadura de gas, luz ultravioleta o filmación de películas, etc. La consulta médica es esencial. Los síntomas son edema en la conjuntiva, fotofobia, hiperemia, lagrimeo o espasmo del párpado. El paciente experimenta calor en los ojos, tensión ocular, sensación de arena en los ojos. La idea del tratamiento es eliminar el calor y el viento de los ojos.

Los puntos principales: VB-43 (Xia xi), V-2 (Zan zhu), Tai yang (Ex): técnica de sangría, E-2 (Si bai), H-2 (Xing jian), VB-20 (Feng chi), V-1 (Jing ming), VB-37 (Guang ming)

Los puntos acompañantes: IG-4 (He gu), H-3 (Tai chong), VB-31 (Feng shi), ID-6 (Yang lao), IG-11 (Qu chi), Yin tang (Ex)

Tai yang está en los lados laterales de la cabeza. Yin tang está en el punto medio entre las cejas. Tai yang y Yin tang son puntos locales alrededor de los ojos. H-2 y VB-43 eliminan el calor de los ojos. Los puntos locales alrededor de los ojos eliminan el calor y la inflamación de los ojos. VB-20 elimina el viento. VB-37 es el punto especial para beneficiar los ojos. ID-6 es el punto Xi-Hendidura de ID y beneficia los ojos. IG-4 e IG-11 eliminan el calor y la inflamación. Se usa una manipulación fuerte para eliminar el calor de los ojos.

<93> Dolor en los Ojos

Hay muchas causas y es complicado especificar una causa para este síntoma. La consulta médica es esencial. En la MTC, el dolor en los ojos es estancamiento de Qi y sangre o calor e inflamación en los ojos.

Los puntos principales: H-3 (Tai chong), VB-41 (Zu lin qi), E-2 (Si bai), VB-14 (Yang bai), IG-4 (He gu), Ba xie (Ex), VB-16 (Mu chuang), C-8 (Shao fu): método de reducción, VB-20 (Feng chi), Tai yang (Ex): técnica de sangría

Los puntos acompañantes: VB-37 (Guang ming), H-2 (Xing jian), V-1 (Jing ming), Yin tang (Ex), VB-31 (Feng shi), TC-23 (Si zhu kong), VB-34 (Yang ling quan)

VB-20 y H-3 regulan el Qi y la sangre alrededor de los ojos y alivian el dolor. Los puntos locales alrededor de los ojos alivian el dolor. Ba xie está cerca de los bordes de las telas entre los cinco dedos en la unión de la piel roja y blanca en el dorso de la mano. Un total de 8 puntos en ambos lados. Ba xie (8 puntos) es el punto especial para el dolor en los ojos. IG-4 es para problemas de la cabeza. Tai yang está en los lados laterales de la cabeza. Yin tang está en el punto medio de las cejas. VB-34 alivia la tensión y el dolor. VB-37 es el punto especial para los ojos. Se usa una manipulación fuerte.

<94> Glaucoma

La alta presión dentro de los ojos daña los nervios ópticos que conectan los ojos y el cerebro. La consulta médica es esencial. Esta enfermedad puede llevar a la pérdida de visión si no se trata adecuadamente al inicio. Los pacientes experimentan vómitos, náuseas, dolor de cabeza, dolor intenso en los ojos, ojo rojo, visión borrosa o visión de anillos alrededor de las luces, etc. La idea del tratamiento es eliminar la tensión en los ojos, eliminar el viento, calmar el yang del hígado, eliminar el calor del hígado, nutrir el yin del hígado y los riñones.

Los puntos principales: E-36 (Zu san li), IG-4 (He gu), H-

2 (Xing jian), V-2 (Zan zhu), VB-1 (Tong zi liao), VB-20 (Feng chi), B-6 (San yin jiao), R-3 (Tai xi), V-18 (Gan shu), Tai yang (Ex): técnica de sangría, VB-37 (Guang ming)

Los puntos acompañantes: V-62 (Shen mai), VB-31 (Feng shi), V-63 (Jin men), H-3 (Tai chong), R-7 (Fu liu), VB-41 (Xia xi), IG-11 (Qu chi)

Tai yang está en los lados laterales de la cabeza. Este punto elimina el calor alrededor de la cabeza y los ojos. Los puntos locales alrededor de los ojos pueden eliminar el calor, la tensión y mover el Qi y la sangre. H-2 y VB-41 limpian el calor de los canales H y VB para aclarar el calor en los ojos. VB-20 elimina el viento del hígado. B-6 y V-18 nutren el hígado. R-3 nutre los riñones. V-63 y V-62 benefician los ojos. R-7 y H-3 nutren riñones e hígado. Se usa una manipulación fuerte alrededor de los ojos y en los puntos que eliminan el viento, calor o yang del hígado.

<95> Ceguera Nocturna, Nictalopía

Enfermedades del hígado, deficiencia de vitamina A, diabetes, cataratas o glaucoma, etc., pueden causar este síntoma. La consulta médica es esencial. El tratamiento de la enfermedad causante es necesario. La idea del tratamiento aquí es nutrir el hígado para nutrir los ojos.

Los puntos principales: E-1 (Cheng qi), V-23 (Shen shu), V-18 (Gan shu), TC-23 (Si zhu kong), V-1 (Jing ming), IG-4 (He gu), V-2 (Zan zhu), R-7 (Fu liu), H-3 (Tai chong)

Los puntos acompañantes: VB-16 (Mu chuang), TC-22 (He liao), ID-3 (Hou xi), VB-3 (Shang guan), IG-11 (Qu chi), E-36 (Zu san li), VB-37 (Guang ming), H-8 (Qu quan)

Los puntos locales alrededor de los ojos mueven el Qi

y la sangre para nutrir los ojos. H-8 y R-7 nutren el hígado y los riñones. ID-3 abre el canal VG y tonifica los riñones. E-36 tonifica el Qi. VB-37 beneficia los ojos. V-23 y V-18 tonifican riñones e hígado. Se usa una manipulación de nivel medio.

<96> Fatiga Ocular, Astenopia

Las principales causas son enfocarse en un libro, celular, TV o monitor sin parar, lo que hace que los músculos ciliares y los músculos extraoculares se tensen. La consulta médica es esencial. Los síntomas son fatiga ocular, dolor en los ojos, dificultad para reenfocar, visión borrosa, sequedad en los ojos, dolor de cabeza, sensibilidad a la luz brillante, incomodidad en los ojos, ojos irritados o ardor en los ojos. La idea del tratamiento es eliminar la tensión en los ojos, activar el movimiento de Qi y sangre alrededor de los ojos usando los puntos locales, nutrir el hígado y los riñones para recuperarse de la fatiga ocular.

Los puntos principales: VB-1 (Tong zi liao), B-10 (Xue hai), VB-20 (Feng chi), ID-3 (Hou xi), IG-4 (He gu), H-3 (Tai chong), V-10 (Tian zhu), R-3 (Tai xi), V-18 (Gan shu), VG-12 (Shen zhu), VB-16 (Mu chuang)

Los puntos acompañantes: R-7 (Fu liu), H-2 (Xing jian), B-6 (San yin jiao), V-23 (Shen shu), ID-6 (Yang lao), E-36 (Zu san li), VB-34 (Yang ling quan), TC-3 (Zhong zhu), VB-37 (Guang ming)

VB-20 es el punto especial para regular el Qi y la sangre de la cabeza, incluidos los ojos. Alivia la tensión ocular. TC-3 activa el canal TC para recuperarse de la fatiga. VB-37 es el punto especial para beneficiar la visión. Se usan los puntos locales alrededor de los ojos. ID-3 tonifica los riñones para nutrir los ojos. H-3 y H-2 eliminan el calor y la tensión en los ojos. VG-12 tonifica el Qi. R-3 y R-7 tonifican los riñones para nutrir los ojos. V-18 y V-23 nutren el hígado y los riñones. Se usa una manipulación de nivel medio. La moxibustión puede ser usada para los puntos distantes.

<97> Presbicia, Visión de los Ancianos

El proceso de envejecimiento causa este síntoma. La consulta médica es esencial. La idea del tratamiento es activar el Qi y la sangre alrededor de los ojos, nutrir el hígado y los riñones para aclarar la visión.

Los puntos principales: Da gu kong (Ex), ID-6 (Yang lao), VG-12 (Shen zhu), H-8 (Qu quan), VB-20 (Feng chi), Xiao gu kong (Ex), H-3 (Tai chong), VB-37 (Guang ming), E-36 (Zu san li), V-23 (Shen shu)

Los puntos acompañantes: B-10 (Xue hai), VG-16 (Feng fu), V-18 (Gan shu), VB-21 (Jian jing), IG-4 (He gu), VC-4 (Guan yuan), R-7 (Fu liu), B-6 (San yin jiao), TC-22 (He liao), IG-10 (Shou san li)

Da gu kong está en el centro de la articulación entre las falanges distal y media en el lado dorsal del pulgar. Xiao gu kong está en el centro de la articulación entre las falanges distal y media en el lado dorsal del dedo meñique. Da gu kong y Xiao gu kong benefician los ojos y calman el Qi rebelde. VB-21 regula el Qi. H-8 nutre el hígado. VB-37 es el punto especial para beneficiar los ojos. ID-6 es el punto Xi-Hendidura del ID y beneficia los ojos. VG-12 tonifica el pulmón y aumenta el Qi. H-3, B-6, VC-4, R-7, V-18 y V-23 tonifican y nutren los riñones y el hígado. VG-16 y VB-20 eliminan el viento de la cabeza. La moxibustión en los puntos distantes y la acupuntura en la cabeza son más efectivas que solo la acupuntura.

<98> Ptosis, caída de los párpados superiores.

Este es un síntoma de caída de los párpados superiores. La consulta médica es esencial. La causa es la disfunción de los músculos que levantan el párpado o de sus nervios. La idea del tratamiento es activar el Qi y la sangre en los párpados superiores, tonificar el bazo y el estómago. Los párpados superiores corresponden al estómago y los párpados inferiores, al bazo en el diagnóstico de la MTC. El bazo y el estómago son responsables del músculo débil.

Los puntos principales: VB-20 (Feng chi), IG-4 (He gu), B-9 (Yin ling quan), Yu yao (Ex), V-4 (Qu cha), V-21 (Wei shu), VB-1 (Tong zi liao), H-3 (Tai chong), VB-34 (Yang ling quan), V-62 (Shen mai), V-2 (Zan zhu)

Los puntos acompañantes: V-20 (Pi shu), VB-14 (Yang bai), E-43 (Xian gu), E-36 (Zu san li), R-6 (Zhao hai), TC-23 (Si zhu kong), E-2 (Si bai)

Yu yao está en el medio de las cejas, directamente encima de la pupila. Los puntos locales alrededor de los ojos se utilizan principalmente en este caso para activar el Qi y la sangre para recuperar. E-36 y B-9 tonifican el bazo y el estómago para nutrir los párpados. R-6 y V-62 abren los canales extraordinarios del vaso del talón Yin (Yin qiao mai) y del vaso del talón Yang (Yang qiao mai) que controlan la apertura y cierre de los ojos. VB-34 y H-3 nutren el hígado. Se utiliza una manipulación suave.

<99> Espasmo del párpado, Blefaroespasmo

Esta es una contracción anormal de los músculos del párpado. La consulta médica es esencial. La causa clara no se conoce, pero se supone que la función cerebral anormal en la parte del cerebro que controla los músculos puede ser la razón. Los síntomas pueden ser desencadenados por estrés mental, fatiga, condiciones neurológicas como el síndrome de Tourette o la enfermedad de Parkinson. Los síntomas de los movimientos son viento y el viento se genera a partir del hígado en la MTC. La idea del tratamiento es pacificar el viento, regular el Qi y la sangre alrededor de los ojos para aliviar la tensión, eliminar el calor y calmar el cerebro y la mente.

Los puntos principales: V-62 (Shen mai), VB-3 (Shang guan), VB-31 (Feng shi), VB-14 (Yang bai), R-6 (Zhao hai), VB-1 (Tong zi liao), VB-20 (Feng chi), H-3 (Tai chong), V-2 (Zan zhu), E-2 (Si bai)

Los puntos acompañantes: VB-34 (Yang ling quan), H-2 (Xing jian), TC-17 (Yi feng), VB-21 (Jian jing), VB-34 (Yang ling quan), IG-11 (Qu chi), PC-6 (Nei guan), IG-4 (He gu), VG-20 (Bai hui)

Los puntos locales activan el Qi y la sangre para aliviar la tensión alrededor de los ojos. VB-20, TC-17, VG-20, H-3 y VB-34 eliminan el viento. R-6 y V-62 regulan el movimiento de los párpados. Se utiliza una manipulación fuerte.

<100> Orzuelo

La causa es una infección externa. La consulta médica es esencial. La idea del tratamiento es eliminar el calor de la inflamación, mover el Qi y la sangre alrededor de los ojos para una recuperación rápida.

Los puntos principales: E-44 (Nei ting), C-8 (Shao fu):

método de reducción, VB-14 (Yang bai), H-2 (Xing jian), IG-11 (Qu chi), VB-20 (Feng chi), Tai yang (Ex): técnica de sangrado, E-1 (Cheng qi), Da gu kong (Ex)

Los puntos acompañantes: VB-43 (Xia xi), IG-4 (He gu), ID-6 (Yang lao), V-2 (Zan zhu), VB-37 (Guang ming), IG-3 (San jian), Jian ming (Ex)

Da gu kong está en el lado dorsal del pulgar, en el punto medio de la articulación interfalángica proximal. Jian ming está dentro del margen inferior de la órbita de los ojos, a unos 0,4 cun de V-1. Los puntos locales mueven el Qi y la sangre alrededor de los ojos, eliminan el calor de la inflamación local. Da gu kong elimina el calor de los ojos. E-44, IG-11 e IG-4 eliminan el calor de la inflamación. H-3 elimina el calor del hígado. Jian ming es el punto local para eliminar el calor. Se utiliza una manipulación fuerte. La moxibustión puede ser utilizada en Da gu kong.

<101> Ojos Llorosos (lágrimas excesivas), Epífora

Esto es exceso de lágrima en los ojos, lo que hace que los ojos estén llorosos. La consulta médica es esencial. Las causas son variadas, incluyendo problemas en los ojos, enfermedades del hígado o reducción del drenaje de lágrimas. Es necesario tratar las enfermedades causantes. La reducción del drenaje de lágrimas se debe a una obstrucción en cualquier parte del sistema de drenaje nasolacrimal. En este caso, es necesario eliminar la obstrucción. La prescripción de tratamiento aquí no incluye el problema de obstrucción. La idea del tratamiento es eliminar la sensibilidad excesiva de los ojos, eliminar el calor de los ojos, aumentar el Qi para proteger los ojos del viento, regular el Qi y la sangre alrededor de los ojos.

Los puntos principales: V-1 (Jing ming), VB-43 (Xia xi), H-2 (Xing jian), E-36 (Zu san li), IG-4 (He gu), VG-23 (Shang xing), E-1 (Cheng qi), Tai yang (Ex): técnica de sangrado, Yin tang (Ex), VB-20 (Feng chi)

Los puntos acompañantes: V-2 (Zan zhu), E-10 (Xue hai), Qiu hou (Ex), ID-6 (Yang lao), VG-16 (Feng fu), IG-10 (Shou san li), VB-31 (Feng shi)

Tai yang está en los lados laterales de la cabeza. Yin tang está en el punto medio de las cejas. Elimina el calor y regula el Qi local y la sangre cuando se usa con VG-23. VB-20 elimina el viento. V-1, V-2, E-1 y Tai yang eliminan el calor local de los ojos y reducen la sensibilidad. E-36 tonifica el Qi para proteger los ojos del viento externo que puede ser la causa de las lágrimas. ID-6 es el punto Xi-Hendidura del canal ID para beneficiar los ojos. Qiu hou está en la unión de los 3/4 mediales y 1/4 lateral del margen infraorbital. Qiu hou regula el Qi y la sangre de los ojos. Se utiliza manipulación suave.

Fiebre por infección, infección externa - índice: 102 ~ 111

<102> Resfriado (1)

Este es el resfriado común. La infección es causada por un virus. La consulta médica es esencial. Todos pueden infectarse cada año. La idea del tratamiento es activar el sistema inmunológico, eliminar el patógeno del viento, limpiar el calor (en caso de patógeno de viento-calor), eliminar la flema y abrir el orificio (nariz).

Los puntos principales: VG-14 (Da zhui), E-36 (Zu san li), VB-20 (Feng chi), TC-5 (Wai guan), IG-11 (Qu chi), V-12 (Feng men), IG-20 (Ying xiang), P-7 (Lie que), San shang (Ex), IG-4 (He gu)

Los puntos acompañantes: V-13 (Fei shu), Bi tong (Ex), VC-22 (Tian tu), E-40 (Feng long), Yin tang (Ex), R-6 (Zhao hai), VG-4 (Ming men): en caso de frío.

Existen síndromes de calor y frío. Dependiendo del diagnóstico del patrón, se puede hacer la selección de los puntos. P-7 y R-6 son la combinación para eliminar la tos y beneficiar la garganta. IG-11 e IG-4 eliminan la fiebre. VG-14 limpia el calor con manipulación fuerte en caso de patógeno de viento-calor. San huang es un grupo de tres puntos cerca de la región superior de la uña del pulgar. San shang elimina la fiebre del frío. TC-5 libera la capa externa para eliminar el patógeno. V-12 y VB-20 eliminan el viento. Yin tang está en el punto medio entre las cejas. Bi tong está en el punto más alto del surco nasolabial. IG-20, Yin tang y Bi tong abren la nariz. E-36 tonifica el Qi si se manipula con el método de tonificación para aumentar el poder inmunológico. E-40 elimina la flema. Se usa manipulación fuerte para eliminar el patógeno.

<103> Resfriado (2) – tipo calor con conciencia turbia

Este es el resfriado común del tipo calor con conciencia turbia. La consulta médica es esencial. La idea del tratamiento es abrir el orificio para aclarar la conciencia, eliminar el calor y la fiebre.

Los puntos principales: IG-4 (He gu), VG-14 (Da zhui), San shang (Ex), IG-11 (Qu chi), Shi xuan (Ex), C-8 (Shao fu): método de reducción, VG-26 (Shui gou), Ren zhong xin (Ex), E-44 (Nei ting)

Los puntos acompañantes: PC-6 (Nei guan), VG-20 (Bai

hui), Er jian (Punto auricular): técnica de sangría, P-10 (Yu ji), IG-1 (Shang yang): técnica de sangría

Shi xuan está en las puntas de los dedos. San huang es un grupo de tres puntos cerca de la región superior de la uña del pulgar. San shang elimina la fiebre del frío. Ren zhong xin está en el medio de las falanges medias en el lado palmar del dedo. Elimina el calor. Er jian es el punto de acupuntura auricular. Se usa la técnica de sangría para IG-1, San shang y Er jian. IG-1, P-10, E-44, IG-4 e IG-11 limpian el calor. Shi xuan, VG-26 y PC-6 abren el orificio. Se usa manipulación fuerte para eliminar el patógeno del calor y abrir el orificio.

<104> Fiebre

Esto se refiere al calor corporal por algún motivo. El calor corporal es la expresión de un patógeno o problema interno. La consulta médica es esencial. Es necesario tratar la enfermedad causante. Estos puntos pueden ser utilizados para disminuir el calor corporal. No es necesario usar todos estos puntos. Puede elegir 3-4 puntos que considere más adecuados para el caso. La idea del tratamiento es eliminar el calor.

Los puntos: P-5 (Chi ze), H-2 (Xing jian), Puntos Jing-Pozos de las manos y pies: técnica de sangría, IG-2 (Er jian), E-37 (Shang ju xu), IG-4 (He gu), Er jian (Punto de acupuntura auricular): técnica de sangría, IG-11 (Qu chi), VG-14 (Da zhui), B-6 (San yin jiao), Las venas en la parte de atrás de la oreja (Puntos de acupuntura auricular): técnica de sangría, Shi xuan (Ex): técnica de sangría

Todos estos puntos tienen la función de enfriar el cuerpo. Shi xuan está en las puntas de los dedos. Er jian está en la parte superior de la oreja. Se utiliza la técnica de sangría para Shi xuan, Er jian, puntos Jing-Pozos y las 3 venas en la parte de atrás de la oreja. Se utiliza manipulación fuerte para todos los demás puntos.

<105> Influenza, la gripe (1)

Esta es una enfermedad infecciosa causada por el virus de la influenza. La consulta médica es esencial. Los síntomas son fiebre, dolor de garganta, pérdida de apetito, debilidad corporal, tos, secreción nasal, dolor de cabeza, fatiga y dolor muscular. Los síntomas pueden ser severos o leves, dependiendo del caso. La idea del tratamiento es eliminar el patógeno del calor y del viento, regular el pulmón y detener la tos, abrir el orificio (nariz) y regular la digestión.

Los puntos principales: P-7 (Lie que), VB-20 (Feng chi), B-6 (San yin jiao), IG-11 (Qu chi), P-5 (Chi ze), IG-1 (Shang yang), P-10 (Yu ji), IG-4 (He gu), VG-14 (Da zhui)

Los puntos acompañantes: V-13 (Fei shu), TC-5 (Wai guan), Yin tang (Ex), R-3 (Tai xi), R-6 (Zhao hai), E-36 (Zu san li), IG-20 (Ying xiang), VC-22 (Tian tu), PC-6 (Nei guan), Shi xuan (Ex), Bi tong (Ex)

P-5 reduce el exceso de calor del pulmón. IG-1, IG-4, IG-11, P-10 y VG-14 eliminan el patógeno del calor. R-6 y P-7 benefician la garganta y detienen la tos. R-3 previene la sequedad del cuerpo. VC-22 elimina la flema y detiene la tos. Yin tang e IG-20 abren la nariz. Se utiliza la técnica de sangría en IG-1. Si la fiebre es severa, se utiliza la técnica de sangría en Shi xuan o puntos Jing-Pozos. Shi xuan está en las puntas de los dedos.

<106> Influenza, la gripe (2)

Esta es una enfermedad infecciosa causada por el virus de la influenza. La consulta médica es esencial. Los síntomas son fiebre, dolor de garganta, pérdida de apetito, debilidad corporal, tos, secreción nasal, dolor de cabeza, fatiga y dolor muscular. Los síntomas pueden ser severos o leves, dependiendo del caso. La idea del tratamiento es eliminar el patógeno del calor y del viento, regular el pulmón y detener la tos, abrir el orificio (nariz) y regular la digestión.

Los puntos principales: VG-20 (Bai hui), San shang (Ex), IG-4 (He gu), IG-11 (Qu chi)

Los puntos acompañantes: B-6 (San yin jiao), E-36 (Zu san li), Ren zhong xin (Ex), VG-26 (Shui gou)

<107> Malaria

La malaria es una enfermedad infecciosa transmitida por mosquitos. La consulta médica es esencial. Afecta a humanos y otros vertebrados. Los síntomas típicos incluyen fiebre, vómitos, dolor de cabeza y fatiga. Puede causar convulsiones, coma, ictericia o incluso la muerte. La idea principal del tratamiento es eliminar el calor de las regiones de Shao yang y Yang ming, dependiendo de los síndromes de diagnóstico de la MTC.

Los puntos principales: PC-5 (Jian shi), VB-40 (Qiu xu), VG-9 (Zhi yang), Nue men (Ex), VG-14 (Da zhui), IG-11 (Qu chi), VB-41 (Zu lin qi), IG-4 (He gu)

Los puntos acompañantes: B-6 (San yin jiao), VG-26 (Shui gou), PC-6 (Nei guan), E-36 (Zu san li), Puntos Jing-Pozos de las manos: técnica de sangría

Nue men es un punto extra para la malaria. Este punto está localizado en la parte posterior de la mano, frente a las articulaciones metacarpofalángicas tercera y cuarta, ligeramente posterior a la membrana entre el dedo medio y el anular, en la unión de la piel roja y blanca, con un total de 2 puntos en cada mano.

<108> Paperas, parotiditis epidémica

Las paperas son una inflamación de las glándulas salivares parótidas. La consulta médica es esencial. Los síntomas son sensibilidad, dolor e hinchazón en la zona de la mejilla y la mandíbula. La idea principal del tratamiento es eliminar la inflamación y aliviar el dolor local. Se utilizan puntos de acupuntura locales y el tratamiento de la inflamación.

Los puntos principales: IG-11 (Qu chi), E-44 (Nei ting), E-36 (Zu san li), TC-17 (Yi feng), E-6 (Jia che), IG-4 (He gu), H-2 (Xing jian), Tai yang (Ex): técnica de sangría

Los puntos acompañantes: H-3 (Tai chong), B-10 (Xue hai), P-10 (Yu ji), B-6 (San yin jiao), P-11 (Shao shang), IG-1 (Shang yang): técnica de sangría, H-8 (Qu quan)

<109> Herpes Zoster (1) – en la cara

El virus de la varicela (virus varicela-zoster) permanece latente en el cuerpo y causa herpes zóster cuando se reactiva. La consulta médica es esencial. La erupción cutánea puede aparecer en la cara, el pecho, el abdomen o los lados laterales del tórax. La prescripción aquí es para las erupciones en la cara. La idea del tratamiento es eliminar el calor y el viento, eliminar las toxinas del virus y regular el Qi y la sangre de la cara para aliviar el dolor y las erupciones.

Los puntos principales: E-36 (Zu san li), E-44 (Nei ting), IG-2 (Er jian), V-10 (Tian zhu), VB-20 (Feng chi), H-2 (Xing jian), VG-12 (Shen zhu), VB-43 (Xia xi), IG-11 (Qu chi), Tai yang (Ex): técnica de sangría, IG-4 (He gu), Er jian (Punto de acupuntura auricular): técnica de sangría, VB-31 (Feng shi)

Los puntos acompañantes: V-13 (Fei shu), TC-17 (Yi feng), ID-3 (Hou xi), Puntos nacientes (Jing) de las manos y los pies, TC-5 (Wai guan), Puntos Ashi donde hay dolor.

Er jian es el punto de acupuntura auricular y se encuentra en la parte superior de la oreja. Er jian, IG-11, IG-4, puntos nacientes (Jing), E-44 e IG-2 eliminan el calor. IG-4 e IG-11 eliminan las toxinas del calor. Tai yang está en los lados laterales de la cabeza y elimina el calor de la cara. TC-5 libera la capa exterior para eliminar el patógeno. Se utiliza una manipulación fuerte. La técnica de sangría se usa para Er jian, Tai yang y puntos nacientes (Jing).

<110> Herpes Zoster (2) – en el pecho, abdomen o lados laterales.

El virus de la varicela (virus varicela-zoster) permanece latente en el cuerpo y causa herpes zóster cuando se reactiva. La consulta médica es esencial. La erupción cutánea puede aparecer en la cara, el pecho, el abdomen o los lados laterales del tórax. La prescripción aquí es para las erupciones en el pecho, abdomen o lados laterales del tórax. La idea del tratamiento es eliminar el calor y el viento, eliminar las toxinas del virus y regular el Qi y la sangre para aliviar el dolor y las erupciones.

Los puntos principales: Puntos Ashi, VG-14 (Da zhui), H-

13 (Zhang men), B-21 (Da bao), VB-34 (Yang ling quan), B-15 (Da heng), IG-4 (He gu), H-2 (Xing jian), TC-5 (Wai guan), VB-24 (Ri yue), VB-43 (Xia xi), VB-40 (Qiu xu), VB-41 (Zu lin qi)

Los puntos acompañantes: B-9 (Yin ling quan), TC-6 (Zhi gou), E-44 (Nei ting), PC-6 (Nei guan), E-40 (Feng long), VC-12 (Zhong wan), IG-11 (Qu chi), VC-4 (Guan yuan), V-19 (Dan shu), V-18 (Gan shu)

Los puntos locales del pecho (VC-17), abdomen (VC-12, VC-4), lados laterales del tórax (B-15) y VB-24, B-21, H-13 se usan para eliminar el dolor local y las toxinas. El patógeno del herpes zóster tiende a entrar en los canales de E, IG, H y VB. Generalmente, el calor y la humedad atacan el cuerpo. La prescripción es para eliminar las toxinas del calor de los canales de H, VB, E, e IG y eliminar la humedad. Se utiliza una manipulación fuerte.

<111> Tétanos con trismo

La causa es la toxina bacteriana que infecta el sistema nervioso. La consulta médica es esencial. Los síntomas son contracciones musculares de la mandíbula y los músculos del cuello, posible fiebre alta, parálisis del cuerpo entero, convulsiones, espasmos, parálisis con rostro sonriente. Esta enfermedad es potencialmente mortal. La idea de tratamiento en la acupuntura es eliminar el viento, el calor y la inflamación, aliviar la tensión en la mandíbula y en todo el cuerpo para detener el espasmo.

Los puntos principales: VB-20 (Feng chi), VG-14 (Da zhui), VB-34 (Yang ling quan), ID-3 (Hou xi), VG-26 (Shui gou), VB-34 (Yang ling quan), H-3 (Tai chong), E-7 (Xia guan), VG-15 (Ya men)

Los puntos acompañantes: IG-4 (He gu), VG-8 (Jin suo), PC-6 (Nei guan), IG-11 (Qu chi), VG-3 (Yao yang guan), V-18 (Gan shu), V-21 (Wei shu), V-62 (Shen mai)

VB-34, H-3 y V-18 alivian las tensiones musculares. E-7 es el punto local para aliviar la tensión de la mandíbula. VB-20 elimina el viento para eliminar la convulsión y el espasmo. VG-15, VG-14 calman el sistema nervioso y eliminan el calor en los nervios. ID-3 abre el canal de VG y detiene el espasmo y los problemas cerebrales. IG-4 e IG-11 eliminan el calor y la infección. Se utiliza una manipulación fuerte para eliminar el calor y la infección. La acupuntura eléctrica puede ser usada para mantener la estimulación.

Salud de la mujer - índice: 112~133

<112> Adnexitis, inflamación de los anejos uterinos

Esto se refiere a la inflamación de los anejos uterinos, como las trompas de Falopio (salpingitis), los ligamentos de soporte (parametritis) o los ovarios (ooforitis). La consulta médica es esencial. La causa principal son las infecciones bacterianas como la clamidia, la gonorrea o una infección mixta de diferentes bacterias. La inflamación aguda causa dolor abdominal inferior, estreñimiento, sangrado uterino o fiebre. La inflamación crónica causa menstruación irregular, dolor o sangrado. La idea del tratamiento es eliminar la inflamación en el área local, activar las funciones de los anejos uterinos desbloqueando los canales ginecológicos.

Los puntos principales: R-6 (Zhao hai), VB-34 (Yang ling quan), B-6 (Yin ling quan), VC-3 (Zhong ji), VB-26 (Dai mai), E-28 (Shui dao), H-3 (Tai chong), P-7 (Lie que), Ashi

Los puntos acompañantes: B-10 (Xue hai), VG-4 (Ming

men), V-52 (Zhi shi), E-27 (Da ju), V-18 (Gan shu), R-7 (Fu liu), V-32 (Ci liao), V-23 (Shen shu), VC-4 (Guan yuan)

La prescripción es una combinación de puntos locales y distantes. P-7 activa el canal VC para tratar los problemas ginecológicos. H-3 y B-6 activan las funciones uterinas. Ashi elimina la estancamiento local de Qi e inflamación. VC-4 tonifica el hígado y los riñones. V-23, V-18 y V-52 tonifican los riñones. V-32 elimina la inflamación local. Se utiliza una manipulación fuerte para la inflamación aguda. La moxibustión se usa para la situación crónica.

<113> Agalactia, Baja producción de leche materna

La leche no se genera adecuadamente después del nacimiento del bebé o tiene un color muy claro. La consulta médica es esencial. En la MTC, las causas son principalmente problemas de deficiencia de la madre. Si la madre ha perdido mucha sangre después del parto, puede estar en un estado de deficiencia y no ser capaz de generar suficiente leche. El canal E se usa frecuentemente para este problema. Se utiliza el método de tonificación o nutrición.

Los puntos principales: TC-4 (Yang chi), E-36 (Zu san li), ID-1 (Shao ze), B-6 (San yin jiao), VC-17 (Shan zhong) en dirección a los senos, VB-21 (Jian jing), VC-4 (Guan yuan), E-18 (Ru gen)

Los puntos acompañantes: R-7 (Fu liu), VB-12 (Wan gu), B-10 (Xue hai), ID-11 (Tian zong), PC-6 (Nei guan), H-3 (Tai chong)

ID-1 es el punto especial para la baja producción de leche materna. VC-4, B-10, E-36 y B-6 tonifican el cuerpo. VC-17 puede ser agujereado con dos agujas que se dirigen hacia los senos. Los puntos locales cerca de los senos promueven o activan la función de los senos. Se utiliza una manipulación suave. La moxibustión se usa en E-18 para activar los senos.

<114> Amenorrea (1)

Existen muchas causas como problemas hormonales, problemas emocionales, estrés mental, problemas nutricionales, etc. La consulta médica es esencial. En la MTC, generalmente la idea de tratamiento es regular el VC, Chong mai (vaso penetrante), el canal del Hígado, etc. La prescripción habitual consiste en regular el VC, Chong mai, el canal del Hígado y puntos locales para estimular los ovarios. En caso de problemas de sobrepeso, el tratamiento para perder peso es muy importante porque la flema corporal puede causar amenorrea. En caso de estrés emocional, es importante aliviar el canal del Hígado y eliminar el calor. En caso de deficiencia, es necesario nutrir el cuerpo.

Los puntos principales: R-6 (Zhao hai), E-28 (Shui dao), B-6 (San yin jiao), V-23 (Shen shu), B-10 (Xue hai), B-4 (Gong sun), H-3 (Tai chong), B-8 (Di ji), VC-7 (Yin jiao), ID-3 (Hou xi)

Los puntos acompañantes: H-2 (Xing jian), C-7 (Shen men), V-32 (Ci liao), V-17 (Ge shu), Zi gong (Ex), H-8 (Qu quan), VC-6 (Qi hai), P-7 (Lie que), IG-4 (He gu), VG-4 (Ming men)

Regule los canales del Hígado y abra el Chong mai por B-4. Abra el canal VC por P-7. Zi gong es el punto extra para regular la acción de los ovarios. Se utiliza una manipulación de nivel medio. El tratamiento se realiza todos los días o una vez cada 2 días. En caso de deficiencia o síndrome de frío, se puede usar moxibustión.

<115> Amenorrea (2)

Existen muchas causas como problemas hormonales, problemas emocionales, estrés mental, problemas nutricionales, etc. La consulta médica es esencial. En la MTC, generalmente se trata la amenorrea regulando el VC, Chong mai (vaso penetrante), el canal del Hígado, etc. La prescripción habitual consiste en regular el VC, Chong mai, el canal del Hígado y puntos locales para estimular los ovarios. En caso de problemas de sobrepeso, el tratamiento para perder peso es muy importante porque la flema corporal puede causar amenorrea. En caso de estrés emocional, es importante aliviar el canal del Hígado y eliminar el calor. En caso de deficiencia, es necesario nutrir el cuerpo.

Los puntos principales: IG-4 (He gu), B-10 (Xue hai), VG-20 (Bai hui), VG-4 (Ming men), B-4 (Gong sun), VC-7 (Yin jiao), B-6 (San yin jiao), Zi gong (Ex)

Los puntos acompañantes: PC-6 (Nei guan), E-30 (Qi chong), B-8 (Di ji), V-23 (Shen shu), VC-4 (Guan yuan), V-17 (Ge shu)

Se utiliza una manipulación de nivel medio. B-4 abre Chong mai (vaso penetrante) y VG-4 y VC-4 activan el Yang de los Riñones para fortalecer el quemador inferior. E-40 (Feng long) puede ser añadido para eliminar la flema si es necesario.

<116> Sangrado Uterino Disfuncional (SUD)

En la MTC, esta enfermedad se llama Beng lou. La consulta médica es esencial. Está principalmente relacionada con el canal VC, Chong mai (vaso penetrante) o canal H. Hay muchas causas, como el estrés emocional, el desequilibrio nutricional, etc. En la MTC, el calor interno, la deficiencia de los riñones, la sangre, el Qi del Bazo son las causas. Regular el canal VC, Chong mai, el canal H y el canal B son el principio principal del tratamiento.

Los puntos principales: H-1 (Da dun), B-6 (San yin jiao), B-1 (Yin bai), V-20 (Pi shu), VC-7 (Yin jiao), B-10 (Xue hai), B-4 (Gong sun), C-7 (Shen men)

Los puntos acompañantes: VG-20 (Bai hui), V-40 (Wei zhong), VG-4 (Ming men), P-7 (Lie que), V-18 (Gan shu), H-8 (Qu quan), VC-4 (Guan yuan)

Los puntos Jing-Pozos como B-1 y H-1 se usan para detener el sangrado. B-4 abre el Chong mai (vaso penetrante) y P-7 abre el canal VC. Se utiliza manipulación de nivel medio o moxibustión.

<117> Menstruación Excesiva

La cantidad de sangre es excesiva o el ciclo es muy corto. En la MTC, la deficiencia del Qi del Bazo puede causar problemas de sangrado, mal funcionamiento del canal H, Chong mai (vaso penetrante), canal VC, o el calor interno puede causar este problema. La consulta médica es esencial. El paciente debe hacerse un examen médico temprano porque en la medicina occidental puede haber muchas causas como cáncer uterino, mala circulación sanguínea en la pelvis, problemas hormonales, etc.

Los puntos principales: B-4 (Gong sun), B-1 (Yin bai), IG-11 (Qu chi), VG-14 (Da zhui), VC-4 (Guan yuan), H-1 (Da dun),

R-10 (Yin gu), B-6 (San yin jiao), V-27 (Xiao chang shu), E-36 (Zu san li)

Los puntos acompañantes: VG-20 (Bai hui), H-3 (Tai chong), R-3 (Tai xi), V-32 (Ci liao), E-27 (Da ju), V-23 (Shen shu), P-5 (Chi ze), B-10 (Xue hai), IG-4 (He gu), V-17 (Ge shu)

Los puntos Jing-Pozos como H-1 y B-1 se usan para detener el sangrado. B-10 y V-17 son puntos especiales para regular la sangre. En caso de calor interno, se usa el método de reducción para eliminar el calor. IG-11 (reducción) y VG-14 (reducción) pueden ser agregados para limpiar el calor en caso de calor interno. En caso de deficiencia o casos crónicos, se utiliza manipulación suave. Se usa moxibustión para síndrome de frío.

<118> Secreción Vaginal Excesiva

Hay muchas causas, como endometritis, cervicitis, constitución débil o tumor. La consulta médica es esencial. Se requiere un examen médico para evitar retrasos en el tratamiento. En la MTC, este síntoma se considera como humedad y calor, frío y humedad o deficiencia de qi del bazo, etc. El principio principal del tratamiento es eliminar la humedad y tratar los síndromes.

Los puntos principales: B-9 (Yin ling quan), VB-26 (Dai mai), VB-41 (Zu lin qi), Zi gong (Ex), B-6 (San yin jiao), VC-6 (Qi hai), TC-6 (Zhi gou)

Los puntos acompañantes: VC-3 (Zhong ji), E-30 (Qi chong), E-36 (Zu san li), VC-3 (Zhong ji), B-10 (Xue hai) En caso de frío: usar moxibustión en VC-4 (Guan yuan), VC-8 (Shen que), VG-4 (Ming men) En caso de calor: agregar IG-2 (Er jian), VG-14 (Da zhui), H-2 (Xing jian), E-44 (Nei ting), IG-11 (Qu chi)

VB-41 se usa para activar el Dai mai (vaso cinturón) que regulará la cantidad de secreción vaginal. E-30, VB-26 eliminarán la humedad del quemador inferior. B-10 regula la sangre, B-9 y E-36 eliminan la humedad. VC-3 elimina la humedad de la micción. A partir de la diferenciación de síndromes (patrones), se seleccionarán los puntos. Se usa manipulación de nivel medio.

<119> Infertilidad Femenina

Las causas pueden ser problemas sistémicos de los órganos sexuales, sobrepeso, problemas mentales, incapacidad sexual o diabetes, etc. La consulta médica es esencial. En la MTC, si no se encuentra ninguna causa aparente, generalmente se diagnostica como frío en el útero. El frío puede incluir varios significados, como mal funcionamiento de los órganos sexuales, etc. Pero si la temperatura del útero está realmente baja, los espermatozoides no pueden sobrevivir. El sobrepeso también puede ser una causa principal que influye en el sistema hormonal y la MTC explica que la flema (sobrepeso) influye en el canal VC y Chong mai (vaso penetrante) que son los principales canales para regular la menstruación y la fertilidad. La deficiencia de qi, sangre o quemador inferior o estancamiento de qi o sangre también pueden ser las causas. La acupuntura puede ayudar en casos de infertilidad por problemas funcionales o frío en la MTC.

Los puntos principales: TC-3 (Zhong zhu), VG-4 (Ming men), H-3 (Tai chong), B-6 (San yin jiao), E-36 (Zu san li), VG-20 (Bai hui), R-7 (Fu liu), Zi gong (Ex), V-53 (Bao huang), V-23 (Shen shu)

Los puntos acompañantes: VC-12 (Zhong wan), P-7 (Lie que), B-4 (Gong sun), V-31 (Shang liao), R-6 (Zhao hai), IG-

4 (He gu), E-29 (Gui lai), ID-3 (Hou xi), V-27 (Xiao chang shu), VC-6 (Qi hai), E-28 (Shui dao)

VG-4 es para el caso de frío en el útero. B-4 activa el Chong mai (vaso penetrante), ID-3 activa el canal VG. P-7 activa el canal VC. V-27, 23 y 31 pueden eliminar la humedad del quemador inferior y activar la circulación del útero. TC-3 es para activar el canal TC. Se usan agujas o moxibustión. La moxibustión es más efectiva.

<120> Malpresentación o Mala Posición Fetal

Puede diagnosticarse después de las 30 semanas de embarazo. La consulta médica es esencial.

Los puntos principales: V-67 (Zhi yin)

V-67 es el punto especial para tratar este problema. Se pueden utilizar agujas o moxibustión. La moxibustión se aplica durante 30 minutos o se utiliza una manipulación de nivel medio.

<121> Mastitis

En la MTC, los problemas en el canal E y el canal H son las principales causas de la mastitis. La consulta médica es esencial. El caso agudo con fiebre, enrojecimiento, hinchazón y dolor necesita ser tratado enfriando el calor, eliminando el pus y desintoxicando. En caso de crónico y deficiencia, es necesario tonificar. La estancación del Qi del hígado o la estancación de la sangre debido al estrés emocional pueden ser la causa.

Los puntos principales: VB-21 (Jian jing), H-2 (Xing jian),

VC-17 (Shan zhong), ID-1 (Shao ze), IG-11 (Qu chi), E-37 (Shang ju xu), E-40 (Feng long): Método de sangría, E-44 (Nei ting), IG-4 (He gu), E-12 (Que pen), ID-11 (Tian zong)

Los puntos acompañantes: IG-10 (Shou san li), VG-14 (Da zhui), E-36 (Zu san li), V-43 (Gao huang), B-6 (San yin jiao), B-18 (Tian xi), B-9 (Yin ling quan), E-15 (Wu ye), H-3 (Tai chong)

Enfriar el calor de los canales E y H se utiliza. En caso de agudo y calor evidente, se utiliza una manipulación fuerte. En caso de estancamiento del Qi del hígado debido al estrés emocional, se utilizan más puntos para eliminar el estancamiento del Qi del hígado.

<122> Trastornos de la Menopausia

En la MTC, las principales causas son la deficiencia de Yin, Yang o estancamiento de Qi, etc. La consulta médica es esencial. Pero los síntomas comunes generalmente muestran casos de deficiencia de Yin, como sudores nocturnos, enrojecimiento facial, calor en el rostro, irritabilidad, etc. El principal principio de tratamiento es regular el canal VC y el Chong mai (vaso penetrante) y nutrir el cuerpo.

Los puntos principales: H-3 (Tai chong), C-6 (Yin xi), V-23 (Shen shu), B-4 (Gong sun), R-7 (Fu liu), IG-4 (He gu), B-10 (Xue hai), R-6 (Zhao hai), B-6 (San yin jiao), PC-6 (Nei guan), E-44 (Nei ting), V-17 (Ge shu)

Los puntos acompañantes: V-31 (Shang liao), C-7 (Shen men), V-12 (Feng men), P-10 (Yu ji), IG-11 (Qu chi), P-5 (Chi ze): técnica de sangría para calor, V-15 (Xin shu), V-63 (Jin men), VC-6 (Qi hai), VG-12 (Shen zhu), V-18 (Gan shu), VG-14 (Ming men) para síndrome de frío, An mian (Ex) para la insomnia.

B-4 activa el Chong mai (vaso penetrante). P-10 elimina el calor del quemador superior. E-44 elimina el calor facial. C-6 es el punto de Xi-Hendidura del canal del corazón y detiene los sudores nocturnos. C-7 y PC-6 calman la mente. R-6 nutre los Riñones. Se utiliza una manipulación fuerte para los puntos de eliminación y una manipulación suave para los puntos de nutrición.

<123> Irregularidad Menstrual

El color de la sangre, la cantidad o la calidad del flujo menstrual no son normales. La consulta médica es esencial. En la MTC, este síntoma se considera como una función irregular del canal VC, del Vaso Penetrante (Chong mai) o del canal VG. El canal H también está relacionado en caso de que haya estrés emocional involucrado. La deficiencia del cuerpo también puede causar irregularidad menstrual.

Los puntos principales: B-4 (Gong sun), C-7 (Shen men), H-3 (Tai chong), B-10 (Xue hai), B-6 (San yin jiao), B-9 (Yin ling quan), VC-4 (Guan yuan)

Los puntos de acompañantes: V-23 (Shen shu), H-2 (Xing jian), VC-3 (Zhong ji), PC-6 (Nei guan), IG-11 (Qu chi), Zi gong (Extra), E-36 (Zu san li), VG-4 (Ming men), IG-4 (He gu)

Se utiliza manipulación de nivel medio. B-10 y H-2 son para estancamiento de sangre o calor en el canal H. E-36 y B-4 son para deficiencia, y B-4 también activa el Chong mai (vaso penetrante). PC-6 y H-3 son para ciclos menstruales irregulares. IG-11 puede ser usado para el calor. Zi gong es el punto especial para la menstruación irregular y el mal funcionamiento de los ovarios. Se puede usar manipulación suave para VC-4 y VG-4 en caso de deficiencia.

<124> Dolor Menstrual

Cuando el período menstrual está cerca, las pacientes sufren de dolor abdominal, dolor de cabeza, palpitaciones o mareos. La consulta médica es esencial. Hay muchas causas y patrones de síndrome diferentes para el dolor menstrual, pero el principal principio de tratamiento es regular el canal VC, el Vaso Penetrante (Chong mai) y aliviar el dolor. Se pueden agregar más puntos o tratamientos diferentes siguiendo los patrones del síndrome.

Los puntos principales: H-3 (Tai chong), VB-31 (Feng shi), E-34 (Liang qiu), B-6 (San yin jiao), Zi gong (Extra), VC-4 (Guan yuan)

Los puntos de acompañantes: VB-20 (Feng chi), IG-4 (He gu), Shi qi zhui xia (Extra), E-43 (Xian gu), PC-6 (Nei guan), VC-3 (Zhong ji), B-4 (Gong sun)

Zi gong es el punto especial para regular la menstruación. H-3 y B-6 regulan la menstruación. E-34 alivia el dolor abdominal. PC-6 calma las palpitaciones y B-4 regula el Vaso Penetrante (Chong mai). Shi qi zhui xia es el punto local para el dolor lumbar. E-43 es para la migraña menstrual. Se utiliza una manipulación fuerte. El tratamiento comienza 1 semana antes del período menstrual.

<125> Oligomenorrea, Hipomenorrea, Menstruación Insuficiente

Esto representa una falta de cantidad de sangre en la menstruación o un ciclo menstrual excesivamente largo. La consulta médica es esencial. Hay muchas causas como problemas en los ovarios, problemas endocrinos, órganos sexuales y otras enfermedades internas que influyen en la menstruación. En la MTC, principalmente la deficiencia de sangre, Yang, Qi del bazo, flema, frío o estancamiento, etc., son responsables de este síntoma.

Los puntos principales: B-6 (San yin jiao), B-10 (Xue hai), H-3 (Tai chong), V-32 (Ci liao), IG-4 (He gu), V-17 (Ge shu), V-52 (Zhi shi), V-23 (Shen shu), VC-4 (Guan yuan), V-18 (Gan shu), R-7 (Fu liu)

Los puntos acompañantes: E-36 (Zu san li), VG-4 (Ming men), V-27 (Xiao chang shu), VB-21 (Jian jing), H-9 (Yin bao), Zi gong (Extra), VG-20 (Bai hui), E-27 (Da ju), R-6 (Zhao hai)

En caso de deficiencia, VC-4, B-6, V-52, V-23, B-10, VG-4, VG-20 o R-6 pueden nutrir o tonificar el cuerpo. V-32 regula la menstruación y promueve la circulación de sangre en la pelvis. VB-21 hace que el Qi descienda. B-10 es el punto especial para problemas de sangre. Zi gong regula la menstruación. V-17 y V-18 regulan la menstruación y nutren la sangre. Se utiliza una manipulación fuerte para el patrón agudo y excesivo. La moxibustión puede ser usada para casos de frío o deficiencia.

<126> Parto sin dolor o facilitado

Este método se utiliza para que la mujer no sienta demasiado dolor en el momento del parto o para facilitar el parto. La consulta médica es esencial. Por lo general, el dolor del parto proviene del movimiento rítmico del útero en el momento del parto. El movimiento del útero es inevitable, pero la acupuntura puede reducir el dolor. El tratamiento está prohibido antes de la semana 37 de embarazo. Al realizar este tratamiento, consulte necesariamente con un ginecólogo.

Los puntos principales: V-62 (Shen mai), V-60 (Kun lun), H-3 (Tai chong), PC-8 (Lao gong), VB-34 (Yang ling quan), E-36 (Zu san li), VB-21 (Jian jing), B-6 (San yin jiao)

Los puntos acompañantes: IG-11 (Qu chi), B-10 (Xue hai), PC-6 (Nei guan), R-8 (Jiao xin), PC-8 (Lao gong), C-7 (Shen men), IG-4 (He gu)

Este tratamiento no debe realizarse antes de la semana 37 de embarazo porque puede inducir el parto prematuro. El tratamiento se realiza una vez por semana a partir de la semana 38 de embarazo. B-6 o R-8 y E-36 promueven la circulación sanguínea de la pelvis. VB-34 alivia la tensión de los músculos y tendones. PC-6 y C-7 calman la mente.

<127> Hemorragia posparto

La causa principal es cuando el músculo uterino no se contrae lo suficiente para cerrar los vasos placentarios. La consulta médica es esencial. En la MTC, se utilizan puntos de emergencia para evitar el peligro y detener el sangrado.

Los puntos principales: H-3 (Tai chong), B-6 (San yin jiao), V-23 (Shen shu), VG-20 (Bai hui), H-1 (Da dun), VC-4 (Guan yuan), VB-34 (Yang ling quan), B-1 (Yin bai), V-17 (Ge shu), B-10 (Xue hai)

Los puntos acompañantes: V-18 (Gan shu), R-9 (Zhu bin), B-9 (Yin ling quan), V-13 (Fei shu), R-7 (Fu liu), V-32 (Ci liao), R-6 (Zhao hai), E-36 (Zu san li)

B-1 y H-1 son puntos Jing de emergencia para detener el sangrado. VG-20 dirige el qi hacia arriba para detener el sangrado. VB-34 regula el músculo uterino. B-10 y V-17 regulan la sangre. VC-4, R-6, V-23, R-6 y R-7 nutren el cuerpo. Se utiliza una manipulación de nivel medio.

<128> Útero retrovertido

Esta es una condición común y no necesariamente causa problemas graves, pero a veces puede causar menstruación irregular, dolor lumbar, infertilidad o endometriosis. La consulta médica es esencial. Las principales causas son problemas genéticos, endometriosis, tumor o salpingitis, etc. En la MTC, esta condición puede estar relacionada con problemas en el canal de VC, Chong mai (vaso penetrante), canal de VG o canal de H. Dependiendo de los síntomas que experimente el paciente, los síndromes de la MTC pueden ser diferentes, pero generalmente regular los canales mencionados anteriormente, el vaso y los puntos locales que activan la circulación sanguínea en la pelvis son la idea principal del tratamiento.

Los puntos principales: VC-4 (Guan yuan), H-8 (Qu quan), B-8 (Di ji), E-36 (Zu san li), V-23 (Shen shu), V-33 (Zhong liao), E-28 (Shui dao), H-3 (Tai chong), B-6 (San yin jiao)

Los puntos acompañantes: VC-12 (Zhong wan), TC-4 (Yang chi), Zi gong (Ex), V-18 (Gan shu), ID-3 (Hou xi), R-8 (Jiao xin), R-14 (Si man), V-32 (Ci liao), B-10 (Xue hai), P-5 (Chi ze), V-25 (Da chang shu)

B-6, H-3, VC-4, B-10 y B-8 regulan la menstruación y alivian el dolor del útero retrovertido. Los puntos locales promueven la circulación en la pelvis. Se utiliza una manipulación de nivel medio. Zi gong es el punto extra para el útero.

<129> Insensibilidad Sexual, Frigidez

Las causas son complicadas porque esta condición está relacionada con condiciones mentales, emocionales y físicas. La consulta médica es esencial. Si no se detecta ninguna causa aparente mediante examen médico, vale la pena intentar el tratamiento con acupuntura. En la MTC, el canal H pasa por el órgano sexual y tratar y regular este canal es la idea principal. Si hay estrés mental, aliviar el estrés será la idea principal del tratamiento. Si el frío está estancado en el canal H, la mujer puede sentir dolor durante la actividad sexual y, en este caso, calentar el canal es la idea principal del tratamiento.

Los puntos principales: H-1 (Da dun), VC-3 (Zhong ji), PC-6 (Nei guan), VC-4 (Guan yuan), R-12 (Da he), H-3 (Tai chong), VG-4 (Ming men), R-7 (Fu liu), H-8 (Qu quan)

Los puntos acompañantes: VG-12 (Shen zhu), TC-3 (Zhong zhu), V-32 (Ci liao), PC-7 (Da ling), C-7 (Shen men), V-23 (Shen shu), E-36 (Zu san li), VG-20 (Bai hui), V-17 (Ge shu)

VC-4, V-23 y VG-4 calientan el calentador inferior. H-3, PC-6, PC-7 y C-7 alivian el estrés mental. H-1 activa el canal H. Los puntos locales cercanos a los órganos sexuales se utilizan para promover la circulación en la pelvis. Se utiliza una manipulación de nivel medio.

<130> Cáncer de útero

Hay muchas causas para el cáncer de útero, pero las causas más comúnmente vistas son la obesidad y el estrés emocional. Todos los pacientes con cáncer deben acudir al hospital y recibir tratamiento médico de un especialista en oncología. La consulta médica es esencial. El tratamiento con acupuntura no puede sustituir el tratamiento médico.

El cáncer de útero también está relacionado con hormonas sexuales y estado menopáusico. En la MTC (Medicina Tradicional China) se utiliza la metodología de regular el Qi y la sangre y eliminar la masa, método de desintoxicación. El útero está en el canal del hígado y en el Chong mai (Vaso Penetrante). Hay muchos casos de útero frío. Regular estos canales es una parte esencial del tratamiento. Tenga cuidado de no aplicar agujas en el tumor. Puede consultar la sección que discute acupuntura y masaje para pacientes con cáncer, ubicada al final de este libro.

Los puntos principales: H-3 (Tai chong), H-8 (Qu quan), VB-26 (Dai mai), B-6 (San yin jiao), TC-3 (Zhong zhu), E-36 (Zu san li)

Los puntos acompañantes: R-10 (Yin gu), B-9 (Yin ling quan), R-11 (Heng gu), E-28 (Shui dao), R-6 (Zhao hai), V-32 (Ci liao), E-27 (Da ju), B-10 (Xue hai)

Para los síndromes de frío, se usa moxibustión en los acupuntos del bajo vientre como B-26, E-27, R-10, E-28, R-11. No se usan agujas en los puntos locales del tumor canceroso o en el bajo vientre del cáncer de útero. H-3 es el punto fuente Yuan del canal del hígado. H-3 y B-6 liberan y regulan el canal del hígado y también B-6 elimina la humedad del útero. H-8 es el punto He en el miembro inferior. VB-26 elimina la humedad en el bajo vientre. V-32 activa y regula el útero. Los puntos acompañantes pueden ser modificados considerando la situación de los riñones, el hígado y la humedad. Se utiliza una manipulación de nivel suave o medio.

<131> Fibromas uterinos (Leiomiomas, Miomas)

La estancación de Qi, sangre y frío en el útero son las principales causas de los fibromas uterinos. La consulta médica es esencial. Esto está relacionado con el estrés emocional, la condición constitucional (genética) y también se origina a partir de tipos de alimentos. El tratamiento de acupuntura consiste en regular el Qi y la sangre en la región del útero utilizando los canales.

Los puntos principales: H-3 (Tai chong), R-11 (Heng gu), E-40 (Feng long), VG-8 (Jin suo), VC-4 (Guan yuan), B-6 (San yin jiao), E-25 (Tian shu), Ashi

Los puntos acompañantes: V-25 (Da chang shu), B-10 (Xue hai), VC-5 (Shi men), R-9 (Zhu bin), R-12 (Da he), R-13 (Qi xue), V-32 (Ci liao), E-36 (Zu san li)

El tratamiento para regular el Qi y la sangre utilizando los canales del hígado y los riñones y puntos locales se emplea. Se utiliza una manipulación fuerte para eliminar la acumulación de fibromas. La moxibustión también puede ser utilizada para el síndrome de frío. En caso de condición de deficiencia, pueden agregarse manipulación suave y puntos tonificantes.

<132> Prolapso Uterino

El prolapso uterino ocurre cuando los músculos y tejidos de la pelvis se debilitan. La consulta médica es esencial. Desde la perspectiva de la MTC, la causa es la deficiencia del Qi original y el hundimiento del Qi. La idea principal del tratamiento en la MTC es tonificar el Qi original y elevar el Qi.

Los puntos principales: VC-4 (Guan yuan), V-32 (Ci liao),

B-6 (San yin jiao), VG-20 (Bai hui), E-30 (Qi chong), P-7 (Lie que), H-3 (Tai chong)

Los puntos acompañantes: H-8 (Qu quan), R-7 (Fu liu), VB-28 (Wei dao), Zi gong (Ex), R-3 (Tai xi), VC-6 (Qi hai), B-6 (Yin ling quan)

VG-20 tonifica el Qi y lo mantiene para que no se hunda. E-30 hace que el Qi se eleve. VC-6 es para tonificar el Qi original. Zi gong es el punto extra para el útero. Se utiliza una manipulación suave para los puntos de tonificación y una manipulación fuerte para los demás puntos. La dirección de la aguja en VB-28 es hacia el área interna e inferior.

<133> Vómitos en el Embarazo (Náuseas Matutinas)

Los vómitos o náuseas durante el embarazo son un síntoma muy común, pero las causas principales no son conocidas. La consulta médica es esencial. Probablemente, los cambios hormonales puedan estar relacionados. Desde la perspectiva de la MTC, el movimiento irregular ascendente del Qi del estómago es la principal causa. La idea de tratamiento en la MTC es hundir el Qi del estómago y regular el movimiento del Qi.

Los puntos principales: B-4 (Gong sun), PC-6 (Nei guan), E-36 (Zu san li), VC-12 (Zhong wan)

Los puntos acompañantes: E-44 (Nei ting), IG-10 (Shou san li), E-40 (Feng long)

VC-12 es el Punto Muanterior del estómago y regula el movimiento del Qi del estómago. PC-6 y B-4 son una combinación para regular el estómago y hundir el Qi del estómago. E-36 también tiene la función de hundir el Qi del estómago. E-44 enfría el calor del estómago, E-40 regula el movimiento del Qi y elimina el flema. Se utiliza una manipulación suave.

Dolor de Cabeza - Índice: 134~139

<134> Dolor de Cabeza - Área Frontal

Hay muchas causas para el dolor de cabeza, pero generalmente el calor, el frío, la deficiencia, la estancación, la flema, etc., están relacionados. La consulta médica es esencial. Se necesita una diferenciación detallada de síndromes y patrones. El dolor de cabeza frontal está relacionado con los canales Yang ming, como los canales del estómago y del intestino grueso. La idea principal del tratamiento en la MTC es regular el Qi y la sangre en el canal Yang ming.

Los puntos principales: B-4 (Gong sun): después de la inserción de la aguja, permitir al paciente mover la cabeza, VG-22 (Xin hui), E-36 (Zu san li), Yin tang (Ex), IG-4 (He gu), E-44 (Nei ting), VB-20 (Feng chi)

Los puntos acompañantes: V-2 (Zan zhu), VB-31 (Feng shi), VB-14 (Yang bai), Tai yang (Ex): la técnica de sangría es mejor.

Se utilizan los canales del intestino grueso y del estómago. IG-4 es el punto especial para el dolor de cabeza. Yin tang y Tai yang son puntos extras en la cabeza frontal para regular el Qi y la sangre local y también eliminar el viento. VG-22, VB-20 y Tai yang eliminan el viento. Se utiliza manipulación fuerte para casos de exceso.

<135> Dolor de Cabeza - General

Hay muchas causas para el dolor de cabeza, pero generalmente el calor, el frío, la deficiencia, la estancación, la flema, etc., están relacionados. La consulta médica es esencial. Se necesita una diferenciación detallada de síndromes y patrones. Los canales Yang que se conectan con la cabeza se utilizan para tratar el dolor de cabeza. La idea principal del tratamiento es eliminar el viento, regular el Qi y la sangre.

Los puntos principales: IG-4 (He gu), VB-20 (Feng chi), Tai yang (Ex): la técnica de sangría es mejor, VG-20 (Bai hui), H-3 (Tai chong), VB-31 (Feng shi), Er jian (Acupuntura auricular): técnica de sangría

Los puntos acompañantes: VB-20 (Feng chi), Yin tang (Ex), P-7 (Lie que), Si shen cong (Ex), H-2 (Xing jian), P-9 (Tai yuan): para dolor pulsante, B-4 (Gong sun)

IG-4 es el punto especial para el dolor de cabeza. IG-4 y H-3 pueden usarse juntos para abrir los orificios y regular el movimiento del Qi en todo el cuerpo. Yin tang y Tai yang son puntos extras para el dolor de cabeza. Regulan el Qi y la sangre del área de la cabeza. VB-20 elimina el viento de la cabeza. P-7 es el punto de conexión Luo del canal del pulmón y también es un punto especial para el dolor de cabeza crónico. Si shen cong es el punto extra en la cabeza para eliminar el dolor de cabeza. También calma la mente y trata la ansiedad.

<136> Migraña

La migraña es un dolor de cabeza severo que generalmente está acompañado de un dolor pulsátil o una sensación de latido, típicamente en los lados de la cabeza.

La consulta médica es esencial. También incluye muchos otros síntomas físicos y pródromos. Desde la perspectiva de la MTC, el patógeno del fuego es la causa principal. La idea del tratamiento es calmar el fuego y el viento y regular el movimiento del Qi.

Los puntos principales: H-3 (Tai chong), VB-20 (Feng chi), IG-11 (Qu chi), TC-5 (Wai guan), TC-20 (Jiao sun), VB-5 (Xuan lu), VB-41 (Zu lin qi), VG-20 (Bai hui), Er jian (Acupuntura auricular): técnica de sangría

Los puntos acompañantes: VB-34 (Yang ling quan), VB-40 (Qiu xu), P-9 (Tai yuan), V-7 (Tong tian), Tai yang (Ex): la técnica de sangría es mejor, TC-4 (Yang chi)

Los puntos principales de acupuntura son para eliminar el viento de la cabeza y regular el canal del hígado y la vesícula biliar, donde el viento se origina. P-9 es el punto de hui de pulsación para tratar el dolor pulsátil o la sensación de latido. Se recomienda la técnica de sangría en el punto Tai yang para eliminar el viento y calmar el dolor. Se utiliza una manipulación fuerte para eliminar los patógenos. En caso de dolor severo, se utiliza la técnica de sangría en Tai yang.

<137> Dolor de Cabeza Occipital

La región occipital es donde pasan los canales Tai yang como V o ID. Regular los canales V e ID es esencial. La consulta médica es esencial. Como todos los dolores de cabeza se originan del viento, es necesario eliminar el patógeno del viento.

Los puntos principales: V-40 (Wei zhong): técnica de sangría, V-10 (Tian zhu), VB-20 (Feng chi), V-60 (Kun lun), VB-19 (Nao kong), ID-3 (Hou xi)

Los puntos acompañantes: VG-16 (Feng fu), VB-21 (Jian jing), IG-4 (He gu), V-62 (Shen mai), VG-14 (Da zhui)

ID-3 es el punto distal para el dolor de cabeza occipital, abre el vaso gobernador (Du Mai) y también regula el canal ID. ID-3 y V-62 son una combinación para eliminar el dolor de la región occipital. Sangrar en V-40 puede mover la sangre y eliminar la estancamiento del sangre. El canal V pasa por la región occipital y la técnica de sangría en el canal V aliviará el dolor. V-62 también es el punto distal para el dolor occipital. V-10, VB-19 y VG-14 son los puntos locales para eliminar el dolor. IG-4 es el punto especial para el dolor de cabeza. VB-20 y VG-16 eliminan el viento. V-60 es el punto distal para dolor de cabeza occipital. Se utiliza una manipulación fuerte para eliminar los patógenos. En caso de dolor severo, se utiliza la técnica de sangría en el área cercana a VG-14.

<138> Neuralgia Occipital

Los nervios occipitales comprimidos o la tensión en los músculos son las principales causas de la neuralgia occipital. La consulta médica es esencial. En la MTC, la idea principal de tratamiento es aliviar la tensión en la región occipital y eliminar el viento de la cabeza. Se enfoca en tratar los canales de ID, V, VB y VG.

Los puntos principales: V-10 (Tian zhu), VB-21 (Jian jing), VB-20 (Feng chi), V-11 (Da zhu), V-62 (Shen mai), ID-4 (Wan gu), VG-12 (Shen zhu)

Los puntos acompañantes: VB-19 (Nao kong), VG-20 (Bai hui), ID-3 (Hou xi), V-63 (Jin men), VG-16 (Feng fu), V-40 (Wei zhong): técnica de sangría

ID-3 y V-62 son la combinación para eliminar el dolor

de la región occipital. V-10, VB-20 y V-11 regulan el Qi local y eliminan el viento de la cabeza. VG-20 regula el Qi en la cabeza. VG-16 elimina el viento. ID-4 es el punto distante para la región occipital. Se utiliza una manipulación fuerte para eliminar los patógenos. Se puede usar la técnica de sangría en el área local del dolor. ID-3 debe ser agujereado antes de V-62.

<139> Dolor de Cabeza en el Vértice

El canal del hígado, Du mai (vaso gobernante) son los principales canales que pasan por la región del vértice de la cabeza. La consulta médica es esencial. Los patógenos en el canal del hígado o el estrés emocional son las principales causas de este problema. La idea principal de tratamiento es eliminar el viento de la cabeza especialmente usando el canal del hígado y Du mai.

Los puntos principales: VG-20 (Bai hui), VB-21 (Jian jing), Si shen cong (Ex), IG-4 (He gu), H-3 (Tai chong), H-1 (Da dun): técnica de sangría

Los puntos acompañantes: PC-6 (Nei guan), VB-43 (Xia xi), H-2 (Xing jian), VG-22 (Xin hui), V-7 (Tong tian), R-1 (Yong quan)

H-3 y PC-6 regulan el Qi del hígado y alivian el estrés mental. VG-20 y VG-22 eliminan el viento de la cabeza. IG-4 es el punto especial para el dolor de cabeza. R-1 es el punto distante para el vértice de la cabeza. V-7 es el punto de acupuntura local y Si shen cong es el punto extra que trata el dolor de cabeza y la ansiedad. Se utiliza una manipulación fuerte para eliminar los patógenos. En caso de dolor severo, la moxibustión en VG-20 y Si shen cong puede ser usada.

Corazón– index : 140~144

<140> Angina de Pecho

Las principales causas son el endurecimiento de las arterias, lo que somete al músculo cardíaco a estrés. La consulta médica es esencial. Desde la perspectiva de la MTC, la estancamiento de la sangre, la flema y el Qi son las principales causas. Generalmente, la comida grasosa, la falta de ejercicio y el estrés mental están estrechamente relacionados con este problema. La idea principal del tratamiento es mover la sangre y eliminar la estancamiento de la sangre en el pecho.

Los puntos principales: C-7 (Shen men), B-10 (Xue hai), Du yin (Extra): técnica de sangrado, C-9 (Shao chong), PC-4 (Xi men), B-4 (Gong sun), PC-6 (Nei guan), PC-9 (Zhong chong)

Los puntos acompañantes: VC-17 (Shan zhong), C-8 (Shao fu), técnica de sangrado en puntos Jing en caso de emergencia, R-1 (Yong quan), C-6 (Yin xi), H-3 (Tai chong)

B-4 y PC-6 son la combinación para tratar el problema cardíaco. Son el punto luo que conecta y alivian la estancamiento del qi y la sangre en el pecho. También regulan el movimiento del qi y la sangre en el corazón. Otros puntos están en los canales cardíacos y para mover el Qi. R-1 tiene un buen efecto para situaciones de emergencia. H-3 activa el movimiento de la sangre y el Qi. Se utiliza una manipulación fuerte para eliminar la estancamiento. La técnica de sangrado en puntos Jing o debajo del segundo dedo del pie alivia la tensión en el corazón. Du yin es el punto extra para mover la sangre y detener el dolor. Su ubicación está en el lado plantar del segundo dedo del pie, en el centro del pliegue de la piel interfalángica distal. El punto debajo de este segundo dedo se llama Huo bao. B-4 debe ser agujereado antes de PC-6.

<141> Endocarditis

La causa principal es la infección por bacterias o gérmenes en el torrente sanguíneo. La consulta médica es esencial. Se adhieren a las válvulas cardíacas o a los tejidos cardíacos dañados. En la MTC, no hay idea de infección sobre esta enfermedad. La idea de tratamiento en la MTC es regular el Qi y la sangre del corazón para aliviar el dolor y la dificultad para respirar.

Los puntos principales: B-4 (Gong sun), PC-6 (Nei guan), C-7 (Shen men), VC-17 (Shan zhong), V-15 (Xin shu), C-1 (Ji quan), VC-14 (Ju que)

Los puntos acompañantes: ID-11 (Tian zong), C-6 (Yin xi), PC-3 (Qu ze), V-14 (Jue yin shu), PC-4 (Xi men), V-15 (Xin shu)

El tratamiento médico es necesario. La acupuntura es solo para aliviar temporalmente el dolor. Se utiliza una manipulación fuerte para aliviar la estancamiento. Los canales del pericardio y del corazón se utilizan para aliviar la tensión en el pecho. B-4 y PC-6 son la combinación para aliviar el dolor en el pecho. PC-4 es el punto Xi-Hendidura del canal del pericardio para aliviar el dolor en el pecho. C-1 es el punto Jing utilizado para emergencias. V-15 y 14 son el punto shu de espalda del corazón y del pericardio.

<142> Dolor de Corazón

El dolor en el corazón puede ocurrir debido a diversos tipos de enfermedades. La consulta médica es esencial. Aquí solo hablamos del síntoma, dolor en el corazón, incluyendo el dolor en el pecho. Desde la perspectiva de la MTC, cuando el Qi y la sangre no circulan libremente, ocurre el dolor. También la humedad y la flema pueden estar relacionadas con este problema. El área del pecho o del corazón es el área del Qi y es fácilmente afectada por el estado emocional. La idea principal del tratamiento es abrir el pecho y aliviar la tensión en el pecho y en el corazón. El tratamiento puede ser similar al de la angina de pecho, ya que la angina de pecho también tiene el síntoma de dolor en el corazón. Pero, si se conoce la causa del dolor en el corazón, esa causa debe ser tratada primero. Aquí solo hablamos del tratamiento del síntoma, dolor en el corazón, y no hablamos sobre la causa, ya que existen muchas causas.

Los puntos principales: VC-17 (Shan zhong), PC-6 (Nei guan), PC-4 (Xi men), B-4 (Gong sun), C-3 (Shao hai), V-14 (Jue yin shu), B-10 (Xue hai), H-3 (Tai chong)

Los puntos acompañantes: PC-9 (Zhong chong), VG-12 (Shen zhu), V-15 (Xin shu), C-9 (Shao chong), ID-11 (Tian zong) en el lado izquierdo, Du yin (Extra): Técnica de sangría.

Es necesario aliviar la tensión en el pecho y en el corazón. Se utilizan puntos locales en el pecho, pericardio y canales del corazón. B-4 y PC-6 son la combinación para aliviar el dolor en el pecho. V-15 y V-14 son los puntos shu de espalda del corazón y el pericardio. Se utilizan puntos Jing y puntos Xi-Hendidura para aliviar el dolor de emergencia. Du yin es el punto extra para mover la sangre y detener el dolor. La ubicación está en el lado plantar del segundo dedo del pie, en el centro del pliegue de la piel interfalángica distal. Retire las agujas después de usar una manipulación fuerte. Se utiliza la técnica de sangría en C-9.

<143> Palpitaciones

Existen muchas causas y enfermedades que causan palpitaciones. La consulta médica es esencial. Las causas deben ser tratadas primero. Desde la perspectiva de la MTC, el fuego en el corazón, la deficiencia del corazón, la deficiencia de sangre o de Qi, la flema, etc., son las principales patologías. Estos factores están estrechamente relacionados con la emoción, los alimentos y la constitución, entre otros. Se pueden añadir más tratamientos para estos factores patológicos.

Los puntos principales: PC-8 (Lao gong), V-15 (Xin shu), C-8 (Shao fu), Puntos Jing de las manos, PC-6 (Nei guan), B-4 (Gong sun)

Los puntos acompañantes: PC-5 (Jian shi), VC-17 (Shan zhong), R-3 (Tai xi), H-3 (Tai chong), PC-4 (Xi men), C-7 (Shen men), VC-14 (Ju que)

PC-6 es el punto luo de conexión del pericardio y regula la frecuencia cardíaca. C-8 enfría el fuego en el corazón. VC-17 es el punto local. VC-14 es el Punto Mu del corazón. V-15 es el punto shu de espalda del corazón y PC-4 es el punto Xi-Hendidura del pericardio. C-7 es el punto fuente Yuan del corazón. Primero se utiliza la técnica de sangría en los puntos Jing. Se usa manipulación fuerte en caso de síndrome de exceso.

<144> Enfermedad Valvular Cardíaca

Esta enfermedad ocurre cuando una o más válvulas cardíacas no se cierran o abren correctamente. La consulta médica es esencial. El sonido de soplo se escucha a través del estetoscopio. El paciente puede experimentar dolor en el pecho, fatiga, hinchazón abdominal, falta de aire o cansancio, etc. Desde la perspectiva de la Medicina Tradicional China (MTC), esto puede interpretarse en muchas síndromes y enfermedades de la MTC como palpitaciones, dolor en el pecho, fatiga, etc. Pero, si sabemos que la válvula cardíaca tiene un problema a través del examen médico, podemos elegir el punto de acupuntura más adecuado para el problema cardíaco. Así, el examen médico puede ayudar de alguna manera al tratamiento mediante la MTC. Aunque muchos practicantes de MTC insisten en que el diagnóstico mediante la MTC puede ser suficiente, el examen médico también puede ofrecer alguna inspiración para el tratamiento en casos graves.

Los puntos principales: PC-3 (Qu ze), R-6 (Zhao hai), H-3 (Tai chong), VG-11 (Shen dao), C-7 (Shen men), PC-6 (Nei guan), V-15 (Xin shu)

Los puntos acompañantes: VB-34 (Yang ling quan), B-10 (Xue hai), TC-15 (Tian liao), VC-17 (Shan zhong), ID-11 (Tian zong), V-14 (Jue yin shu), VG-9 (Zhi yang), PC-4 (Xi men)

V-15 y V-14 son los puntos shu de espalda del corazón y el pericardio. VG-11, TC-15 y VC-17 son los puntos locales para regular el Qi y la sangre en el corazón. C-7 es el punto fuente Yuan del corazón. PC-6 es el punto luo de conexión para el pericardio. VG-9 es para abrir el pecho. VB-34 es el punto de hui de los tendones porque la válvula es una familia de músculos y tendones. PC-4 es el punto Xi-Hendidura del pericardio. El tratamiento médico es necesario. La acupuntura solo sirve para disminuir los síntomas. Las agujas se utilizan para casos agudos y la moxibustión se usa para casos crónicos.

Problemas internos - Índice: 145~188

<145> Dolor Abdominal

Hay muchas causas para el dolor abdominal. La parte superior del abdomen está relacionada con el estómago y la parte inferior más con el hígado, los riñones o los intestinos. La consulta médica es esencial. Se requiere un diagnóstico detallado para diferenciar las causas. Si conoces las causas o enfermedades de origen, esas causas o enfermedades de origen deben tratarse primero. En la visión de la MTC (Medicina Tradicional China), se utilizan métodos para aliviar la tensión abdominal, activar el movimiento del sistema digestivo, y eliminar el frío o el calor.

Los puntos principales: E-43 (Xian gu), V-60 (Kun lun), IG-11 (Qu chi), E-44 (Nei ting), H-2 (Xing jian), E-36 (Zu san li), B-1 (Yin bai), PC-6 (Nei guan)

Los puntos acompañantes:

Para dolor abdominal superior: VC-12 (Zhong wan), E-40 (Feng long), P-10 (Yu ji), E-34 (Liang qiu), B-4 (Gong sun)

Para dolor abdominal inferior: E-37 (Shang ju xu), VC-4 (Guan yuan), VC-6 (Qi hai), ID-6 (Yang lao), B-6 (San yin jiao), E-25 (Tian shu)

E-44 y H-2 eliminan el calor y la tensión excesiva del abdomen. B-1 es el punto de origen (Jing) para el dolor de emergencia. E-34 es el punto Xi-Hendidura del estómago para aliviar el dolor estomacal. B-4 y PC-6 regulan el estómago. B-6 regula el abdomen inferior. E-37 es el punto mar (He) inferior del intestino grueso. ID-6 es el punto Xi-Hendidura del intestino delgado. Primero, se usa una manipulación fuerte en los pies. En casos graves, se utiliza moxibustión en VC-6 para el dolor abdominal inferior y VC-

12 para el dolor abdominal superior.

<146> Acumulación en el Corazón (Xin ji) - Cinco Acumulaciones (Wu ji) (1)

Este es un nombre de enfermedad en la MTC. La consulta médica es esencial. Generalmente, hay cinco tipos de acumulaciones en los órganos Zang. La acumulación en el corazón se llama Fu liang. Esta enfermedad es similar a un quiste o masa en el área local. La acumulación en el corazón tiene la masa desde el ombligo hasta el área alrededor de VC-14. Si no se trata adecuadamente, el paciente sentirá opresión en el pecho. En la MTC, la acumulación en el órgano Zang ocurre por muchas causas. La inestabilidad emocional dañará los órganos y los volverá deficientes. Estos órganos deficientes recibirán los patógenos y una masa crecerá. Esta es la origen de la acumulación en los órganos Zang. La idea de tratamiento de la acumulación en el corazón es eliminar la estancación de Qi y sangre, y suavizar la masa.

Los puntos principales: B-10 (Xue hai), VC-14 (Ju que), PC-6 (Nei guan), VC-17 (Shan zhong), C-7 (Shen men), V-17 (Ge shu)

Los puntos acompañantes: H-2 (Xing jian), V-15 (Xin shu), VC-13 (Shang wan), B-6 (San yin jiao), PC-7 (Da ling), H-3 (Tai chong)

Se utilizan los puntos locales, los canales del corazón y el pericardio para eliminar la estancación en el corazón y el pericardio. V-17 es el punto de hui de la sangre para eliminar la estancación sanguínea. VC-14 es el Punto Mu del corazón. Se emplea una manipulación fuerte. Se utiliza moxibustión en VC-13.

<147> Acumulación en los Riñones (Shen ji) - Cinco Acumulaciones (Wu ji) (2)

Este es un nombre de enfermedad de la MTC (Medicina Tradicional China). La consulta médica es esencial. Generalmente, hay cinco tipos de acumulaciones en los órganos Zang. La acumulación en los riñones se llama Pen tun. Esta enfermedad es similar a un quiste o masa en el área local. La acumulación en los riñones tiene la masa desde el abdomen inferior hasta el área alrededor de VC-14. Algo rápido está subiendo y bajando y se asemeja a un cerdo. Esta es la origen del nombre de la enfermedad, Ben tun (cerdo corriendo). Si no se trata adecuadamente, el paciente sentirá falta de aire, debilidad ósea y fatiga. En la MTC, la acumulación en el órgano Zang ocurre por muchas causas. La inestabilidad emocional dañará los órganos y los volverá deficientes. Estos órganos deficientes recibirán los patógenos y una masa crecerá. Esta es la origen de la acumulación en los órganos Zang. La idea de tratamiento de la acumulación en los riñones es eliminar la estancación del Qi y la sangre, ablandar la masa y fortalecer los riñones y los huesos.

Los puntos principales: VB-25 (Jing men), V-23 (Shen shu), R-3 (Tai xi), H-13 (Zhang men), VC-4 (Guan yuan), B-4 (Gong sun)

Los puntos acompañantes: VC-12 (Zhong wan), B-6 (San yin jiao), V-64 (Jing gu), R-1 (Yong quan), VC-6 (Qi hai), VC-3 (Zhong ji), R-7 (Fu liu)

V-23 es el Punto She de espalda de los riñones. R-1 es el punto de origen (Jing) para nutrir los riñones y aliviar el dolor. VB-25 es el Punto Mu de los riñones. R-3 es el punto fuente Yuan de los riñones. V-64 es el punto fuente Yuan de la vejiga urinaria. VC-3 activa los riñones y la micción. H-13 es el punto de hui del órgano Zang. VC-4 fortalece los riñones y el Qi. Se emplea una manipulación fuerte. Se utiliza moxibustión en VC-4.

<148> Acumulación en el Hígado (Gan ji) - Cinco Acumulaciones (Wu ji) (3)

Este es un nombre de enfermedad de la MTC. La consulta médica es esencial. Generalmente, hay cinco tipos de acumulaciones en los órganos Zang. La acumulación en el hígado se llama Fei qi. Esta enfermedad es similar a un quiste o masa en el área local. La acumulación en el hígado tiene la masa del lado izquierdo debajo de las costillas. Se asemeja a la forma de una copa de licor invertida. Si no se trata adecuadamente, el paciente tendrá hipo, dolores en las costillas o fiebre y escalofríos alternados. En la MTC, la acumulación en el órgano Zang ocurre por muchas causas. La inestabilidad emocional dañará los órganos y los volverá deficientes. Estos órganos deficientes recibirán los patógenos y una masa crecerá. Esta es la origen de la acumulación en los órganos Zang. La idea de tratamiento de la acumulación en el hígado es eliminar la estancación del Qi y la sangre, ablandar la masa en el área local.

Los puntos principales: PC-6 (Nei guan), H-13 (Zhang men), TC-6 (Zhi gou), V-17 (Ge shu), H-3 (Tai chong), H-14 (Qi men)

Los puntos acompañantes: VB-31 (Feng shi), H-2 (Xing jian), E-36 (Zu san li), VB-41 (Zu lin qi), VG-14 (Da zhui), VB-34 (Yang ling quan)

H-13 es el punto de hui de los órganos Zang. H-14 es el Punto Mu del hígado. V-17 mueve la sangre para eliminar la masa. H-3 es el punto fuente Yuan del hígado y mueve el Qi y la sangre. VG-14 abre los canales Yang y limpia el calor. E-36 regula el movimiento del Qi. VB-34 elimina la humedad y nutre los tendones. TC-6 regula el movimiento del Qi en los tres quemadores y también activa los riñones. Se emplea una manipulación fuerte. Se utiliza moxibustión en H-13.

<149> Acumulación en los Pulmones (Fei ji) - Wu ji, cinco acumulaciones (4)

Este es un nombre de enfermedad de la MTC (Medicina Tradicional China). La consulta médica es esencial. Por lo general, hay cinco tipos de acumulaciones en los órganos Zang. La acumulación en los pulmones se llama Xi pen. Esta enfermedad es similar a un quiste o masa en el área local. La acumulación en los pulmones se encuentra en el lado derecho debajo de las costillas y se asemeja a un vaso de licor invertido. Si no se trata adecuadamente, el paciente puede experimentar fiebre y escalofríos alternados, falta de aire, tos e inflamación pulmonar. En la MTC, la acumulación en el órgano Zang ocurre por muchas causas. La inestabilidad emocional puede dañar los órganos y volverlos deficientes. Estos órganos deficientes pueden recibir patógenos y desarrollar una masa. Esta es la origen de la acumulación en los órganos Zang. La idea de tratamiento de la acumulación en los pulmones es eliminar la estancación del Qi y la sangre, ablandar la masa en los pulmones.

Los puntos principales: P-9 (Tai yuan), V-13 (Fei shu), P-10 (Yu ji), H-13 (Zhang men), VC-14 (Ju que), P-8 (Jing qu), H-3 (Tai chong)

Los puntos acompañantes: E-40 (Feng long), VC-12 (Zhong wan), TC-6 (Zhi gou), IG-4 (He gu), P-1 (Zhong fu),

H-14 (Qi men), PC-6 (Nei guan), E-36 (Zu san li)

La mayoría de los puntos especiales de los meridianos pulmonares son utilizados. V-13 es el punto shu de espalda del pulmón. P-8 regula el movimiento del pulmón y trata la tos. P-9 es el punto fuente Yuan del pulmón. TC-6 regula el movimiento de la respiración. VC-14 es el Punto Mu del corazón y regula el movimiento de la respiración. H-14 regula el Qi del hígado y suaviza la respiración y el movimiento del pulmón. E-40 elimina el moco. PC-6 regula el pecho y los pulmones. H-13 es el punto de Hui de los órganos Zang. Se emplea una manipulación fuerte. Se utiliza moxibustión en H-13.

<150> Acumulación en el Bazo (Pi ji) - cinco acumulaciones (Wu ji) (5)

Este es un nombre de enfermedad de la MTC. Por lo general, hay cinco tipos de acumulaciones en los órganos Zang. La consulta médica es esencial. La acumulación en el bazo se llama Pi qi. Esta enfermedad es similar a un quiste o masa en el área local. La acumulación en el bazo se encuentra alrededor de VC-12 y puede ubicarse un poco a la derecha de este. Se asemeja a un vaso de licor o plato invertido. Si no se trata adecuadamente, el paciente puede tener dificultad para mover correctamente las cuatro extremidades o puede experimentar ictericia y adelgazamiento. En la MTC, la acumulación en el órgano Zang ocurre por muchas causas. La inestabilidad emocional puede dañar los órganos y volverlos deficientes. Estos órganos deficientes pueden recibir patógenos y desarrollar una masa. Esta es la origen de la acumulación en los órganos Zang. La idea de tratamiento de la acumulación en el bazo es eliminar la estancación del Qi y la sangre, ablandar la masa en el bazo.

Los puntos principales: B-9 (Yin ling quan), B-4 (Gong sun), PC-6 (Nei guan), VC-13 (Shang wan), H-3 (Tai chong), Pi gen (Ex), B-6 (San yin jiao)

Los puntos acompañantes: E-36 (Zu san li), E-40 (Feng long), V-20 (Pi shu), B-1 (Yin bai), E-44 (Nei ting), H-2 (Xing jian), VC-12 (Zhong wan)

B-4 es el punto luo que conecta el bazo y elimina la humedad, además de nutrir la sangre y el Yin. B-4 y PC-6 son la combinación para regular el área del pecho y el estómago. Pi gen es el punto extra para eliminar la masa o quiste. V-20 es el punto shu de espalda del bazo. B-1 es el punto Jing bien del canal del bazo y elimina el calor y alivia el dolor en el canal del bazo. VC-12 es el Punto Mu del estómago y también el punto de Hui de los órganos Fu para regular el Qi del bazo y el estómago. E-44 elimina el calor en el bazo. E-36 regula el movimiento del Qi en el bazo y el estómago. Se emplea una manipulación fuerte. Se utiliza moxibustión en VC-12.

<151> Enfermedad de Addison, Insuficiencia Adrenal Crónica

Esta enfermedad ocurre cuando las glándulas suprarrenales producen muy poco cortisol o aldosterona. La consulta médica es esencial. Esto puede ser potencialmente mortal y el paciente necesita tomar hormonas para reemplazar aquellas que faltan. El paciente experimentará fatiga severa, pérdida de peso, pérdida de apetito, deshidratación, presión arterial baja o hipoglucemia, entre otros síntomas. Desde la perspectiva de la MTC, esto se interpreta como deficiencia de Qi, colapso de Qi o deficiencia de Qi en los riñones. La idea principal de tratamiento es fortalecer los riñones y el Qi.

Los puntos principales: V-20 (Pi shu), V-32 (Ci liao), R-7 (Fu liu), VG-4 (Ming men), VC-4 (Guan yuan), V-23 (Shen shu), VG-12 (Shen zhu), V-52 (Zhi shi), E-36 (Zu san li)

Los puntos acompañantes: VG-20 (Bai hui), V-17 (Ge shu), B-8 (Di ji), R-3 (Tai xi), VC-12 (Zhong wan), R-16 (Huang shu), V-10 (Tian zhu)

VG-12 activa el Qi Yang. V-17 nutre la sangre y también activa el hígado. V-20 activa el bazo. V-23 fortalece los riñones para producir hormonas. V-52 nutre la esencia de los riñones y los fortalece. V-32 activa los riñones. VC-6 fortalece el Qi. R-16 fortalece los riñones. E-36 fortalece el Qi. R-3 es el punto fuente Yuan de los riñones para nutrirlos. B-8 mueve la sangre y también nutre el bazo para ayudar a tonificar el Qi y nutrir la sangre. Se utiliza una manipulación de nivel medio. Se aplican agujas en casos agudos y moxibustión en casos crónicos.

<152> Anemia

El diagnóstico médico occidental de anemia y la anemia en la MTC (deficiencia de sangre) no son exactamente iguales. La consulta médica es esencial. Si se diagnostican síntomas como memoria débil, insomnio, palidez facial y labial, mareos, pulso débil, etc., se considera deficiencia de sangre en la MTC. La anemia médica occidental se refiere a la falta de hierro o a la irregularidad de las células sanguíneas, entre otros aspectos. La sangre se produce en la médula ósea y la vitamina B12 está involucrada en este proceso. Además, los estímulos para la producción de sangre generados por los riñones también son un factor importante. Aquí, la anemia puede abarcar ambos significados. Desde la perspectiva de la MTC, la idea de tratamiento es fortalecer el bazo y los riñones para producir más sangre y promover su circulación.

Los puntos principales: B-10 (Xue hai), VC-6 (Qi hai), V-20 (Pi shu), VC-4 (Guan yuan), E-36 (Zu san li), V-23 (Shen shu), V-17 (Ge shu), B-6 (San yin jiao), VG-20 (Bai hui)

Los puntos acompañantes: V-18 (Gan shu), VG-4 (Ming men), V-23 (Shen shu), V-12 (Feng men), VC-5 (Shi men), VC-12 (Zhong wan), IG-11 (Qu chi), B-4 (Gong sun), ID-3 (Hou xi)

VC-4, VC-5 o VC-6 fortalecen el Qi, el hígado o los riñones para tonificar el Qi y la sangre. E-36 fortalece el Qi. V-23 activa los riñones para generar Qi. VG-4 activa el Yang de los riñones. V-20 fortalece el bazo. V-12 es el punto para eliminar el viento y también para fortalecer el pulmón y activar los riñones. IG-11 limpia el calor del cuerpo, que puede ser una causa de la anemia, y también activa el intestino grueso. V-17 elimina el viento de la deficiencia de sangre en el pulmón y también porque, según la MTC, la sangre se genera en el pulmón. La moxibustión es más efectiva que las agujas.

<153> Arteriosclerosis

Cuando los vasos sanguíneos del corazón se endurecen y se espesan, se restringe el flujo sanguíneo del corazón. La consulta médica es esencial. Cuando los vasos sanguíneos están bloqueados por placas, esto se llama Aterosclerosis y es un tipo especial de arteriosclerosis. Los pacientes pueden experimentar dolor en el pecho, entumecimiento de los miembros, mareos, etc. Desde la perspectiva de la MTC

(Medicina Tradicional China), esto se considera una deficiencia del corazón, deficiencia de sangre o estancamiento de la sangre. La idea principal del tratamiento es activar la circulación sanguínea, nutrir el corazón, mover la sangre y eliminar el estancamiento sanguíneo para promover el flujo.

Los puntos principales: IG-11 (Qu chi), B-10 (Xue hai), VG-20 (Bai hui), E-36 (Zu san li), IG-10 (Shou san li), PC-6 (Nei guan), B-4 (Gong sun), V-15 (Xin shu), V-14 (Jue yin shu)

Los puntos acompañantes: VB-39 (Xuan zhong), B-6 (San yin jiao), VB-31 (Feng shi), V-17 (Ge shu), VB-7 (Qu bin), VB-21 (Jian jing), VB-20 (Feng chi), VC-12 (Zhong wan), V-18 (Gan shu)

E-36 y VB-39 fortalecen el corazón y activan la circulación sanguínea. IG-10 fortalece el bazo. IG-11 armoniza el Qi. PC-6 regula el movimiento del corazón. B-6 nutre la sangre y el Yin. VG-20 retiene el Qi. VB-20 elimina el viento del cerebro. VB-31 elimina el viento para prevenir un accidente cerebrovascular. VB-21 regula el movimiento del Qi. Se utiliza moxibustión en E-36 y VB-39. Se aplican agujas en los otros puntos con manipulación de nivel medio.

<154> Ascitis

La ascitis ocurre fácilmente con la cirrosis, problemas renales o desnutrición. La consulta médica es esencial. Los pacientes suelen experimentar malestar abdominal, náuseas, vómitos o dificultad para respirar. Desde la perspectiva de la MTC, las causas son complejas. Hay problemas en el hígado y el bazo, humedad y estancamiento del Qi o sangre, deficiencia del Yang de los riñones, etc. Sobre todo, lo primero que se hace en la acupuntura es eliminar la humedad y el estancamiento del agua. Y siguiendo los síndromes o patrones, se pueden agregar más tratamientos. Aquí nos enfocamos en eliminar el estancamiento del agua.

Los puntos principales: VC-9 (Shui fen), B-9 (Yin ling quan), E-28 (Shui dao), E-30 (Qi chong), VC-7 (Yin jiao), R-7 (Fu liu), E-40 (Feng long)

Los puntos acompañantes: R-10 (Yin gu), R-2 (Ran gu), V-13 (Xin shu), R-3 (Tai xi), V-23 (Shen shu), V-39 (Wei yang), H-2 (Xing jian), V-20 (Pi shu), V-18 (Gan shu)

VC-9 activa el movimiento del agua y elimina el estancamiento líquido del cuerpo. E-30 activa el Yang Ming Qi para mover el Qi del quemador inferior y eliminar el estancamiento líquido. V-39 promueve la micción para eliminar el estancamiento del agua. R-2 elimina el calor del tracto urinario o los riñones. VC-7 y E-28 promueven el movimiento del agua. V-23 es el Punto She de espalda de los riñones. V-13 y R-3 se utilizan para activar el corazón y los riñones y promover sus funciones. R-10 fortalece los riñones. Se utiliza una manipulación suave. Se aplica moxibustión en E-30, VC-7 o R-10.

<155> Mau Hálito (Halitose)

El mal aliento puede ocurrir debido a algunas condiciones dentales o problemas estomacales. La consulta médica es esencial. Aquí nos enfocamos únicamente en los problemas estomacales porque las condiciones dentales pueden mejorarse con una adecuada higiene dental. Desde la perspectiva de la MTC (Medicina Tradicional China), generalmente el calor en el estómago es la causa principal. La ingesta excesiva de alimentos picantes, alimentos estimulantes como la cafeína o la deficiencia estomacal pueden acumular alimentos y también pueden causar mal aliento. La idea principal del tratamiento es eliminar el calor del estómago y regular el movimiento del estómago para que funcione normalmente.

Los puntos principales: E-42 (Chong yang), IG-11 (Qu chi), E-36 (Zu san li), VC-12 (Zhong wan), E-44 (Nei ting), B-4 (Gong sun), PC-6 (Nei guan)

Los puntos acompañantes: IG-10 (Shou san li), V-21 (Wei shu), VC-10 (Xia wan), VC-13 (Shang wan), B-6 (San yin jiao)

E-44 elimina el calor del estómago. E-36 regula el movimiento del estómago. E-42 fortalece el estómago. VC-12 es el punto de hui de los órganos fu y el Punto Mu del estómago. V-21 es el Punto She de espalda del estómago. VC-13 y VC-10 son los puntos locales para regular el estómago. B-4 es el punto de conexión luo del canal del bazo para tratar el caso crónico del estómago. IG-10 fortalece el bazo y activa el estómago. Se utiliza una manipulación fuerte para el caso de exceso y una manipulación suave para estos puntos de fortalecimiento.

<156> Beribéri, deficiencia de tiamina

El beriberi es un tipo de enfermedad en la que el paciente tiene deficiencia de vitamina B1. La consulta médica es esencial. Los síntomas suelen ser fatiga, pérdida de peso, dificultad para digerir carbohidratos, memoria débil, malestar abdominal, etc. El tratamiento implica tomar vitamina B1 y otros nutrientes. Pero con el tratamiento de acupuntura, la recuperación puede ser más rápida. Desde la perspectiva de la MTC, la idea principal del tratamiento es fortalecer los miembros, el Qi y la sangre para tonificar el cuerpo.

Los puntos principales: E-35 (Du bi), B-10 (Xue hai), E-37 (Shang ju xu), V-20 (Pi shu), VB-39 (Xuan zhong), E-36 (Zu san li), E-39 (Xia ju xu), VC-4 (Guan yuan)

Los puntos acompañantes: VC-14 (Ju que), VG-20 (Bai hui), VC-12 (Zhong wan), V-25 (Da chang shu), V-15 (Xin shu), VB-31 (Feng shi), E-32 (Fu tu), VG-12 (Shen zhu), Nei xi yan (Ex)

VB-31 elimina el viento y fortalece el miembro inferior. E-32, Nei xi yan, E-36 y E-35 fortalecen los miembros inferiores. E-37, E-39 y VB-39 fortalecen los miembros inferiores y activan el Qi. Los puntos acompañantes son para activar el sistema digestivo y producir más Qi y sangre. V-15 activa el corazón para nutrir la sangre. VG-12 fortalece el hueso y el Yang qi. Se utilizan agujas con manipulación de nivel medio en casos agudos. La moxibustión se utiliza en casos crónicos.

<157> Enjoo de carro, enjoo marítimo ou enjoo aéreo (enjoo por movimiento)

Los síntomas incluyen náuseas, vómitos, sudor frío, dolor de cabeza, mareos, fatiga o pérdida de apetito. Desde la perspectiva de la MTC (Medicina Tradicional China), este problema se basa en el calor y la humedad del calentador intermedio que excita el estómago y bloquea el movimiento regular del Qi, así como en la deficiencia del calentador intermedio que causa un movimiento irregular del Qi. La idea principal del tratamiento es regular el movimiento del Qi, activar el calentador intermedio y eliminar el calor del bazo y el estómago.

Los puntos principales: PC-6 (Nei guan), B-4 (Gong sun), VC-12 (Zhong wan), E-44 (Nei ting), E-36 (Zu san li), An mian

(Ex)

Los puntos acompañantes: E-25 (Tian shu), TC-4 (Yang chi), V-23 (Shen shu), B-6 (San yin jiao), V-18 (Gan shu), VG-22 (Xin hui)

TC-4 regula el movimiento del Qi hacia arriba y hacia abajo. B-4 y PC-6 regulan el movimiento del Qi en el calentador intermedio para calmar el mareo por movimiento. E-44 elimina el calor del estómago y calma la excitación estomacal. E-25 regula el Qi del sistema digestivo. VG-22 calma la mente. V-18 nutre el hígado. V-23 fortalece los riñones y el Qi. VC-12 regula los órganos fu. E-36 elimina la humedad y regula el movimiento del Qi, fortaleciendo el bazo y el estómago. An mian es el punto extra para tratar el insomnio, pero también calma la mente. B-6 nutre el bazo y elimina la humedad. Se utiliza una manipulación de nivel medio.

<158> Dolor en el pecho

El dolor en el pecho puede incluir varios casos, como problemas cardíacos, pulmonares o incluso la depresión emocional puede manifestarse como dolor en el pecho y opresión. La consulta médica es esencial. Aquí nos enfocamos en el tratamiento del dolor en sí. Desde la perspectiva de la MTC, la idea principal del tratamiento es regular el Qi y la sangre en el área local y aliviar el dolor. Si se conocen otras causas o síndromes subyacentes, el tratamiento debe centrarse en esas causas o se debe agregar un tratamiento adicional.

Los puntos principales: H-3 (Tai chong), PC-6 (Nei guan), B-21 (Da bao), E-18 (Ru gen), V-15 (Xin shu), B-4 (Gong sun), H-14 (Qi men), V-17 (Ge shu)

Los puntos acompañantes: E-40 (Feng long), VB-34 (Yang ling quan), ID-11 (Tian zong), TC-6 (Zhi gou), P-7 (Lie que), R-6 (Zhao hai)

B-4 y PC-6 son la combinación que regula el movimiento del Qi y la sangre en el área del pecho para aliviar el dolor. ID-11 elimina la estancamiento en el área local. V-15 y V-17 regulan la sangre. B-21 es el punto de conexión grand luo que alivia el dolor en el pecho. P-7 y R-6 son la combinación para aliviar el dolor pulmonar. E-18, H-14 y VB-34 regulan el Qi del hígado y eliminan la estancamiento del Qi del hígado y del área local. Se utiliza una manipulación fuerte para eliminar la estancamiento del Qi. Se deben colocar agujas en B-4 antes de PC-6. Agujas en P-7 antes de R-6.

<159> Diabetes mellitus, síndrome de la sed consumptiva

La consulta médica es esencial. La sed consumptiva es un nombre de síndrome de la Medicina Tradicional China que parece ser similar a la diabetes mellitus, pero no son exactamente lo mismo. La diabetes mellitus tiene varios síndromes o patrones y es necesario analizar los patrones en detalle para tratarla. La síndrome de la sed consumptiva es un tipo de patrón de síndrome que generalmente muestra sed, exceso de alimentación o micción frecuente. Sin embargo, la diabetes mellitus no siempre muestra los síntomas de la sed consumptiva. El tratamiento de la diabetes mellitus en general es complicado porque existen muchos patrones de síndrome complicados. Por lo tanto, aquí nos enfocamos en la diabetes mellitus que muestra los síntomas de la sed consumptiva. Pero aún así puedes usar los puntos principales de esta prescripción para la diabetes mellitus en general también, porque nutre el cuerpo y puede ser usado para la mayoría de los casos de diabetes mellitus.

Los puntos principales: V-23 (Shen shu), P-9 (Tai yuan), E-36 (Zu san li), V-20 (Pi shu), Cui shu (Ex), V-13 (Fei shu), R-3 (Tai xi), B-6 (San yin jiao)

Los puntos acompañantes:

Para micción excesiva: R-5 (Shui quan), R-7 (Fu liu), VG-20 (Bai hui), VC-4 (Guan yuan)

Para apetito excesivo y digestión rápida: IG-11 (Qu chi), V-21 (Wei shu), E-44 (Nei ting), VC-12 (Zhong wan), Pi re (Ex)

Para boca seca: R-2 (Ran gu), P-10 (Yu ji), P-11 (Shao shang), R-6 (Zhao hai)

Cui shu son puntos de acupuntura extras en la parte media de la espalda, 1,5 cun lateral al borde inferior del proceso espinoso de la octava vértebra torácica (T8). Cui shu está a la altura del páncreas y activa la función del páncreas. V-13, V-20 y V-23 nutren el pulmón, el bazo y los riñones. E-36 aumenta el Qi y R-3 nutre la esencia de los riñones. Los puntos acompañantes para el quemador superior, medio e inferior son para limpiar el calor en esas áreas y nutrir el Yin para aliviar los síntomas consuntivos. Se utiliza una manipulación suave en los puntos shu de espalda. Pi re es el punto de acupuntura extra para tratar problemas del bazo y el páncreas como inflamación del páncreas, calor, dificultad en la digestión o bazo aumentado. Está ubicado en la espalda, entre los procesos espinosos de las vértebras torácicas 6 y 7, a 0,5 cun de distancia de ambos lados, totalizando 2 puntos de acupuntura. Se utilizan manipulaciones de nivel medio en los otros puntos.

<160> Ahogamiento

El ahogamiento es una situación de emergencia. La consulta médica es esencial. En primer lugar, se debe realizar el tratamiento médico de emergencia. La acupuntura puede aplicarse en estos casos cuando la recuperación se retrasa después de que se haya realizado el tratamiento médico de emergencia. La idea principal del tratamiento es abrir el orificio para que la conciencia regrese y activar el pulmón y el Qi.

Los puntos principales: PC-6 (Nei guan), P-9 (Tai yuan), VG-25 (Su liao), R-1 (Yong quan)

Los puntos acompañantes: VG-26 (Shui gou), E-36 (Zu san li), ID-3 (Hou xi), VC-1 (Hui yin): seguir la guía de seguridad de la acupuntura

Otro método: Moxibustión en VC-12 (Zhong wan) o VC-8 (Shen que)

VG-25, R-1 y PC-6 abren los orificios y ayudan a que la conciencia regrese. P-9, ID-3 y E-36 activan y regulan el Qi. Primero, se necesita un tratamiento de emergencia. Se utiliza una manipulación fuerte.

<161> Edema

Hay muchas causas de edema, como problemas cardíacos, renales o hepáticos. La consulta médica es esencial. Si se conoce el órgano patológico, el tratamiento debe centrarse en ese órgano. Aquí nos centramos en eliminar la estagnación del agua para tratar el propio edema. La idea principal del tratamiento es activar el hígado, los riñones, el corazón y promover la micción. Fortalecer el Qi y el Yang tiene un significado especial para eliminar el agua.

Los puntos principales: H-13 (Zhang men), E-40 (Feng

long), B-9 (Yin ling quan), VC-9 (Shui fen), VC-6 (Qi hai), H-3 (Tai chong), R-3 (Tai xi), V-18 (Gan shu), V-40 (Wei zhong), V-23 (Shen shu)

Los puntos acompañantes:

Para problemas cardíacos: V-15 (Xin shu), C-7 (Shen men), V-17 (Ge shu), PC-4 (Xi men)

Para problemas renales: V-52 (Zhi shi), R-7 (Fu liu), VC-4 (Guan yuan), R-1 (Yong quan)

V-18 es el punto shu de espalda del hígado y activa el hígado. V-23 es el punto shu de espalda de los riñones y activa los riñones. H-13 es el punto de hui de los órganos Zang y se utiliza para todo tipo de problemas de los órganos Zang. VC-9 activa el Yang y promueve la micción. VC-6 fortalece el Qi. V-40 promueve la micción. H-3 es el punto Yuan del hígado y trata el hígado. R-3 es el punto Yuan de los riñones y trata los riñones. Los puntos acompañantes son especialmente para activar las funciones del corazón y los riñones en estos casos. Se utiliza una manipulación fuerte para eliminar el patógeno, pero en caso de fatiga y debilidad, se utiliza una manipulación suave. En caso de problemas renales, se utiliza moxibustión.

<162> Choque Eléctrico

El choque eléctrico es una situación de emergencia y primero se debe realizar el tratamiento médico de emergencia. La consulta médica es esencial. La acupuntura puede ser utilizada en estos casos cuando la recuperación se retrasa después del tratamiento médico. La idea principal del tratamiento es abrir los orificios para despertar la conciencia, fortalecer el Qi y regular el Qi del corazón para recuperarse.

Los puntos principales: PC-6 (Nei guan), VG-23 (Shui gou), VG-25 (Su liao), R-1 (Yong quan), VG-20 (Bai hui), Yin tang (Ex), Xing fen (Ex)

Los puntos acompañantes: VC-12 (Zhong wan), IG-4 (He gu), C-9 (Shao chong), E-36 (Zu san li)

Xing fen es un punto de acupuntura adicional. Xing fen significa excitación. Se encuentra en la parte temporal de la cabeza, en el borde posterior del hueso temporal mastoideo y 0,5 cun por encima de la depresión debajo del mastoideo, y 0,5 cun diagonalmente por encima del punto extra de An mian. El punto Xing fen activa los latidos del corazón y se utiliza cuando la frecuencia cardíaca es demasiado lenta. VG-25 estimula el corazón y aumenta la presión arterial para recuperarse del choque. PC-6 regula el movimiento del corazón. R-1 se utiliza para los casos de choque de emergencia. C-9 es el punto Jing bien para tratar el caso de emergencia. VG-20 activa el Qi para ascender. Se utiliza una manipulación suave. Se aplica moxibustión leve en E-36.

<163> Sensación de Frío

Sentir frío sin ninguna infección no es necesariamente una enfermedad, pero desde la perspectiva de la MTC (Medicina Tradicional China), el frío anormal en el cuerpo se considera patológico. La consulta médica es esencial. Las causas son variadas, pero aquí nos centramos en la deficiencia del Yang y Qi de los riñones. La idea principal del tratamiento es fortalecer el Yang de los riñones y el Qi para calentar el cuerpo.

Los puntos principales: VC-12 (Zhong wan), VG-4 (Ming men), V-23 (Shen shu), VC-8 (Shen que), E-27 (Da ju), Ashi, VC-4 (Guan yuan), V-20 (Pi shu), VC-6 (Qi hai), E-36 (Zu san li)

Los puntos acompañantes: R-10 (Yin gu), VG-3 (Yao yang guan), H-3 (Tai chong), V-32 (Ci liao), B-6 (San yin jiao), R-7 (Fu liu), R-3 (Tai xi), B-10 (Xue hai)

E-36 fortalece el Qi. R-3 es el punto fuente Yuan de los riñones y activa los riñones. VC-4 tonifica el Yang y Qi de los riñones. V-20 fortalece el bazo. V-23 fortalece los riñones. VC-6 fortalece el Qi. VG-3 y VC-8 (no aplicar agujas) activan el Yang de los riñones. Otros puntos fortalecen el calentador inferior y activan los riñones. Se utiliza una manipulación de nivel medio. Se aplica moxibustión indirecta con sal en VC-8 y en el abdomen inferior.

<164> Congelamiento

El congelamiento es una situación de emergencia. La consulta médica es esencial. La idea principal del tratamiento es mover la sangre para promover la circulación sanguínea en el área local. La técnica de sangría puede activar el movimiento de la sangre. La moxibustión puede aplicarse para calentar el área local y aumentar el flujo sanguíneo.

Los puntos principales: Ashi

Los puntos acompañantes:

Para los dedos: Ba xie (Ex), IG-4 (He gu), ID-6 (Yang lao), IG-10 (Shou san li)

Para los dedos de los pies: Ba feng (Ex), B-6 (San yin jiao), E-36 (Zu san li), VB-34 (Yang ling quan)

El punto más afectado es el punto Ashi. Los puntos acompañantes son puntos de los canales Yang que activan el movimiento de Qi y sangre en el área local. Ba xie y Ba feng son puntos extra en las manos y los pies que tratan el congelamiento de las extremidades. Ba xie es un grupo de puntos entre los dedos de las manos. Ba feng es un grupo de puntos entre los dedos de los pies. B-6 nutre la sangre. Se utiliza la técnica de sangría en el área local y luego se aplica moxibustión.

<165> Gota

Desde la perspectiva de la MTC (Medicina Tradicional China), la gota es calor húmedo en el área local. La consulta médica es esencial. El calor húmedo se genera fácilmente cuando el calentador medio tiene problemas y también a través de la alimentación. La idea principal del tratamiento es limpiar el calor, drenar la humedad y regular el Qi y la sangre en el área local.

Los puntos principales: E-36 (Zu san li), B-4 (Gong sun), B-6 (San yin jiao), VC-4 (Guan yuan), VG-14 (Da zhui), IG-11 (Qu chi), B-9 (Yin ling quan)

Los puntos acompañantes: VB-34 (Yang ling quan), Ashi (cuando no hay mucho dolor), IG-4 (He gu), VB-39 (Xuan zhong), H-3 (Tai chong), B-10 (Xue hai)

VG-14 limpia el calor. VC-4 activa el calentador inferior para eliminar la humedad. E-36 elimina la humedad. VB-39 nutre la médula ósea y los riñones para beneficiar a las extremidades inferiores donde se siente fácilmente dolor. IG-4 e IG-11 limpian el calor húmedo. VB-34 elimina la humedad de las extremidades inferiores. B-6 elimina la humedad. H-3 mueve la sangre para aliviar el dolor y la estancamiento. Se utiliza moxibustión. Se utiliza una manipulación fuerte en los puntos acompañantes.

<166> Hemoptisis

La hemoptisis es un sangrado de las vías respiratorias. Puede tener muchas causas y enfermedades. La consulta médica es esencial. Si se conocen estas causas o enfermedades originales, el tratamiento debe centrarse primero en esas causas o enfermedades. Aquí nos enfocamos en cómo reducir el sangrado de las vías respiratorias. La idea principal del tratamiento es limpiar el calor del pulmón, regular el Qi y la sangre del pulmón, eliminar la flema del pulmón y mover la sangre para detener el sangrado.

Los puntos principales: V-17 (Ge shu), IG-11 (Qu chi), P-10 (Yu ji), P-5 (Chi ze), P-6 (Kong zui), E-40 (Feng long), IG-2 (Er jian)

Los puntos acompañantes: V-12 (Feng men), E-44 (Nei ting), V-18 (Gan shu), V-13 (Fei shu), VC-12 (Zhong wan), E-36 (Zu san li), IG-16 (Ju gu)

Se utilizan puntos especiales del canal del pulmón. P-5 es el punto mar (He) del pulmón. P-6 es el punto Xi-Hendidura del pulmón. P-10 limpia el calor del pulmón. IG-16 regula el intestino grueso y el pulmón. V-12 elimina el viento patógeno del pulmón. E-40 transforma la flema del pulmón. VC-12 beneficia al pulmón. V-17 y V-18 mueven la sangre y la preservan en el hígado para detener el sangrado. V-13 es el punto back shu del pulmón. E-36 regula el movimiento de Qi y elimina la humedad. Se utiliza una manipulación de nivel medio. Es necesario tratar la enfermedad causante.

<167> Hipertensión - caso leve

Desde la perspectiva de la MTC (Medicina Tradicional China), la hipertensión está relacionada con el corazón, los riñones, el hígado y el Qi. La consulta médica es esencial. Sin embargo, no toda la hipertensión muestra síntomas, por lo que se requiere una observación detallada para diferenciar los patrones. Hay muchos patrones y casos diferentes en la hipertensión, pero en general, esta prescripción se utiliza para calmar el yang del hígado y regular el corazón y los riñones, además de nutrir la sangre y el yin. Si se conocen otros síndromes o patrones, el tratamiento debe centrarse en esos síndromes o patrones. Si hay una enfermedad que causa hipertensión, es necesario tratar esa enfermedad.

Los puntos principales: H-3 (Tai chong), VB-20 (Feng chi), IG-11 (Qu chi), Yin tang (Ex), VG-20 (Bai hui), E-36 (Zu san li), VB-39 (Xuan zhong), An mian (Ex)

Los puntos acompañantes: IG-4 (He gu), B-6 (San yin jiao), VC-5 (Shi men), E-9 (Ren ying), E-40 (Feng long), PC-6 (Nei guan), R-3 (Tai xi)

IG-11 es el punto He del intestino grueso y regula el Qi de Yang ming y reduce la presión sanguínea. E-36 regula el movimiento del Qi. PC-6 es el punto luo que conecta al pericardio y regula la función del corazón. Yin tang es el punto extra que calma la mente y alivia el dolor de cabeza. VG-20 regula el Qi y alivia el dolor de cabeza. VB-20 elimina el viento y el dolor de cabeza. VB-39 nutre la sangre y el yin. E-40 elimina la flema y regula el movimiento de Qi y sangre. VC-5 fortalece el quemador inferior. An mian es el punto extra para tratar el insomnio. E-9 regula el movimiento de Qi y sangre y regula la presión sanguínea. Se utiliza una manipulación fuerte. Se utiliza moxibustión en E-36 y VB-39.

<168> Hipertensión - caso grave

Este es un caso grave de hipertensión y existe el peligro de accidente cerebrovascular o dolor de cabeza severo. La consulta médica es esencial. También puede ser un caso de emergencia. El tratamiento de la MTC consiste en abrir los orificios, calmar el viento y regular el movimiento del Qi.

Los puntos principales: E-36 (Zu san li), H-3 (Tai chong), VG-20 (Bai hui), IG-11 (Qu chi), puntos Jing de las manos y los pies, VG-14 (Da zhui), VB-20 (Feng chi), E-8 (Tou wei), Yin tang (Ex), Er jian (Acupuntura auricular, parte superior de la oreja): técnica de sangría

Los puntos acompañantes: VB-7 (Qu bin), IG-4 (He gu), PC-6 (Nei guan), PC-5 (Jian shi), VB-21 (Jian jing), VB-39 (Xuan zhong), C-7 (Shen men), H-2 (Xing jian), Tai yang (Ex): técnica de sangría, E-40 (Feng long): técnica de sangría

Los puntos Jing de las manos y los pies desbloquean la conexión entre los canales Yin y Yang y pueden ayudar a prevenir un accidente cerebrovascular (pero es necesario tomar medicamentos para la hipertensión en caso de emergencia). E-36 regula el movimiento del Qi y la sangre. IG-11 reduce la presión sanguínea. VG-14 elimina el calor de los canales Yang. VG-20 abre los orificios y alivia el dolor de cabeza y previene el accidente cerebrovascular. Yin tang es el punto extra para eliminar el viento de la cabeza y calmar la mente. VB-20 elimina el viento de la cabeza. VB-7 alivia el dolor de cabeza y elimina el viento. PC-5 y PC-6 regulan el corazón. VB-21 regula el movimiento del Qi. Tai yang es el punto extra en la región temporal de la cabeza. La técnica de sangría en Er jian, Tai yang o E-40 regula el movimiento del Qi y la sangre y elimina el patógeno. VB-39 nutre la sangre y el yin para retener el yang ascendente. Se utiliza la técnica de sangría en los puntos Jing. Se utiliza una manipulación fuerte. Las moxibustiones en E-36, VB-39 y VG-20 son eficaces.

<169> Hipertiroidismo

El hipertiroidismo está relacionado con el exceso de calor, el aumento del yang del hígado. La consulta médica es esencial. Desde la perspectiva de la MTC, es importante eliminar el exceso de calor y el yang del hígado.

Los puntos principales: Qi ying (Ex), IG-11 (Qu chi), H-2 (Xing jian), B-6 (San yin jiao), Jia ji (C3~C5), VB-20 (Feng chi), PC-5 (Jian shi)

Los puntos acompañantes: PC-6 (Nei guan), B-4 (Gong sun), VG-20 (Bai hui), IG-4 (He gu)

Para palpitaciones e insomnio: PC-7 (Da ling), C-7 (Shen men), An mian (Ex)

Para rostro caliente y enrojecido: Tai yang (Ex): técnica de sangría, Er jian (Acupuntura auricular): técnica de sangría, H-2 (Xing xian), E-44 (Nei ting), IG-4 (He gu)

Para ojos prominentes: V-2 (Zan zhu), H-3 (Tai chong), E-2 (Si bai)

Para sudoración excesiva: C-6 (Yin xi), IG-4 (He gu), R-7 (Fu liu)

PC-5 calma la frecuencia cardíaca rápida. B-6 nutre el Yin para retener el Yang ascendente. Qi ying es el punto extra que trata el hipertiroidismo y su ubicación es la misma que la de E-10 (Shui tu). Jia ji (C3~C5) son los puntos extra que alivian la tensión en el cuello y regulan el Qi y la sangre. Otros puntos acompañantes y puntos adicionales pueden agregarse según la situación y los patrones del caso. Se utiliza una manipulación de nivel medio.

<170> Hipotensión

La hipotensión puede estar relacionada con la deficiencia de Qi, la depresión emocional o la fatiga, entre otros. La consulta médica es esencial. Pero no toda la hipotensión muestra síntomas, por lo que se requiere una observación detallada para diferenciar los patrones. Los síntomas habituales son mareos o fatiga. La idea principal del tratamiento en la MTC es fortalecer el Qi y la sangre, y activar el corazón y los riñones.

Los puntos principales: VG-20 (Bai hui), VG-4 (Guan yuan), E-9 (Ren ying), VG-25 (Su liao), VG-14 (Da zhui), R-7 (Fu liu)

Los puntos acompañantes: VG-26 (Shui gou), C-7 (Shen men), ID-3 (Hou xi), PC-6 (Nei guan), H-3 (Tai chong), E-36 (Zu san li)

E-9 regula la presión sanguínea. PC-6 activa la función cardíaca. VG-26 estimula el corazón para que se mueva más vigorosamente. H-3 activa el movimiento del corazón. ID-3 fortalece los riñones y el Qi. VG-25 estimula el corazón para que se mueva más vigorosamente. C-7 es el punto Fuente Yuan del corazón y lo activa. VG-14 regula todos los canales Yang. Se utiliza una manipulación suave.

<171> Sudoración Nocturna (Sudores Nocturnos)

La sudoración nocturna en sí misma no es una enfermedad, pero puede ser un indicador de enfermedades subyacentes. La consulta médica es esencial. Sin embargo, no toda la sudoración nocturna es patológica. Hay muchas causas, como la menopausia, la ansiedad, los medicamentos antidepresivos, la baja de azúcar en la sangre, el alcohol o las drogas, etc. Desde la perspectiva de la MTC, la sudoración nocturna es un síntoma de deficiencia de Yin. La idea principal del tratamiento es nutrir el Yin y eliminar el calor de la deficiencia.

Los puntos principales: C-6 (Yin xi), V-15 (Xin shu), R-7 (Fu liu), P-9 (Tai yuan), V-13 (Fei shu), VG-12 (Shen zhu), VC-4 (Guan yuan), R-2 (Ran gu)

Los puntos acompañantes: VC-6 (Qi hai), R-3 (Tai xi), V-23 (Shen shu), VG-20 (Bai hui), E-36 (Zu san li), V-11 (Da zhu), P-5 (Chi ze)

C-6 es el punto Xi-Hendidura del canal del corazón y detiene la sudoración nocturna. V-13 nutre el Yin del pulmón. VG-12 tonifica el Yin cuando se utiliza junto con otros puntos de tonificación de Yin y fortalece los huesos. V-15 nutre el Yin del corazón. V-23 nutre el Yin de los riñones. V-11 nutre el Yin y fortalece los huesos. R-7 nutre los riñones. Se pueden agregar puntos complementarios para aumentar los efectos. Estos puntos también nutren el Yin y fortalecen el cuerpo. Se emplea una manipulación suave. La moxibustión se utiliza para casos crónicos.

<172> Obesidad

La obesidad es un caso complicado. Aunque no es una enfermedad, causa muchos otros problemas serios como cirrosis, ataque cardíaco, problemas renales, hipertensión, inflamación interna e incluso cáncer. La consulta médica es esencial. Por lo tanto, el tratamiento de la obesidad es muy importante para mantener la salud y prevenir enfermedades. Desde la perspectiva de la MTC, la obesidad tiene muchas causas diferentes, como deficiencia de Qi, acumulación de flema y humedad, calor en el estómago, calor húmedo, etc.

Es difícil mostrar todas las prescripciones aquí. Por lo tanto, la prescripción mostrada aquí es a través de la acupuntura auricular. La prescripción clásica de acupuntura es complicada y es mejor consultar un libro de referencia especial sobre el tratamiento de la obesidad a través de la acupuntura clásica. Aquí mostramos los puntos de acupuntura auricular. La idea principal del tratamiento es disminuir el hambre y regular las hormonas a través de los puntos de acupuntura auricular.

Prescripción 1: riñones, shen men, bazo, estómago, intestino grueso, boca, sed, endocrino, corazón, abdomen

Prescripción 2: estómago, endocrino, intestino grueso, abdomen inferior, esófago, páncreas, boca, hambre, abdomen, sed

Prescripción 3: suprarrenal, endocrino, subcortical, intestino grueso, útero, boca, ovarios, estómago, cerebro, testículo, hambre, sed

<173> Pancreatitis

La pancreatitis es una inflamación del páncreas. Los principales síntomas son dolor abdominal, náuseas, vómitos, fiebre o escalofríos, ritmo cardíaco acelerado y falta de aire o ictericia. La consulta médica es esencial. Las principales causas son el alcohol o grandes piedras en la vesícula. Desde la perspectiva de la MTC, es el calor húmedo en el quemador medio lo que causa la estagnación del Qi, dolor y calor.

Los puntos principales: IG-11 (Qu chi), IG-2 (Er jian), V-20 (Pi shu), Ashi en la espalda, V-50 (Wei cang) en el lado izquierdo, V-22 (San jiao shu), B-9 (Yin ling quan), B-4 (Gong sun)

Los puntos acompañantes: VG-12 (Shen zhu), B-6 (San yin jiao), VG-14 (Da zhui), B-2 (Da du), VC-12 (Zhong wan), E-21 (Liang men) en el lado izquierdo, V-17 (Ge shu), Cui shu (Ex), E-36 (Zu san li)

VC-12 elimina la humedad y la flema del quemador medio. E-21 es el punto Xi-Hendidura del estómago (canal Yang ming) para aliviar el dolor abdominal y el calor. V-20 elimina el patógeno del páncreas. V-22 regula el triple calentador. B-4 es el punto de conexión luo del canal del bazo para tratar el páncreas. Los puntos acompañantes se añaden para aumentar los efectos de los puntos principales. Cui shu es el punto de acupuntura extra en el medio de la espalda, 1,5 cun lateral al borde inferior del proceso espinoso de la octava vértebra torácica (T8). Cui shu está a la altura del páncreas y activa la función del páncreas. V-17 mueve la sangre y también activa el área local, el páncreas. E-36 elimina la humedad. V-50 se usa para dolor epigástrico o distensión abdominal. Se usan agujas para el caso agudo y la moxibustión se usa para el caso crónico.

<174> Peritonitis

La peritonitis es una inflamación en la capa delgada dentro del abdomen. Esto está entre el pecho y la pelvis. Las principales causas son infecciones por bacterias u hongos. La consulta médica es esencial. Puede ocurrir debido a cirrosis o problemas renales. Los síntomas son dolor o sensibilidad en el abdomen, fiebre, abdomen hinchado, pérdida de apetito, vómitos o náuseas, diarrea, reducción de la cantidad de orina, sed, fatiga, etc. La idea principal del tratamiento de la acupuntura es eliminar el patógeno, regular la digestión, eliminar la humedad para disminuir la inflamación.

Los puntos principales: V-23 (Shen shu), V-18 (Gan shu), B-9 (Yin ling quan), VC-12 (Zhong wan), H-13 (Zhang men), VC-9 (Shui fen), V-20 (Pi shu), E-40 (Feng long)

Los puntos acompañantes: IG-11 (Qu chi), E-36 (Zu san li), VC-6 (Qi hai), E-27 (Da ju), VB-34 (Yang ling quan), VC-3 (Zhong ji), VG-12 (Shen zhu), B-6 (San yin jiao), V-25 (Da chang shu)

V-20 elimina la humedad y el patógeno del bazo. V-23 fortalece los riñones. V-25 regula el sistema digestivo y elimina el patógeno del abdomen. VC-12 elimina la flema y regula la digestión. VC-9 promueve la micción y elimina la humedad. VC-6 fortalece el Qi. E-27 alivia el dolor abdominal. VC-3 promueve la micción y alivia el dolor. H-13 se usa para todo tipo de problemas de los órganos Zang. IG-11 limpia el calor y la inflamación. VB-34 elimina la humedad. VG-12 elimina el viento interno y fortalece el cuerpo. Se utiliza manipulación a nivel medio. También se puede usar moxibustión.

<175> Debilidad Física

La debilidad física es la deficiencia de Qi y sangre. La consulta médica es esencial. La idea principal del tratamiento de la MTC es fortalecer el Qi y la sangre. Los principales órganos a tratar son el bazo y los riñones.

Los puntos principales: VC-6 (Qi hai): moxibustión, VG-20 (Bai hui), VG-12 (Shen zhu), VC-4 (Guan yuan): moxibustión, VC-5 (Shi men), E-36 (Zu san li), R-7 (Fu liu)

Los puntos acompañantes: V-52 (Zhi shi), TC-2 (Ye men), VC-12 (Zhong wan), VG-4 (Ming men): moxibustión, ID-3 (Hou xi), V-23 (Shen shu): moxibustión, V-43 (Gao huang): moxibustión

VC-4 fortalece el Qi y la sangre, el Yin y el Yang. VC-5 y VC-6 fortalecen el Qi. E-36 regula el bazo y el estómago para aumentar la absorción de nutrientes y generar Qi. VG-12 elimina el viento interno y fortalece el cuerpo. VG-4 aumenta el Yang de los riñones y calienta el cuerpo. V-23 fortalece los riñones. V-52 nutre la esencia de los riñones. R-7 fortalece los riñones. VC-12 regula el Qi en el quemador medio para activarlo. Se puede usar moxibustión. En el caso de los niños, la moxibustión no se usa en E-36.

<176> Pleuritis

Esta es una condición de inflamación en la pleura, las capas delgadas de tejido que separan el pulmón de la pared torácica. La consulta médica es esencial. Los pacientes experimentan dolor en el pecho al respirar, toser o estornudar, falta de aire, tos o fiebre. Las causas son infección viral, infección bacteriana, infección fúngica, cáncer de pulmón, embolia pulmonar, fractura de costilla, enfermedades hereditarias, medicamentos, trastornos autoinmunes, tuberculosis, etc. La idea principal del tratamiento es limpiar el calor del pulmón, eliminar la inflamación, el catarro y aliviar el dolor en el pecho.

Los puntos principales: VC-12 (Zhong wan), P-10 (Yu ji), VG-12 (Shen zhu), V-11 (Da zhu), H-14 (Qi men), ID-11 (Tian zong), P-7 (Lie que)

Los puntos acompañantes: IG-4 (He gu), IG-11 (Qu chi), B-21 (Da bao), Ashi, PC-5 (Xi men), VB-36 (Wai qiu), VG-10 (Ling tai), E-40 (Feng long), E-36 (Zu san li), V-17 (Ge shu)

VG-12 limpia el calor del pulmón y alivia la tos. V-11 alivia la tos. VG-10 alivia la tos. V-17 elimina la estasis de sangre e ID-11 alivia el dolor y calma el asma. VC-12 elimina el catarro y regula el movimiento de Qi en el quemador medio. H-14 elimina la estasis de Qi y libera el Qi del hígado. B-21 alivia el dolor en el pecho. PC-5 es el punto Xi-Hendidura del pericardio y alivia el dolor en el pecho. VB-36 es el punto Xi-Hendidura y alivia el dolor. El punto Ashi alivia el dolor. Se utilizan agujas con manipulación fuerte para casos agudos. La moxibustión se utiliza para casos crónicos.

<177> Escrófula

La escrófula es una condición seria causada por la bacteria de la tuberculosis, que causa síntomas fuera del pulmón, incluyendo inflamación y nódulos linfáticos irritados en el cuello. La consulta médica es esencial. Las causas son las bacterias de la tuberculosis. La idea principal del tratamiento en la Medicina Tradicional China (MTC) es eliminar la inflamación, limpiar el calor, nutrir el pulmón, eliminar el catarro, eliminar la estasis de Qi del hígado y regular el Qi del pulmón.

Los puntos principales: B-6 (San yin jiao), R-6 (Zhao hai), P-7 (Lie que), TC-10 (Tian jing), VG-14 (Da zhui), Zhou jian (Ex), Ashi, VB-21 (Jian jing), H-3 (Tai chong), B-10 (Xue hai)

Los puntos acompañantes: VB-38 (Yang fu), E-40 (Feng long), V-23 (Shen shu), V-13 (Fei shu), V-43 (Gao huang), H-13 (Zhang men), VB-41 (Zu lin qi), TC-6 (Zhi gou), V-17 (Ge shu)

VG-14 limpia el calor del cuerpo. TC-10 es el punto especial para escrófula. Zhou jian es el punto extra ubicado en la parte superior del olécranon cubital cuando el codo está flexionado. Zhou jian se usa para escrófula. El punto Ashi elimina la masa. VB-21 regula el movimiento de Qi. H-

13 trata los órganos Zang. Para nutrir el pulmón y los riñones, se utilizan V-13, V-23, R-6 y B-6. H-3, B-10, V-17 eliminan la estasis de Qi y sangre. E-40 transforma el catarro. Los canales de VB y TC se utilizan para tratar el cuello, donde pasan estos canales. La moxibustión se usa en los puntos locales o Ashi.

<178> Estomatitis

Esta es una condición de inflamación y enrojecimiento en la mucosa oral. La consulta médica es esencial. Existen dos tipos de estomatitis: estomatitis herpética (afta) y estomatitis aftosa (úlcera bucal). La causa es la infección. Como la mucosa oral es una expresión de la situación del estómago, el tratamiento se enfoca en el estómago y en el canal del estómago. La idea principal del tratamiento es eliminar la inflamación, regular el estómago, limpiar el exceso de calor o calor por deficiencia (según la síndrome), nutrir el estómago y aliviar el dolor en la boca.

Los puntos principales: IG-4 (He gu), E-44 (Nei ting), E-7 (Xia guan), B-2 (Da du), VC-14 (Ju que), E-36 (Zu san li), VC-12 (Zhong wan), V-21 (Wei shu)

Los puntos acompañantes: IG-10 (Shou san li), E-34 (Liang qiu), IG-11 (Qu chi), R-7 (Fu liu), IG-2 (Er jian), IG-20 (Ying xiang), V-23 (Shen shu), R-2 (Ran gu)

E-44 limpia el calor en el canal del estómago que pasa por la boca y alivia el dolor. E-34 es el punto Xi-Hendidura del canal del estómago y alivia el dolor. E-36 regula el estómago y alivia el dolor. Otros puntos se usan para tratar y regular el estómago. B-2 es el punto manantial para limpiar el calor del canal del bazo. E-4, IG-20, E-5 y E-7 son puntos locales para mover el Qi y la sangre de la zona local y aliviar el dolor. Se utiliza una manipulación fuerte.

<179> Estupefacción (1) – síndrome de bloqueo

Esta es la condición de no poder pensar claramente debido a estar extremadamente cansado, aburrido o bajo el efecto de drogas. La consulta médica es esencial. La síndrome de bloqueo es un término de la MTC para describir la situación bloqueada cuando el Qi y la sangre están bloqueados y no fluyen bien y los orificios están bloqueados y causan la conciencia turbia. Esta es una síndrome de exceso (patrón). En la MTC, la conciencia turbia se debe a los orificios bloqueados. La idea principal del tratamiento es abrir los orificios, despertar la conciencia y eliminar la estasis.

Los puntos principales: PC-6 (Nei guan), IG-4 (He gu), VG-20 (Bai hui), Shi xuan (Ex), H-3 (Tai chong), VG-26 (Shui gou), R-1 (Yong quan)

Los puntos acompañantes: VG-14 (Da zhui), E-40 (Feng long), VB-20 (Feng chi), H-2 (Xing jian), VC-12 (Zhong wan)

VG-26 abre los orificios y despierta la conciencia. Shi xuan es el punto extra ubicado en las puntas de cada dedo. Shi xuan abre los orificios y se usa para casos de emergencia. IG-4 y H-3 abren los orificios y regulan el movimiento del Qi. VG-14 despierta el cerebro donde entra el canal VG. PC-6 abre los orificios. E-40 transforma la flema que puede bloquear los orificios. R-1 es el punto de emergencia para abrir los orificios y despertar la conciencia. La técnica de sangrado se usa en Shi xuan primero. Se utiliza manipulación fuerte en otros puntos.

<180> Estupefacción (2) – síndrome de colapso

Esta es la síndrome de colapso (patrón) de la estupefacción y la causa es el colapso. La consulta médica es esencial. Colapso es una palabra de la MTC que describe la situación en la que el paciente pierde el Qi, sangre, Yin o Yang en un corto período de tiempo. Por ejemplo, si el paciente pierde mucha sangre debido a un accidente de coche, esto es el colapso de sangre. El colapso es un tipo de deficiencia, pero el colapso es más grave que solo una deficiencia. La idea principal del tratamiento es tonificar y calentar el cuerpo.

Los puntos principales: VC-4 (Guan yuan), VG-25 (Su liao), H-3 (Tai chong), P-9 (Tai yuan), VG-20 (Bai hui), E-36 (Zu san li), VG-4 (Ming men)

Los puntos acompañantes: PC-8 (Lao gong), TC-2 (Ye men), R-7 (Fu liu), ID-3 (Hou xi), IG-4 (He gu), VC-6 (Qi hai)

VG-20 tonifica el Qi y lo mantiene para que no se hunda. VC-6 y VC-4 tonifican el Qi, Yin y Yang. VG-25 despierta la conciencia. P-9 y R-7 tonifican pulmón y riñones. IG-4 y PC-8 ayudan a la recuperación de la conciencia. E-36 tonifica el Qi y regula el movimiento del Qi. Principalmente se utiliza la moxibustión. Agujas con manipulación de nivel medio se usan en VG-25, P-9 y R-7.

<181> Insolación, Golpe de Calor (1)

La insolación ocurre con calor excesivo en el cuerpo o ejercicios extenuantes. La consulta médica es esencial. La temperatura corporal del paciente puede aumentar más de 40,0 grados Celsius. La insolación es un caso de emergencia y amenaza la vida. Generalmente, el tratamiento es enfriar el cuerpo. En la acupuntura, se utilizan métodos de enfriamiento y apertura de los orificios.

Los puntos principales: IG-4 (He gu), VG-26 (Shui gou), VG-14 (Da zhui), PC-6 (Nei guan), IG-11 (Qu chi), H-3 (Tai chong)

Los puntos acompañantes: VC-12 (Zhong wan), VG-20 (Bai hui), B-4 (Gong sun), E-36 (Zu san li), E-43 (Xian gu)

VG-14, IG-11 y IG-4 enfrían el calor corporal. E-43 regula el estómago y calma la náusea. H-3 activa los latidos cardíacos para la recuperación. E-36 tonifica el Qi. PC-6 abre los orificios y mantiene la función cardíaca y alivia la náusea o el vómito. VC-12 elimina la flema y regula el calentador medio para tratar la náusea y el vómito. B-4 nutre el Yin y la sangre y regula el bazo y el estómago. Se usa manipulación fuerte.

<182> Insolación, Golpe de Calor (2)

La insolación ocurre con calor excesivo en el cuerpo o ejercicios extenuantes. La consulta médica es esencial. La temperatura corporal del paciente puede aumentar más de 40,0 grados Celsius. La insolación es un caso de emergencia y amenaza la vida. Generalmente, el tratamiento es enfriar el cuerpo. En la acupuntura, se utilizan métodos de enfriamiento y apertura de los orificios.

Los puntos principales: R-7 (Fu liu), R-1 (Yong quan), Shi xuan (Ex) o puntos manantiales (Jing) de las manos, VG-26 (Shui gou), PC-3 (Qu ze), Jin jin (Ex), Yu ye (Ex)

Los puntos acompañantes: V-57 (Cheng shan), E-36 (Zu san li), V-40 (Wei zhong), VG-20 (Bai hui), PC-8 (Lao gong), B-6 (San yin jiao)

VG-26 despierta la conciencia. Shi xuan es el punto extra

ubicado en las puntas de cada dedo. Shi xuan es un punto de emergencia para abrir los orificios. Los puntos manantiales (Jing) de las manos tienen el mismo significado que Shi xuan. PC-3 ayuda a recuperar los latidos cardíacos y las funciones pulmonares. V-40 limpia el calor de la sangre. VG-20 tonifica el Qi y lo mantiene para que no se hunda. PC-8 abre los orificios. R-1 es el punto de emergencia para despertar la conciencia. V-57 alivia el espasmo corporal. Jin jin y Yu ye son puntos extras ubicados bajo la lengua. Jin jin y Yu ye limpian rápidamente el calor corporal y aumentan los fluidos corporales. Se utiliza la técnica de sangría en Shi xuan, PC-3 y V-40. Se utilizan manipulaciones fuertes en los otros puntos.

<183> Síncope, Desmayo

La síncope es desmayarse o perder la conciencia. La consulta médica es esencial. Las principales causas son generalmente la falta súbita de flujo sanguíneo al cerebro. La idea principal del tratamiento de acupuntura es regular el corazón y los riñones, tonificar el Qi y la sangre y abrir los orificios para despertar la conciencia.

Los puntos principales: R-1 (Yong quan), PC-9 (Zhong chong), E-36 (Zu san li), VG-26 (Shui gou), VG-20 (Bai hui), C-9 (Shao chong)

Los puntos acompañantes: ID-3 (Hou xi) hasta PC-8 (Lao gong), E-36 (Zu san li), PC-6 (Nei guan), P-11 (Shao shang)

VG-26 abre los orificios para despertar la conciencia. PC-9 activa las funciones del corazón y también abre los orificios. C-9 activa los latidos cardíacos. E-36 tonifica y regula el Qi y la sangre. P-11 es el punto manantial (Jing) del canal del pulmón y se usa en casos de emergencia. IG-

4 abre los orificios y regula el Qi. ID-3 activa los riñones. PC-8 activa los latidos cardíacos. R-1 se usa en casos de emergencia y despierta la conciencia. Primero, se debe puncionar VG-26 con manipulación fuerte. La técnica de sangría se utiliza en PC-9 y C-9.

<184> Exhaustión Total (1)

La exhaustión total puede ser un caso de emergencia. La consulta médica es esencial. Es necesaria la absorción adecuada de nutrientes, iones y líquidos. En la Acupuntura, la idea principal del tratamiento es tonificar el Qi y la sangre, y abrir los orificios para aclarar la conciencia.

Los puntos principales: PC-6 (Nei guan), VC-4 (Guan yuan): moxibustión, VG-25 (Su liao), VG-20 (Bai hui): moxibustión

Los puntos acompañantes: VG-26 (Shui gou), PC-9 (Zhong chong), R-1 (Yong quan), E-36 (Zu san li), VC-12 (Zhong wan): moxibustión

VG-25 despierta la conciencia y hace que el Qi ascienda. PC-6 abre los orificios. VG-26 abre los orificios y hace que el Qi ascienda. PC-9 abre los orificios y activa los latidos cardíacos. R-1 es un punto de acupuntura de emergencia para despertar el cerebro y tonificar el Qi de los riñones. E-36 tonifica el Qi y regula el movimiento del Qi. Se utiliza una manipulación suave.

<185> Exhaustión Total (2)

La exhaustión total puede ser un caso de emergencia. La consulta médica es esencial. Es necesaria la absorción adecuada de nutrientes, iones y líquidos. En la Acupuntura, la idea principal del tratamiento es tonificar el Qi y la sangre, y abrir los orificios para aclarar la conciencia.

Los puntos principales: VG-26 (Shui gou), VC-8 (Shen que): moxibustión, VC-4 (Guan yuan): moxibustión, VG-20 (Bai hui): moxibustión

Los Puntos acompañantes: R-1 (Yong quan), VC-6 (Qi hai): moxibustión, E-36 (Zu san li): moxibustión, VG-4 (Ming men): moxibustión

VG-20 tonifica el Qi e impide que el Qi se hunda. VC-8 (moxibustión) tonifica el Yang de los riñones y calienta el cuerpo. VC-6 y VC-4 tonifican el Qi y la sangre. E-36 tonifica el Qi y VG-4 calienta el cuerpo y activa el Yang de los riñones. Se utiliza moxibustión. Se usa moxibustión indirecta en VC-8.

<186> Timpanismo

Se trata de la acumulación de gas en el tracto gastrointestinal. La consulta médica es esencial. Los pacientes experimentan hinchazón, distensión y malestar. Puede haber muchas causas diferentes, pero en la acupuntura la idea principal del tratamiento es regular el tracto gastrointestinal para eliminar el gas y hacer que el sistema digestivo funcione normalmente.

Los puntos principales: H-3 (Tai chong), IG-10 (Shou san li), VC-4 (Guan yuan), H-13 (Zhang men), B-6 (San yin jiao), E-37 (Shang ju xu), VC-6 (Qi hai), B-14 (Fu jie), E-36 (Zu san li)

Los puntos acompañantes: V-22 (San jiao shu), E-40 (Feng long), VC-9 (Shui fen), R-9 (Zhu bin), E-25 (Tian shu), R-14

(Si man)

En caso de causa neural (mental): VG-20 (Bai hui), C-7 (Shen men), PC-6 (Nei guan)

Principalmente, se usan los puntos de acupuntura en los canales del estómago y del intestino grueso. B-6 elimina la humedad y activa el bazo. IG-10 fortalece el bazo y el estómago y también elimina la humedad. E-36 activa el estómago y regula el Qi para no acumular gas en el tracto gastrointestinal. R-9, B-14, VC-6 y R-14 son puntos de acupuntura locales para regular y mover el Qi en el área local. Los puntos acompañantes son puntos locales alrededor del abdomen y puntos que activan el Qi y el movimiento del corazón. Se usa manipulación de nivel medio.

<187> Vértigo

En la visión de la MTC (Medicina Tradicional China), el vértigo es un tipo de viento generado tanto por la deficiencia como por la síndrome de exceso. La consulta médica es esencial. Además, el catarro en el quemador medio puede bloquear el movimiento del Qi del bazo hacia el cerebro y causar vértigo. Cuando el yang del hígado sube y genera el viento, el paciente experimentará vértigo. La idea principal del tratamiento es calmar el viento, nutrir el yin o la sangre para retener el viento y transformar el catarro del quemador medio.

Los puntos principales: VB-20 (Feng chi), VC-4 (Guan yuan), IG-4 (He gu), VG-20 (Bai hui), PC-6 (Nei guan), B-6 (San yin jiao), E-40 (Feng long)

Los puntos acompañantes: VG-18 (Qiang jian), VC-12 (Zhong wan), VB-8 (Shuai gu), E-36 (Zu san li), TC-17 (Yi feng), ID-19 (Ting gong), H-3 (Tai chong), Yin tang (Ex)

VB-20 calma el viento. VG-20 mantiene el Qi en la cabeza y trata el vértigo. Yin tang es el punto extra para calmar la mente y tratar el vértigo. IG-4 y H-3 regulan el movimiento del Qi. E-36 hace que el Qi descienda para disminuir el viento. E-36 tiene la función de fortalecer el Qi, pero en caso de vértigo debido a la deficiencia de sangre en el cerebro, es mejor usar otros puntos para fortalecer el Qi en lugar de E-36. Esto se debe a que E-36 activa el movimiento de la sangre en el tracto digestivo y hace que la sangre fluya más en el tracto digestivo, y el cerebro puede quedarse sin sangre, lo que retrasará el tiempo de recuperación del vértigo. En clásicos antiguos de acupuntura, E-36 a veces se usa para deficiencia de sangre, pero este no es el caso de deficiencia de sangre en el cerebro, y podemos considerar la función de E-36. VG-18 elimina el viento en la cabeza y trata el vértigo. E-40 regula el movimiento del Qi y elimina el catarro. B-6 nutre el Yin. VB-8 elimina el viento de la cabeza. TC-17 elimina el viento. ID-19 trata el oído para tener una percepción clara del equilibrio. Se usa manipulación de nivel medio.

<188> Vómito de Sangre, Hematemesis

Vomitar sangre no es una buena señal. La consulta médica es esencial. El paciente debe ir al hospital y hacerse un examen médico porque puede haber enfermedades graves como causa. En este esquema de tratamiento, el foco es detener el sangrado. La idea principal del tratamiento es enfriar la sangre y calentar el abdomen.

Los puntos principales: V-17 (Ge shu), PC-6 (Nei guan), B-10 (Xue hai), V-23 (Shen shu), VG-4 (Ming men), R-7 (Fu liu), C-6 (Yin xi), B-6 (San yin jiao)

Los puntos acompañantes: VB-34 (Yang ling quan), IG-11 (Qu chi), H-2 (Xing jian), C-8 (Shao fu), P-5 (Chi ze), R-10 (Yin gu), TC-8 (San yang luo)

R-10 y R-7 sirven para fortalecer el Yang de los riñones para calentar el estómago. P-5 y PC-6 regulan el movimiento de la sangre. VG-4 calienta el estómago. V-23 tonifica los riñones. C-6 regula el corazón para controlar el movimiento de la sangre. TC-8 regula el paso del Qi y la sangre. H-2 y C-8 son puntos manantiales para enfriar el calor en el hígado y el corazón. VB-34 elimina la humedad y la estancación del Qi en Shao yang. Es necesario tratar la enfermedad causante. Se usa manipulación de nivel medio.

Hígado y vesícula biliar - índice: 189~193

<189> Colecistitis, inflamación de la vesícula biliar

La consulta médica es esencial. La idea principal del tratamiento es eliminar el patógeno de calor en el canal de shao yang.

Los puntos principales: VB-24 (Ri yue), VB-43 (Xia xi), VB-34 (Yang ling quan), H-14 (Qi men) en el lado derecho, V-19 (Dan shu), VB-40 (Qiu xu), E-21 (Liang men) en el lado derecho, V-18 (Gan shu) en el lado derecho, VC-12 (Zhong wan), H-2 (Xing jian), Dan nang xue (Ex)

Los puntos acompañantes: VG-12 (Shen zhu), H-3 (Tai chong), IG-11 (Qu chi), P-6 (Kong zui), VC-14 (Ju que), ID-11 (Tian zong) en el lado derecho, IG-4 (He gu), E-40 (Feng long), V-48 (Yang gang), VB-36 (Wai qiu)

Dan nang xue es el punto extra para problemas de la vesícula biliar. Elimina el calor y drena la humedad. La ubicación de Dan nang xue está a 1 ~ 2 cun por debajo de VB-34. VB-34 es el punto de encuentro inferior del canal de la vesícula biliar y elimina el calor de Shao yang. VB-36 elimina el calor de Shao yang. VB-24 es el Punto Mu de la vesícula biliar para eliminar el calor de la vesícula biliar. V-19 es el Punto She de espalda de la vesícula biliar. V-48 elimina el calor de la vesícula biliar. ID-11 es el punto local. VC-12 regula el Qi y elimina la humedad. VC-14 es el punto local. H-14 es el punto local para eliminar la estancación del Qi del hígado. E-21 es el punto Xi-Hendidura y elimina el dolor. V-18 elimina la estancación y el dolor en la vesícula biliar y el hígado. VG-12 nutre el cuerpo y P-6 es el punto Xi-Hendidura del pulmón y trata la fiebre. Se usa principalmente la manipulación reductora en los puntos principales. Los puntos acompañantes se utilizan de manera selectiva.

<190> Colelitiasis, cálculos en la vesícula biliar

Los cálculos en la vesícula biliar se forman fácilmente con alimentos grasos o productos cárnicos. La consulta médica es esencial. También hay causas genéticas. Desde el punto de vista de la MTC, los cálculos en la vesícula biliar son un tipo de calor húmedo. La idea principal del tratamiento es eliminar el calor húmedo de la vesícula biliar. Muchos otros órganos están relacionados con este problema.

Los puntos principales: Dan nang xue (Ex), VB-43 (Xia xi), V-18 (Gan shu), VB-24 (Ri yue) en el lado derecho, H-3 (Tai chong), VB-36 (Wai qiu), V-19 (Dan shu), E-21 (Liang men), VB-40 (Qiu xu), H-14 (Qi men) en el lado derecho, VB-34

(Yang ling quan)

Los puntos acompañantes: H-2 (Xing jian), VC-12 (Zhong wan), B-16 (Fu ai), P-6 (Kong zui), IG-4 (He gu), V-50 (Wei cang), PC-4 (Xi men), ID-11 (Tian zong) en el lado derecho

El hígado debe ser tratado junto porque el hígado genera la bilis que se conserva en la vesícula biliar y también, desde la perspectiva de la MTC, el hígado es el compañero interno de la vesícula biliar. Dan nang xue es el punto extra para problemas de la vesícula biliar. Elimina el calor y drena la humedad. La ubicación de Dan nang xue está a 1 ~ 2 cun por debajo de VB-34. H-14 es el Punto Mu del hígado. VB-24 es el Punto Mu de la vesícula biliar. E-21, VC-12 y B-16 alivian el dolor en el quemador medio. VB-36 elimina el calor húmedo del canal de la vesícula biliar. VB-40 es el punto fuente Yuan de la vesícula biliar y elimina el calor húmedo de la vesícula biliar. V-19 es el Punto She de espalda de la vesícula biliar. V-18 es el Punto She de espalda del hígado. V-50 alivia el dolor en la región epigástrica. VB-34 elimina el calor húmedo. PC-4 elimina el dolor en el pecho. ID-11 elimina el dolor local. P-6 es el punto Xi-Hendidura del pulmón y reduce el dolor en el pecho. Esta prescripción es para el brote de dolor agudo por cálculo en la vesícula biliar. Si el dolor es severo, se necesita cirugía. Se usa la manipulación fuerte. Los puntos acompañantes pueden ser usados selectivamente.

<191> Cirrosis

La cirrosis es una amenaza para la vida si el proceso está avanzado. La consulta médica es esencial. Existen cirrosis alcohólica y no alcohólica. Se requiere una dieta adecuada y ejercicio. La idea principal del tratamiento es eliminar la humedad, regular el hígado y activar la digestión y el metabolismo. El tratamiento debe realizarse en el hígado, la vesícula biliar y el bazo y estómago porque la humedad se genera a partir del quemador medio.

Los puntos principales: VC-12 (Zhong wan), E-36 (Zu san li), H-14 (Qi men), V-18 (Gan shu), H-3 (Tai chong), Puntos Ashi, B-10 (Xue hai), VB-34 (Yang ling quan), ID-11 (Tian zong), E-40 (Feng long): técnica de sangría

Los puntos acompañantes: B-6 (San yin jiao), B-9 (Yin ling quan), H-2 (Xing jian), VG-12 (Shen zhu), V-19 (Dan shu), VG-9 (Zhi yang), H-8 (Qu quan), VC-9 (Shui fen)

H-14 es el Punto Mu del hígado y V-18 es el punto shu dorsal del hígado. Estos puntos eliminan la humedad del hígado y la vesícula biliar y los regulan. VC-12 activa el bazo y el estómago para eliminar la humedad y el catarro. H-3 es el punto fuente Yuan del hígado. VG-12 fortalece el cuerpo y elimina el calor. V-19 es el punto shu dorsal de la vesícula biliar. ID-11 regula el área local y alivia el dolor. VB-34 y B-6 eliminan la humedad. VG-9 elimina la humedad del hígado y la vesícula biliar. Se utiliza moxibustión, 5-7 veces por sesión. Este tratamiento puede ser usado para la etapa inicial y media de la cirrosis. Medicamentos y moxibustión deben ser usados juntos. Si el paciente tiene ascitis, este tratamiento no funciona bien.

<192> Hepatitis

Existen diferentes tipos de hepatitis dependiendo de los tipos de infecciones. La consulta médica es esencial. Desde la perspectiva de la MTC, el tratamiento consiste en eliminar el calor húmedo, el calor o el frío húmedo y regular el hígado, la vesícula biliar y el bazo. El principal patógeno es la humedad.

Los puntos principales: PC-6 (Nei guan), B-10 (Xue hai), VB-34 (Yang ling quan), Puntos Jing-Pozos de las manos, VG-28 (Yin jiao), IG-11 (Qu chi), V-18 (Gan shu), E-36 (Zu san li), V-20 (Pi shu), TC-6 (Zhi gou)

Los puntos acompañantes: H-4 (Zhong feng), IG-4 (He gu), VG-9 (Zhi yang), H-3 (Tai chong), B-9 (Yin ling quan), V-19 (Dan shu)

Los puntos Jing-Pozos de las manos se utilizan para abrir los orificios y eliminar el patógeno del calor. VG-28 es el punto especial para limpiar el calor de la hepatitis. VG-9 elimina el calor húmedo. V-18 es el punto shu dorsal del hígado. V-20 es el punto shu dorsal del bazo. VB-34 elimina el calor húmedo. E-36 elimina la humedad. V-19 es el punto shu dorsal de la vesícula biliar. TC-6 abre el canal TC para eliminar la humedad. PC-6 regula el hígado, el Qi y también regula el quemador medio para eliminar la humedad. H-4 y H-3 eliminan la humedad del hígado. Se utiliza el método de sangría en los puntos Jing-Pozos y VG-28 (Yin jiao). Se utiliza una manipulación fuerte para eliminar el patógeno (este método es para síndromes agudas y excesivas).

<193> Ictericia

Por lo general, existen tres tipos de ictericia en la MTC: tipo de calor húmedo, tipo de frío húmedo y tipo de deficiencia. La consulta médica es esencial. Dependiendo del síndrome y los patrones, se puede modificar la prescripción. La idea principal del tratamiento es eliminar la humedad y regular el hígado, la vesícula biliar y el bazo. Si el síndrome es frío, puede añadir el método de calentamiento. Si el síndrome es de calor, puede añadir el método de limpieza. Si es de deficiencia, puede añadir el método de tonificación.

Los Los puntos principales: IG-11 (Qu chi), VB-34 (Yang ling quan), V-19 (Dan shu), H-3 (Tai chong), V-17 (Ge shu), V-20 (Pi shu), VG-9 (Zhi yang), VC-12 (Zhong wan), B-6 (San yin jiao), H-14 (Qi men)

Los puntos acompañantes: Dan nang xue (Ex), Puntos Jing-Pozos de las manos, VB-20 (Feng chi), E-21 (Liang men), H-14 (Zhang men), VG-12 (Shen zhu), H-8 (Qu quan), V-18 (Gan shu), E-36 (Zu san li)

VG-9 elimina el calor del cuerpo. V-17 es el punto de hui de la sangre y desintoxica la sangre, elimina el calor de la sangre y la estancamiento. Dan nang xue es el punto extra de acupuntura para problemas de la vesícula biliar. Limpia el calor y drena la humedad. La ubicación de Dan nang xue está aproximadamente a un punto sensible de 1 a 2 cun por debajo de VB-34. V-19 es el punto shu dorsal de la vesícula biliar para eliminar la humedad. V-20 elimina la humedad. H-8, H-3 y B-6 eliminan la humedad del hígado y el bazo. E-21 alivia el dolor y elimina la humedad del quemador medio. H-14 es el Punto Mu del hígado y elimina la humedad del hígado. La sangría en los puntos Jing-Pozos puede limpiar el calor. H-14 es el punto de hui del órgano Zang y trata el hígado y el bazo. Se utiliza el método de sangría en los puntos Jing-Pozos. Se utiliza una manipulación fuerte para otros puntos para eliminar los patógenos (esta prescripción es para el síndrome de exceso).

Salud del hombre - índice: 194~202

<194> Hiperplasia Benigna de Próstata

Con el proceso de envejecimiento, la hiperplasia prostática es muy común. La consulta médica es esencial. Desde la perspectiva de la MTC, el canal del hígado pasa por el órgano sexual y el tratamiento se enfoca en regular el canal del hígado y eliminar la humedad. Se utilizan comúnmente puntos de acupuntura que mueven el Qi del canal del hígado. Además, se utiliza el método de activación de la micción para aliviar la dificultad para orinar.

Los Los puntos principales: R-11 (Heng gu), E-9 (Shui fen), V-32 (Zhong liao), V-32 (Ci liao), VC-3 (Zhong ji), V-18 (Gan shu), R-10 (Yin gu), B-9 (Yin ling quan), B-6 (San yin jiao), VC-2 (Qu gu), H-5 (Li gou), Long men (Ex)

Los puntos acompañantes: H-8 (Qu quan), R-7 (Fu liu), V-23 (Shen shu), VG-4 (Ming men), E-30 (Qi chong), P-7 (Lie que), B-8 (Di ji), V-39 (Wei yang), B-15 (Da heng), B-10 (Xue hai), H-3 (Tai chong)

VC-3 y VC-2 son puntos especiales para activar la micción y también para aliviar el dolor. Tienen un efecto muy bueno en la próstata y son los Los puntos principales para problemas de próstata. R-11 regula el área local de la próstata. V-18 es el Punto She de espalda del hígado. V-23 es el Punto She de espalda de los riñones para facilitar la micción. H-5 es el punto luo de conexión del canal del hígado y regula el flujo de orina. V-32 está en la región sacra y regula la región local de la próstata. R-10 regula el área local de la próstata. H-8 elimina la humedad del canal del hígado y de la próstata. B-6 elimina la humedad. V-39 activa la micción y elimina la humedad. Los puntos acompañantes regulan el área local de la próstata y aumentan el Yang de los riñones para activar la micción. Long men es el punto extra ubicado en el borde inferior del hueso púbico en el vaso de la concepción (Ren mai). Long men tiene un efecto muy bueno en la dificultad para orinar. Se utiliza una manipulación de nivel medio. Los puntos se utilizan selectivamente. La moxibustión y las agujas pueden usarse juntas. Se necesita un tratamiento a largo plazo.

<195> Disfunción Eréctil (1)

La disfunción eréctil tiene causas complejas y variadas, como problemas emocionales, tabaquismo, alcohol, fatiga, estrés mental o depresión, problemas de circulación sanguínea, etc. La consulta médica es esencial. Pero desde la perspectiva de la MTC, los órganos relacionados son el hígado, los riñones y el Qi o Yang. La prescripción presentada aquí es solo para el síntoma en sí mismo y, si se conoce alguna causa, se debe agregar el tratamiento de esas causas. La idea principal de tratamiento de esta prescripción es aumentar el Yang de los riñones, que es el tratamiento más común.

Los Los puntos principales: E-36 (Zu san li), B-8 (Di ji), B-4 (Gong sun), VG-4 (Ming men), VC-4 (Guan yuan), TC-2 (Ye men), B-6 (San yin jiao), V-32 (Ci liao), V-23 (Shen shu), VC-2 (Qu gu)

Los puntos acompañantes: VC-6 (Qi hai), H-3 (Tai chong), ID-3 (Hou xi), R-6 (Zhao hai), E-29 (Gui lai), R-2 (Ran gu)

En caso de estrés mental: añadir VG-20 (Bai hui), PC-6 (Nei guan)

V-32 activa el Yang, Qi y circulación sanguínea de los riñones en la pelvis. VG-4 aumenta el Yang de los riñones. E-36 fortalece el Qi. VC-4 nutre los riñones y el quemador inferior. V-23 fortalece los riñones. B-6 nutre la sangre y elimina la humedad. Los puntos acompañantes son puntos locales para aumentar el Qi o nutrir los riñones y el hígado. Se utiliza una manipulación de nivel medio. Los puntos se utilizan selectivamente. Una vez al día o cada dos días de tratamiento. En caso crónico, la moxibustión se usa de 5 a 7 veces por sesión.

<196> Disfunción Eréctil (2)

La disfunción eréctil tiene causas complejas y variadas, como problemas emocionales, tabaquismo, alcohol, fatiga, estrés mental o depresión, problemas de circulación sanguínea, etc. La consulta médica es esencial. Sin embargo, desde la perspectiva de la MTC (Medicina Tradicional China), los órganos relacionados son el hígado, los riñones y el Qi o Yang. La prescripción aquí introducida es solo para el síntoma en sí mismo y, si hay causas conocidas, se debe agregar el tratamiento de esas causas. La idea principal de tratamiento de esta prescripción es aumentar el Yang de los riñones, que es el tratamiento más común.

Los puntos principales: Long men (Ex), B-6 (San yin jiao), VC-6 (Qi hai), VC-2 (Qu gu), H-5 (Li gou), C-7 (Shen men)

Los puntos acompañantes: V-23 (Shen shu), VC-3 (Zhong ji), VG-4 (Ming men), VC-4 (Guan yuan), V-52 (Zhi shi), B-8 (Di ji)

Puede consultar la disfunción eréctil (1) para las explicaciones de los puntos. Algunos puntos diferentes se utilizan en esta segunda prescripción. Long men es el punto extra ubicado en el borde inferior del hueso púbico en el vaso de concepción (Ren mai). H-5 es el punto de conexión luo del canal del hígado y este punto tiene un buen efecto en problemas urinarios o sexuales. En esta segunda prescripción, se agrega el tratamiento del corazón, como C-7, que calma la mente. Si la causa de la disfunción eréctil es emocional o está relacionada con el estrés mental, se puede agregar C-7. Se utiliza una manipulación suave. La moxibustión se utiliza para casos crónicos.

<197> Infertilidad Masculina

La infertilidad masculina está principalmente relacionada con la baja actividad y cantidad de espermatozoides. La consulta médica es esencial. Esta prescripción ayudará a aumentar la actividad y cantidad de espermatozoides. Desde la perspectiva de la MTC, la baja actividad de los espermatozoides se debe a la deficiencia de los riñones, el hígado y el Qi. Por lo tanto, la idea principal de tratamiento es tonificar los riñones, el hígado y el Qi.

Los puntos principales: E-27 (Da ju), R-7 (Fu liu), V-53 (Bao huang), E-36 (Zu san li), V-23 (Shen shu), VC-4 (Guan yuan): La moxibustión es utilizada, VC-12 (Zhong wan), VG-4 (Ming men), B-6 (San yin jiao)

Los puntos acompañantes: E-28 (Shui dao), V-31 (Shang liao), V-27 (Xiao chang shu), H-5 (Li gou), Zi gong (Ex, Nota: Los hombres también tienen el punto Zi gong), E-29 (Gui lai), IG-4 (He gu), H-3 (Tai chong), R-3 (Tai xi)

En caso de estrés mental: agregar VG-20 (Bai hui), H-2 (Xing jian), C-7 (Shen men)

Los puntos principales son para tonificar los riñones, el Qi y nutrir el cuerpo. Los puntos acompañantes son para nutrir el hígado y la sangre. Zi gong es el punto extra. Zi gong no está presente solo en el cuerpo femenino, sino también en el masculino. Su ubicación está a 3 cun lateral al VC-3 (Zhong ji). La función de Zi gong es aumentar el poder sexual tanto en hombres como en mujeres. La moxibustión es más eficaz que las agujas. Se usa la moxibustión de 5 a 7 veces por sesión. Los puntos se utilizan selectivamente. El tratamiento puede realizarse una vez cada 3 días. Se requiere tratamiento a largo plazo.

<198> Eyaculación Nocturna

La eyaculación nocturna es un síntoma de pérdida de esperma durante la noche. Este problema es grave para los hombres. La consulta médica es esencial. Si se vuelve crónico, los hombres pueden experimentar una seria fatiga continua. Esto hace que el cuerpo se vuelva cada vez más deficiente y el tratamiento se vuelva más difícil. La eyaculación nocturna debe tratarse tempranamente. Desde la perspectiva de la MTC (Medicina Tradicional China), la eyaculación nocturna es una deficiencia de los riñones, el hígado y el Qi o calor húmedo y tiene un componente emocional. La idea principal de tratamiento aquí es tonificar el cuerpo.

Los puntos principales: VG-20 (Bai hui), VC-3 (Zhong ji), R-6 (Zhao hai), VC-4 (Guan yuan): La moxibustión es utilizada, B-6 (San yin jiao), V-23 (Shen shu), V-15 (Xin shu), B-8 (Di ji)

Los puntos acompañantes: H-2 (Xing jian), E-36 (Zu san li), VG-4 (Ming men): La moxibustión es utilizada, PC-5 (Jian shi), R-2 (Ran gu), H-8 (Qu quan)

En caso de estrés mental y miedo: agregar PC-6 (Nei guan) o usar fitoterapia china

Los puntos principales son para tonificar el Yang de los riñones y el hígado. PC-5 y V-15 calman la mente. R-2 elimina el calor del quemador inferior. V-23 nutre los riñones. Se usa manipulación de nivel medio. El tratamiento se aplica una vez cada 2 días. La moxibustión se utiliza para casos crónicos.

<199> Orquitis

La orquitis es una inflamación del testículo. Las

infecciones bacterianas o virales son las principales causas, aunque algunas causas son desconocidas. La consulta médica es esencial. Generalmente, la actividad sexual puede transmitir esta infección. Desde la perspectiva de la MTC, el calor húmedo en el canal del hígado es el principal síndrome y, si el caso se vuelve crónico, el síndrome cambia a deficiencia. La idea principal de tratamiento de esta prescripción es limpiar el calor húmedo en el canal del hígado.

Los puntos principales: B-1 (Yin bai), B-9 (Yin ling quan), H-1 (Da dun), VC-3 (Zhong ji), H-5 (Li gou), E-30 (Qi chong), H-3 (Tai chong)

Los puntos acompañantes: E-36 (Zu san li), H-2 (Xing jian), E-29 (Gui lai), VC-4 (Guan yuan), V-23 (Shen shu), Du yin (Ex), B-6 (San yin jiao)

El método de sangría puede usarse en H-1 y B-1 para limpiar el calor del canal del hígado y del quemador inferior. B-9, VC-3, E-29 y B-6 eliminan la humedad del quemador inferior. Du yin es el punto extra para mover la sangre y detener el dolor. La ubicación está en el lado plantar del segundo dedo del pie, en el centro del pliegue cutáneo interfalángico distal. Otros puntos acompañantes están eliminando los patógenos del quemador inferior y especialmente del canal del hígado. Se usa una manipulación fuerte. Los puntos se utilizan selectivamente.

<200> Eyaculación Precoz

Las principales causas de la eyaculación precoz son la deficiencia de los riñones, la deficiencia del Qi del bazo, la estancamiento del Qi del hígado, el calor húmedo, etc. La consulta médica es esencial. La idea principal de tratamiento en esta prescripción es nutrir el hígado y los riñones.

Los puntos principales: H-2 (Xing jian), VC-2 (Qu gu), VC-3 (Zhong ji), VC-4 (Guan yuan), B-6 (San yin jiao), V-32 (Ci liao), R-2 (Ran gu)

Los puntos acompañantes: R-3 (Tai xi), E-29 (Gui lai), E-36 (Zu san li), H-3 (Tai chong), VC-6 (Qi hai), E-30 (Qi chong), B-9 (Yin ling quan)

En caso de estrés mental: VG-20 (Bai hui), PC-6 (Nei guan), C-7 (Shen men)

Los puntos principales y acompañantes son para nutrir los riñones y el hígado, regular el Qi y eliminar el calor húmedo del quemador inferior. Se utiliza manipulación de nivel medio. Se recomienda moxibustión en VC-3. El tratamiento puede realizarse una vez cada 2 días.

<201> Prostatitis

La prostatitis es una inflamación de la próstata. La consulta médica es esencial. La infección bacteriana es la causa principal, pero no siempre. Algunas causas son desconocidas. Desde la perspectiva de la Medicina Tradicional China, el calor húmedo es la causa para los casos agudos y los patrones de deficiencia son para los casos crónicos. La idea principal de tratamiento de esta prescripción es eliminar el calor húmedo del quemador inferior y del canal del hígado.

Los puntos principales: H-5 (Li gou), VC-2 (Qu gu), VC-4 (Guan yuan), V-23 (Shen shu), Long men (Ex), B-6 (San yin jiao), VC-3 (Zhong ji), H-3 (Tai chong), V-28 (Pang guan shu)

Los puntos acompañantes: E-28 (Shui dao), VG-20 (Bai hui), IG-11 (Qu chi), B-9 (Yin ling quan), H-8 (Qu quan), E-29 (Gui lai), H-2 (Xing jian)

Los puntos se utilizan para eliminar el calor húmedo del quemador inferior y del canal del hígado. Para eliminar la humedad del quemador inferior, es beneficioso promover la micción. Long men es el punto extra para promover la micción y para eliminar la humedad del quemador inferior. La ubicación de Long men está en el borde inferior del hueso púbico en el vaso de la concepción (Ren mai). Se utiliza manipulación de nivel medio o fuerte todos los días o una vez cada 2 días.

<202> Insensibilidad Sexual, Frigidez

La insensibilidad sexual es un síntoma complejo porque puede tener varias causas. La consulta médica es esencial. La deficiencia de Qi o estancamiento, el calor húmedo, el frío húmedo o el estrés mental pueden ser las principales causas. La idea principal de tratamiento en esta prescripción es regular el canal del hígado para eliminar los patógenos y aumentar el Qi y los riñones para tener una mayor sensibilidad sexual.

Los puntos principales: E-36 (Zu san li), Long men (Ex), V-17 (Ge shu), VG-20 (Bai hui), H-8 (Qu quan), H-1 (Da dun), VC-3 (Zhong ji)

Los puntos acompañantes: R-12 (Da he), V-32 (Ci liao), V-23 (Shen shu), VG-12 (Shen zhu), V-27 (Xiao chang shu), C-8 (Shao fu): tonificar en caso de síndrome del frío

En caso de estrés mental: PC-6 (Nei guan), C-7 (Shen men), Si shen cong (Ex)

H-1 elimina los patógenos del canal del hígado. H-8 elimina la humedad del canal del hígado y también nutre el hígado. Long men es el punto extra y su ubicación está en el borde inferior del hueso púbico en el vaso de la concepción (Ren mai). Elimina la humedad y promueve la micción. V-27 y V-23 eliminan los patógenos de la pelvis y también tonifican el Yang de los riñones para aumentar la sensibilidad sexual. VG-20 aumenta el Qi y también alivia el estrés mental. VG-12 nutre el cuerpo. V-17 aumenta la circulación sanguínea. Se utiliza manipulación de nivel medio.

Problemas nerviosos - Índice: 203~210

<203> Parálisis del Nervio Facial

El origen principal de este síntoma es el daño al séptimo nervio craneal (nervio facial). La consulta médica es esencial. Las causas principales pueden ser infección, trauma o accidente cerebrovascular (ACV). En la MTC, la idea principal del tratamiento es eliminar el viento de la cabeza y la cara, regular el área local y activar la circulación sanguínea.

Los puntos principales: E-4 (Di cang), IG-11 (Qu chi), VB-20 (Feng chi), E-36 (Zu san li), IG-4 (He gu), E-37 (Shang ju xu), E-6 (Jia che), TC-17 (Yi feng), E-2 (Si bai), VB-14 (Yang bai), Qian zheng (Ex)

Los puntos acompañantes: Tai yang (Ex), H-3 (Tai chong), E-44 (Nei ting), Jia cheng jiang (Ex), E-7 (Xia guan), VG-26 (Shui gou), VB-31 (Feng shi)

VB-20 elimina el viento de la cabeza y la cara. Qian zheng es el punto extra utilizado para la parálisis facial. La ubicación de Qian zheng está de 0,5 a 1 cun anterior al lóbulo auricular. E-4, E-2 y VB-14 son los puntos locales para la parálisis facial. IG-4 es para problemas faciales y de cabeza.

E-36 y E-37 son los puntos principales más importantes. Se utiliza una inserción profunda para E-36 y E-37 con una dirección ligeramente inclinada hacia el cuerpo superior. La profundidad de las agujas en E-36 y E-37 debe ser de 2-3 cun dependiendo del tamaño de los pies. E-36 y E-37 regulan la cara. Los puntos acompañantes son para regular el área local. E-44 limpia el calor en el canal del estómago. Jia cheng jiang es el punto extra para la parálisis facial. La ubicación de Jia cheng jiang es 1 cun lateral a VC-24 (Cheng jiang). Se utiliza una manipulación fuerte en el lado sano y una manipulación suave en el lado patológico. La profundidad de la aguja debe ser superficial. El tratamiento se aplica todos los días o una vez cada 2 días.

<204> Espasmo Facial

Las causas del espasmo facial en la MTC son similares a las de la parálisis facial. La consulta médica es esencial. El viento es la causa principal de este problema. La idea principal del tratamiento es eliminar el viento y regular el área local.

Los puntos principales: IG-20 (Ying xiang), VB-31 (Feng shi), E-44 (Nei ting), IG-4 (He gu), VB-20 (Feng chi), E-2 (Si bai), H-2 (Xing jian), E-6 (Jia che), IG-3 (San jian)

Los puntos acompañantes: E-44 (Nei ting), Qian zheng (Ex), VB-34 (Yang ling quan), IG-10 (Shou san li), TC-17 (Yi feng), H-3 (Tai chong)

Para eliminar el viento, es necesario calmar el hígado. Puede consultar la explicación del punto de parálisis del nervio facial. El espasmo es un tipo de viento interno y en esta prescripción se agrega la limpieza del calor del hígado. Los puntos distantes son importantes. Se utiliza una manipulación fuerte para los puntos distantes y una manipulación suave para los puntos locales.

<205> Neuralgia Intercostal

Puede ser un tipo de inflamación o trauma. La consulta médica es esencial. La idea principal del tratamiento en la MTC es limpiar el calor y la inflamación en el canal de la vesícula biliar y eliminar la estancación del Qi en el canal de la vesícula biliar.

Los puntos principales: B-21 (Da bao), TC-3 (Zhong zhu), VB-41 (Zu lin qi), H-2 (Xing jian), VB-34 (Yang ling quan), Puntos Ashi, TC-6 (Zhi gou), H-13 (Zhang men)

Los puntos acompañantes: B-9 (Yin ling quan), VB-43 (Xia xi), TC-5 (Wai guan), E-40 (Feng long), PC-4 (Xi men), V-19 (Dan shu), V-18 (Gan shu)

VB-34 es el punto de acupuntura más comúnmente utilizado para eliminar el patógeno en el canal de la vesícula biliar. También elimina el calor húmedo. TC-6 es el punto del canal de la misma familia con el canal de la vesícula biliar. B-21 es el punto de conexión grand luo para detener el dolor en los lados laterales. VB-41, H-2 y TC-5 regulan la estancación del Qi en los lados laterales. PC-4 se conecta con el canal del hígado. B-9 elimina la humedad. H-13 elimina el dolor intercostal. E-40 elimina el moco que bloquea la región intercostal. V-18 es el Punto She de espalda del hígado. Se utiliza una manipulación fuerte. El método de sangría usando ventosas puede ser utilizado en los puntos Ashi.

<206> Esclerosis Múltiple - Extremidades Inferiores

Los síntomas de la EM pueden mejorar con la acupuntura. La consulta médica es esencial. Este es un problema genético y, en la visión de la MTC, se origina en la deficiencia de la esencia de los riñones. Los órganos responsables de este problema son el hígado, el bazo, los riñones y el pulmón. Está relacionado con el viento, la humedad y la deficiencia de los riñones. La idea principal del tratamiento es eliminar el viento húmedo para reducir la inflamación y mejorar el movimiento de las articulaciones. Nutrir los riñones y el hígado es importante en MTC. Se utiliza la medicina herbal china.

Los puntos principales: V-40 (Wei zhong), H-3 (Tai chong), B-4 (Gong sun), VB-30 (Huan tiao), B-6 (San yin jiao), VB-39 (Xuan zhong), E-36 (Zu san li), VB-34 (Yang ling quan), PC-6 (Nei guan), R-1 (Yong quan), El método de acupuntura craneal china del Dr. Jiao es eficaz.

Los puntos acompañantes: V-23 (Shen shu), VB-20 (Feng chi), Shang ba feng (Ex), ID-3 (Hou xi), R-7 (Fu liu), Ba feng (Ex), H-2 (Xing jian), VG-20 (Bai hui)

La prescripción es una combinación de puntos locales y puntos que eliminan el viento húmedo. B-6 elimina la humedad pero también nutre los riñones y el hígado. B-4 es el punto luo de conexión del canal del bazo. R-3 es el punto Yuan fuente de los riñones. Ba feng y Shang ba feng son puntos extras de acupuntura. Ba feng son 8 puntos localizados en cada dedo de los pies y Shang ba feng en los lados dorsales de los pies y aproximadamente 1 cun por encima de Ba feng. VB-39 es el punto de hui de la esencia y nutre la esencia de los riñones. Se utiliza una manipulación de nivel medio. El tratamiento se realiza todos los días o una vez cada 2 días. Se requiere una inserción profunda de la aguja. Se utiliza una aguja para dos puntos como VB-34 para B-9 y R-3 para V-60.

<207> Esclerosis Múltiple - Miembros Superiores

Los síntomas de la EM pueden mejorar con la acupuntura. La consulta médica es esencial. Este es un problema genético y, en la visión de la MTC, se origina en la deficiencia de la esencia de los riñones. Los órganos responsables de este problema son el hígado, el bazo, los riñones y los pulmones. Está relacionado con el viento, la humedad y la deficiencia de los riñones. La idea principal del tratamiento es eliminar el viento húmedo para reducir la inflamación y mejorar el movimiento de las articulaciones. Nutrir los riñones y el hígado es importante. Se utiliza la medicina herbal china.

Los puntos principales: B-6 (San yin jiao), R-1 (Yong quan), TC-5 (Wai guan), TC-4 (Yang chi), Ba xie (Ex), IG-4 (He gu), H-3 (Tai chong), IG-11 (Qu chi), El método de acupuntura craneal china del Dr. Jiao es eficaz.

Los puntos acompañantes: IG-15 (Jian yu), ID-3 (Hou xi), V-23 (Shen shu), V-18 (Gan shu), ID-6 (Yang lao), PC-3 (Qu ze), Shang Ba xie (Ex)

Los puntos locales se utilizan para eliminar el viento húmedo en el área local. Los canales Yang se utilizan mucho porque dominan y controlan el movimiento del cuerpo. Ba xie es el punto extra en los pies. Ba xie está entre los dedos y Shang Ba xie está aproximadamente a 1 cun por encima de Ba xie. Se utiliza una manipulación de nivel medio. El tratamiento se realiza todos los días o una vez cada 2 días. Se requiere una inserción profunda de la aguja. Se utiliza una aguja para dos puntos como IG-11 para C-3 y TC-5 para PC-6.

<208> Mielitis

Esta enfermedad es la inflamación de la médula espinal y los nervios sensoriales pueden quedar paralizados. La consulta médica es esencial. En la visión de la Medicina Tradicional China (MTC), la causa es la deficiencia de Yin o Yang en la esencia del hígado y los riñones. La idea principal del tratamiento es controlar los síntomas como fiebre o calor, entumecimiento, digestión, micción o estreñimiento y tratar la causa de las enfermedades como tonificar el Yin o Yang, la esencia, mover la sangre, etc. Si se conocen otros síntomas, se pueden agregar tratamientos para esos síntomas.

Los puntos principales: VG-8 (Jin suo), R-3 (Tai xi), PC-6 (Nei guan), E-38 (Tiao kou), VG-12 (Shen zhu), V-18 (Gan shu), VG-4 (Ming men), VG-11 (Shen dao), R-1 (Yong quan), VC-4 (Guan yuan)

Los puntos acompañantes: VG-20 (Bai hui), VG-26 (Shui gou), C-7 (Shen men), V-25 (Da chang shu), V-23 (Shen shu), VB-37 (Guang ming), IG-11 (Qu chi), B-4 (Gong sun), B-6 (San yin jiao)

En caso de parálisis de los miembros inferiores: VB-39 (Xuan zhong), E-36 (Zu san li), E-40 (Feng long), B-8 (Di ji), H-3 (Tai chong), VB-31 (Feng shi)

En caso de disfunciones de la vejiga urinaria o el recto: P-5 (Chi ze): método de reducción o técnica de sangría, VC-2 (Qu gu), B-9 (Yin ling quan), V-28 (Pang guang shu), R-9 (Zhu bin), R-7 (Fu liu), V-64 (Jing gu)

La prescripción consiste en el tratamiento de las causas y los síntomas. En esta prescripción, tonificar el Yin y el Yang de los riñones y el hígado es el principal método de tratamiento. Los puntos acompañantes son para los síntomas. La mielitis requiere tratamiento con medicina herbaria de la MTC para mejorar los efectos del tratamiento. Se utiliza una manipulación fuerte. Seleccione los puntos siguiendo los síntomas.

<209> Ciática

En la visión de la MTC, la ciática proviene de la deficiencia del hígado y los riñones y patógenos de viento-humedad en el área local. La consulta médica es esencial. La idea principal del tratamiento es eliminar el viento para aliviar el dolor, eliminar la viento-humedad y nutrir el hígado y los riñones. Se utilizan puntos locales y distantes juntos.

Los puntos principales: Zuo gu (Ex), VB-34 (Yang ling quan), Jia ji (Ex. L3~L5), V-31 (Shang liao), Ashi, VB-30 (Huan tiao), V-36 (Cheng fu), V-40 (Wei zhong), V-60 (Kun lun), VB-41 (Zu lin qi)

Si el dolor se percibe más en el canal V, use los puntos en el canal V. Si el dolor se percibe más en los canales VB, H o V, use los puntos en esos canales.

Los puntos acompañantes: V-32 (Ci liao), VB-39 (Xuan zhong), V-54 (Zhi bian), V-37 (Yin men), V-57 (Cheng shan)

En caso de deficiencia de los riñones: R-3 (Tai xi), B-6 (San yin jiao)

Si el estrés mental agrava el dolor: VG-20 (Bai hui), C-7 (Shen men), PC-6 (Nei guan)

VB-30 es el punto esencial para la ciática. Elimina la viento-humedad en el nervio ciático. V-40 alivia el dolor en la parte posterior de la pierna (canal B) y también mueve la sangre. V-31, V-32, Jia ji y Ashi son los puntos locales para la ciática. Jia ji es el punto extra. Los puntos acompañantes están en el canal donde se perciben los dolores. Zuo gu es el punto extra para la ciática. Este punto está ubicado en la parte posterior del muslo, aproximadamente a 7 cm debajo del pliegue del glúteo, en la depresión entre los músculos bíceps femoral y semitendinoso. Este punto tiene un buen efecto en el dolor ciático. Elimina la estancamiento de la sangre y alivia el dolor. Use una aguja larga para el muslo y VB-30. Se utiliza una manipulación fuerte. Se puede usar acupuntura electrónica.

<210> Neuralgia del Trigémino

Hay muchos factores causantes de la neuralgia del trigémino. La consulta médica es esencial. En la visión de la MTC (Medicina Tradicional China), el dolor ocurre cuando hay patógenos de viento-humedad, calor, estancamiento de sangre o bloqueo de flema. La idea principal del tratamiento es eliminar el viento-humedad, calor, estancamiento de sangre, transformar la flema y aliviar el dolor. En casos crónicos, es necesario nutrir el cuerpo.

Los puntos principales: H-2 (Xing jian), E-2 (Si bai), VB-31 (Feng shi), V-2 (Zan zhu), E-7 (Xia guan), VB-43 (Xia xi), IG-4 (He gu), E-36 (Zu san li), VB-14 (Yang bai), VB-20 (Feng chi), Tai yang (Ex): técnica de sangría

Los puntos acompañantes: H-3 (Tai chong), IG-11 (Qu chi), VB-41 (Zu lin qi), E-44 (Nei ting), TC-5 (Wai guan), IG-3 (San jian), H-3 (Tai chong), R-3 (Tai xi), Jia cheng jiang (Ex)

Tai yang es el punto extra para aliviar el dolor en el lado lateral de la cara. Jia cheng jiang es el punto extra para aliviar el dolor en el lado lateral de la boca. IG-4 se utiliza para tratar el dolor facial. E-44 elimina el calor en el canal del E que pasa por la cara. VB-20 elimina el viento de la cara y la cabeza. R-3 nutre los riñones. Se utiliza una manipulación leve o media. La manipulación fuerte puede ser utilizada para el área de dolor severo. Se puede usar acupuntura eléctrica para este problema.

Problemas pediátricos - Índice: 211 ~ 226

<211> Miopía Infantil

Los nervios y el sistema de tendones del bebé aún no están fijos porque aún están en proceso de crecimiento. La causa de la miopía infantil puede ser el exceso de televisión, juegos o uso de celular, etc. La consulta médica es esencial. Para la salud mental y emocional de los niños, no se recomienda el exceso de televisión o juegos. La idea principal del tratamiento en acupuntura es activar el Qi y la sangre en los ojos y nutrir el hígado y los riñones.

Los puntos principales: VB-37 (Guang ming), Yi ming (Ex), VB-20 (Feng chi), V-1 (Jing ming): debes seguir la guía de seguridad de la técnica de aguja, E-1 (Cheng qi), H-3 (Tai chong), R-7 (Fu liu)

Los puntos acompañantes: ID-3 (Hou xi), E-36 (Zu san li), H-8 (Qu quan), VB-16 (Mu chuang), V-10 (Tian zhu), VB-43 (Xia xi), TC-3 (Zhong zhu)

La prescripción consiste en puntos de acupuntura locales y puntos que nutren los riñones y el hígado. Se utilizan algunos puntos especiales para la visión, como R-7, VB-43, VB-16 y VB-37. Los canales VB son muy utilizados porque el canal VB y el canal del hígado están íntimamente relacionados con la visión. Se utiliza una manipulación de nivel medio. Debe evitarse la lectura de libros o ver televisión durante el período de tratamiento.

<212> Convulsión Aguda Pediátrica

Esto ocurre con fiebre alta o meningitis. La idea principal del tratamiento en acupuntura es limpiar el calor interno y eliminar el viento interno o externo. La consulta médica es esencial. La medicina herbal de la MTC para este caso será de gran ayuda. La fiebre alta puede ser peligrosa para un bebé.

Los puntos principales: VG-1 (Chang qiang), VG-26 (Shui gou), VG-20 (Bai hui), VG-12 (Shen zhu), IG-4 (He gu), R-1 (Yong quan): presionando con el dedo

En caso de fiebre alta: Técnica de sangría en Er jian (el punto de las puntas de las orejas en acupuntura auricular)

Los puntos acompañantes: R-10 (Yin gu), IG-1 (Shang yang) u otros puntos de nacimiento (Jing) de las manos, Ashi en el área de la espalda y el abdomen.

En caso de convulsión aguda, no es fácil hacer acupuntura. Es bueno considerar la técnica de sangría. El tratamiento utilizando el canal VG es esencial para limpiar la fiebre alta. VG-12 se usa para las convulsiones y también nutre el cuerpo. VG-20 es para eliminar el viento y controlar el equilibrio del cuerpo. VG-1 es el punto esencial para la convulsión infantil. R-10 nutre el Yin de los riñones para detener el viento ascendente. IG-4 limpia el calor en la cabeza. VG-26 despierta la conciencia para aclarar la mente. Se utiliza moxibustión en VG-12, VG-20 y VG-1. El método de sangría se utiliza en IG-1. Otros puntos se agujerean. Se utilizan agujas de presión en Ashi en la espalda y en el área abdominal.

<213> Asma Pediátrica

Este problema puede ocurrir por muchas causas como alergia, constitución innata o inmunidad. La consulta médica es esencial. Generalmente, los bebés tienen síndromes de bazo débil y exceso de hígado. Equilibrar los elementos tierra y madera, tratando el sistema respiratorio es esencial.

Los puntos principales: PC-6 (Nei guan): En caso de que la ubicación no esté clara debido a la edad temprana, puedes omitir este punto, V-12 (Feng men), VC-17 (Shan zhong), VG-12 (Shen zhu), VG-10 (Ling tai), Ding chuan (Ex), IG-10 (Shou san li)

Los puntos acompañantes: E-36 (Zu san li), VC-12 (Zhong wan), P-5 (Chi ze), H-2 (Xing jian), Área en el cuello, hombros, pecho y espalda: es bueno usar acupuntura o masaje con el dedo.

VG-12 y VG-10 son muy utilizados para problemas pediátricos. Nutren el cuerpo y también eliminan el calor patológico. V-12 expulsa el viento externo que causa el asma. Ding chuan es el punto extra para el asma o problemas respiratorios. La ubicación está en la espalda, 0,5 cun lateral al borde inferior del proceso espinoso de la séptima vértebra cervical. El tratamiento del bazo es esencial para el asma porque el bazo nutre el pulmón. En el caso de bebés, se utiliza moxibustión en VG-12 y VG-10, y se utilizan imanes en los otros puntos principales y agujas de presión se utilizan en los puntos acompañantes. En el caso de adolescentes, se utiliza moxibustión en VG-12 y VG-10, y se utilizan agujas para los otros puntos principales y agujas de presión se utilizan en los puntos acompañantes.

<214> Fraqueza Constitucional Pediátrica

La debilidad constitucional puede continuar durante toda la vida si no se trata adecuadamente en la infancia. La consulta médica es esencial. Las principales causas son nutrientes insuficientes cuando la madre estaba embarazada o en la infancia o genéticamente débil. Generalmente, el bazo y el estómago o los riñones están en deficiencia. La idea principal del tratamiento es activar el pulmón, tonificar el bazo y los riñones o el Qi y la sangre.

Los puntos principales: E-36 (Zu san li), V-23 (Shen shu), VG-12 (Shen zhu), VG-4 (Ming men), VB-25 (Jing men), VC-4 (Guan yuan)

Los puntos acompañantes: VG-9 (Zhi yang), B-10 (Xue hai), B-6 (San yin jiao), VC-12 (Zhong wan), TC-2 (Ye men), P-6 (Kong zui), V-17 (Ge shu), V-12 (Feng men)

No es necesario usar todos estos puntos. Puedes elegir algunos según tu propio diagnóstico. VB-25 es el Punto Mu de los riñones para tonificar los riñones. Los puntos son para tonificar los riñones y el bazo. V-17 es para nutrir la sangre. P-6 es el punto Xi-Hendidura del pulmón para activar el pulmón. V-12 elimina el viento externo que fácilmente causa inflamación para personas de baja inmunidad (debilidad). Los otros puntos son para tonificar el cuerpo o el Yin y el Yang. Se utiliza moxibustión en los puntos principales de 3 a 5 veces por sesión. Selecciona algunos puntos acompañantes para agujerear con manipulación suave. Usa menos cantidad de agujas.

<215> Diarrea Pediátrica

La diarrea pediátrica se debe principalmente a la deficiencia del bazo si no hay infección. La consulta médica es esencial. La idea principal del tratamiento es regular el sistema digestivo a través del bazo, el estómago y el intestino grueso.

Los puntos principales: E-36 (Zu san li), IG-11 (Qu chi), E-34 (Liang qiu), B-9 (Yin ling quan), E-25 (Tian shu), Zhi xie (Ex), Si feng (Ex)

Los puntos acompañantes: Para la fiebre: IG-4 (He gu), VG-14 (Da zhui)

Para el vómito: PC-6 (Nei guan)

E-25 es el Punto Mu del intestino grueso. Zhi xie es el punto extra para la diarrea. La ubicación está 2,5 cun debajo del ombligo en el canal VC. E-34 es el punto Xi-Hendidura del canal del estómago. Si feng es el punto extra para tratar los problemas digestivos de los bebés. La ubicación está en la superficie palmar, en el punto medio de los pliegues transversales de las articulaciones interfalángicas proximales de los dedos índice, medio, anular y meñique. Si el bebé tiene fiebre o vómito, puedes usar los puntos acompañantes. Usa la aguja de ángulo grueso en Si feng para exprimir los materiales grasosos amarillos y blancos. Se utiliza una manipulación de agujas de nivel medio en los otros puntos. Si el infante no quiere ser agujereado, se usan agujas de presión en Si feng e imanes se utilizan en los otros puntos.

<216> Convulsión Febril Pediátrica

Causas internas o externas pueden provocar fiebre en bebés. Si la fiebre es alta, puede causar convulsiones. La consulta médica es esencial. La idea principal del tratamiento es eliminar el calor y calmar el viento. Los órganos o canales relacionados con este problema son el hígado, el pericardio, los riñones y el canal VG.

Los puntos principales: Shi xuan (Ex): técnica de sangría, Feng guan (Ex), Yin tang (Ex), Tai yang (Ex): posiblemente realizar técnica de sangría, VB-31 (Feng shi), IG-11 (Qu chi), IG-4 (He gu), VG-14 (Da zhui), PC-8 (Lao gong)

Los puntos acompañantes: VG-20 (Bai hui), VG-12 (Shen zhu), Er jian (punto en las puntas de las orejas de la acupuntura auricular): técnica de sangría, R-1 (Yong quan), TC-5 (Wai guan)

Yin tang y Tai yang son puntos extras para eliminar el calor de la cabeza. Feng guan es un punto extra para convulsiones febriles. La unión metacarpofalángica del dedo índice se llama Feng guan. Shi xuan es un punto extra para situaciones de emergencia. Su ubicación está en las puntas de los dedos. Los canales VG se utilizan para limpiar la fiebre interna alta y calmar la convulsión. IG-11 e IG-4 eliminan el calor. PC-8 elimina el calor del pericardio para abrir los orificios. TC-5 elimina el patógeno externo o el viento. R-1 abre los orificios y despierta la mente. El método de sangría se utiliza en Shi xuan y Feng guan. Se utiliza una manipulación fuerte de agujas en los otros puntos.

<217> Dispepsia Funcional Pediátrica (dificultad para digerir)

La dispepsia se trata de dificultad para digerir. La consulta médica es esencial. La idea principal del tratamiento es regular el sistema digestivo como el estómago, el bazo y el hígado.

Los puntos principales: H-3 (Tai chong), Si feng (Ex), E-

36 (Zu san li), Yin tang (Ex)

Los puntos acompañantes: E-37 (Shang ju xu), IG-4 (He gu), PC-6 (Nei guan)

En caso de nerviosismo: C-7 (Shen men), VG-20 (Bai hui)

Si feng es un punto extra para la dispepsia infantil. Su ubicación está en la superficie palmar, en el punto medio de los pliegues transversales de las articulaciones interfalángicas proximales del dedo índice, medio, anular y meñique. E-36 y VC-12 regulan la digestión. IG-4 y E-25 regulan la función del intestino grueso. Yin tang es un punto extra para calmar la mente. C-7 y H-3 calman la mente. Usa la aguja en ángulo grueso para exprimir los materiales grasosos amarillos y blancos de Si feng. Se utiliza una manipulación suave de agujas en los otros puntos y las agujas se retiran inmediatamente después de la manipulación. Se utilizan métodos tonificantes.

<218> Convulsión Pediátrica Nocturna

El susto normalmente está relacionado con los riñones, el hígado y la vesícula biliar. La consulta médica es esencial. Pero en el tratamiento con acupuntura, nos enfocamos en el canal del Vaso Gobernador para aclarar la mente. Tratar el canal del Vaso Gobernador puede incluir el tratamiento de los riñones, el hígado y la vesícula biliar.

Los puntos principales: H-2 (Xing jian), C-7 (Shen men), VB-43 (Xia xi), IG-2 (Er jian), VG-12 (Shen zhu), VG-4 (Ming men)

Los puntos acompañantes: E-36 (Zu san li), Ambos lados de las vértebras, toda el área del abdomen, área de la fontanela: es bueno usar la técnica de masaje o el martillo de agujas de siete estrellas.

VG-12 despierta la mente y calma el susto del niño. VG-4 tonifica el yang de los riñones. IG-2 calma el susto. Los lados de las vértebras, toda el área del abdomen y el área de la fontanela calman la mente y el movimiento del Qi. Se utiliza moxibustión en los puntos principales. Usa el martillo de agujas de siete estrellas suavemente en los puntos acompañantes.

<219> Convulsión Pediátrica No Febril

La principal causa es el viento interno generado por el hígado y la vesícula biliar y está relacionado con el canal del Vaso Gobernador, tendones y músculos. La consulta médica es esencial. La idea principal del tratamiento es eliminar el viento y regular el canal del Vaso Gobernador, calmar los tendones y músculos.

Los puntos principales: VB-31 (Feng shi), VG-14 (Da zhui), ID-3 (Hou xi), VG-8 (Jin suo), H-3 (Tai chong), VG-26 (Shui gou)

Los puntos acompañantes: PC-6 (Nei guan), VG-12 (Shen zhu), H-2 (Xing jian), VB-34 (Yang ling quan), IG-4 (He gu), VB-43 (Xia xi), An mian (Ex)

VG-14 elimina el calor de todo el canal Yang para calmar la convulsión. VB-8 relaja los tendones. ID-3 abre el canal del Vaso Gobernador para calmar la convulsión. VB-34 relaja los músculos y tendones. VG-12 calma la convulsión. An mian es el punto extra para tratar la insomnio, pero aquí se puede usar para eliminar el viento de la cabeza. La ubicación de An mian es el punto medio entre TC-17 (Yi feng) y VB-20 (Feng chi). H-3 calma el viento interno del hígado. VG-26 despierta la mente. Se utiliza una manipulación fuerte de las agujas para calmar el viento. Retira las agujas inmediatamente después de la manipulación.

<220> Estomatitis Pediátrica

La estomatitis es una inflamación dolorosa en la boca. La consulta médica es esencial. En el caso de la estomatitis pediátrica, está íntimamente relacionada con la mala nutrición, la deficiencia del bazo y el estómago o el exceso en el hígado. La idea principal del tratamiento es tonificar el bazo y el estómago. Si se conoce cualquier otra causa, se puede agregar tratamiento.

Los puntos principales: E-36 (Zu san li), H-3 (Tai chong), VG-4 (Ming men), IG-10 (Shou san li), V-20 (Pi shu), VG-12 (Shen zhu)

Los puntos acompañantes: VG-20 (Bai hui), Puedes usar el martillo de agujas de siete estrellas en el área de la nuca, canal P y cuello frontal, canal IG en las extremidades superiores, canal V en la espalda, canal E en la pierna.

VG-12 nutre el cuerpo. V-20 e IG-10 tonifican el bazo. VG-4 aumenta el yang de los riñones para calentar el bazo y el estómago. Los puntos acompañantes son para aumentar el efecto del tratamiento. Puedes usar el martillo de agujas de siete estrellas o las agujas de presión. La moxibustión se usa de 3 a 5 veces por sesión.

<221> Vómito Pediátrico

El vómito pediátrico ocurre fácilmente con deficiencia

del bazo y estómago o exceso en el hígado. La consulta médica es esencial. La idea principal del tratamiento es tonificar el bazo y el estómago y regular la digestión.

Los puntos principales: H-3 (Tai chong), Si feng (Ex), VG-12 (Shen zhu), E-36 (Zu san li), VG-4 (Ming men)

Los puntos acompañantes: PC-6 (Nei guan), usa el martillo de agujas de siete estrellas en el área del canal E en el abdomen, canal V en la espalda, canal VC, canal P, canales E, B en la pierna o canal IG en los miembros superiores.

VG-12 nutre el cuerpo y para el vómito. VG-4 aumenta el Yang de los riñones para calentar el bazo y el estómago. Si feng trata la mala nutrición de los bebés y el vómito pediátrico. La moxibustión se usa en VG-12 y VG-4 de 3 a 5 veces por sesión. Se utilizan agujas de presión en Si feng y en los puntos acompañantes.

<222> Poliomielitis (Etapa Inicial) – Músculos Abdominales

La poliomielitis es una enfermedad infecciosa causada por el poliovirus. La consulta médica es esencial. La idea principal del tratamiento es regular el área local con la aplicación de agujas.

Los puntos principales: E-25 (Tian shu), VC-9 (Shui fen), VC-4 (Guan yuan), B-21 (Da bao), Jia ji (Ex, puntos correspondientes), VB-41 (Dai mai)

Los puntos acompañantes: VC-10 (Xia wan), H-13 (Zhang men), VC-12 (Zhong wan), E-21 (Liang men), VB-25 (Jing men)

Jia ji es el punto extra para eliminar la parálisis local, el dolor o el síndrome de Bi, etc. VC-4 es para tonificar el Qi y la sangre para aumentar la protección del cuerpo contra patógenos. B-21 es el punto de conexión grand luo en el tórax. En la etapa inicial, básicamente muchos puntos se agujerean superficialmente con manipulación suave. En la etapa crónica, los puntos se agujerean profundamente con manipulación fuerte. El lado patológico se aguja principalmente.

<223> Poliomielitis (Etapa Inicial) – Miembros Inferiores

La poliomielitis es una enfermedad infecciosa causada por el poliovirus. La consulta médica es esencial. La idea principal del tratamiento es regular el área local con la aplicación de agujas.

Los puntos principales: E-36 (Zu san li), B-6 (San yin jiao), VB-34 (Yang ling quan), V-37 (Yin men), VB-30 (Huan tiao), B-10 (Xue hai), R-1 (Yong quan), Jian xi (Ex), E-32 (Fu tu), Zuo gu (Ex), H-3 (Tai chong), B-9 (Yin ling quan)

Los puntos acompañantes: VB-40 (Qiu xu), VB-31 (Feng shi), VG-4 (Ming men), V-32 (Ci liao), VG-3 (Yao yang guan), otros puntos en las piernas.

Los puntos son para regular el área local y tonificar el Qi y la sangre para aumentar la protección contra los patógenos. VB-34 es el punto de hui del tendón. E-36 tonifica el Qi y también elimina la humedad. VG-4 aumenta el Yang de los riñones para aumentar la protección contra los patógenos. VG-3 calienta el cuerpo y también alivia el dolor lumbar. Zuo gu es el punto extra para la ciática o síndrome de Bi en el área local. Este punto extra está ubicado en la parte posterior del muslo, aproximadamente 7 cm por debajo del pliegue de la nalga, en la depresión entre los músculos bíceps femorales y semitendinosos. Este punto tiene un buen efecto en el dolor ciático o área local.

Elimina la estancación sanguínea y alivia el dolor. Jian xi es el punto extra para fortalecer la rodilla. Este punto extra está ubicado a 3 cun directamente encima del punto central del borde superior de la rótula. En la etapa inicial, básicamente muchos puntos se agujerean superficialmente con manipulación suave. En la etapa crónica, los puntos se agujerean profundamente con manipulación fuerte. El lado patológico es agujereado principalmente.

<224> Poliomielitis (Etapa Inicial) – Cuello

La poliomielitis es una enfermedad infecciosa causada por el poliovirus. La consulta médica es esencial. La idea principal del tratamiento es regular el área local con la aplicación de agujas.

Los puntos principales: ID-3 (Hou xi), TC-16 (Tian you), V-40 (Wei zhong): técnica de sangria, E-9 (Ren ying), IG-17 (Tian ding), Jia ji (Ex, correspondiente a C2~C6), VB-20 (Feng chi), V-10 (Tian zhu), VG-15 (Ya men)

Los puntos acompañantes: V-64 (Jing gu), V-65 (Shu gu), TC-17 (Tian rong), VB-12 (Wan gu), VG-16 (Feng fu)

Jia ji es el punto extra para tratar la síndrome de Bi local o dolor. En la etapa inicial, básicamente muchos puntos se agujerean superficialmente con manipulación suave. En la etapa crónica, los puntos se agujerean profundamente con manipulación fuerte. El lado patológico es agujereado principalmente.

<225> Poliomielitis (Etapa Inicial) – Miembros Superiores

La poliomielitis es una enfermedad infecciosa causada por el poliovirus. La consulta médica es esencial. La idea principal del tratamiento es regular el área local con la aplicación de agujas.

Los punntos principales: TC-6 (Zhi gou), IG-15 (Jian yu), Jia ji (Ex. Correspondiente a C5~C7, T1), P-5 (Chi ze), Jing bi (Ex), TC-14 (Jian liao), ID-8 (Xiao hai), IG-4 (He gu), B-6 (San yin jiao)

Los puntos acompañantes: TC-9 (Si du), C-1 (Ji quan), VG-14 (Da zhui), ID-3 (Hou xi), ID-7 (Zhi zheng), IG-11 (Qu chi), TC-5 (Wan guan)

Jing bi es el punto extra para eliminar el dolor local o síndrome de Bi. Se encuentra ubicado 1 cun directamente encima del punto entre el 1/3 medial y 2/3 lateral de la clavícula. Jia ji es el punto extra para tratar la síndrome de Bi local o dolor. En la etapa inicial, básicamente muchos puntos se agujerean superficialmente con manipulación suave. En la etapa crónica, los puntos se agujerean profundamente con manipulación fuerte. El lado patológico es agujereado principalmente.

<226> Poliomielitis (Etapa Inicial) – Músculos Faciales

La poliomielitis es una enfermedad infecciosa causada por el poliovirus. La consulta médica es esencial. La idea principal del tratamiento es regular el área local con la aplicación de agujas.

Los Puntos principales: VB-34 (Yang ling quan), E-36 (Zu san li), Qian zheng (Ex), E-6 (Jia che), E-44 (Nei ting), TC-17 (Yi feng), IG-4 (He gu), IG-11 (Qu chi)

Los puntos acompañantes: E-37 (Shang ju xu), E-40

(Feng long), E-7 (Xia guan), Yin tang (Ex), VC-24 (Cheng jiang), VB-2 (Ting hui), E-4 (Di cang), Jia cheng jiang (Ex)

La prescripción de puntos es similar a la de la parálisis facial. Se utilizan principalmente los canales que pasan por el rostro. Qian zheng es el punto extra para tratar la parálisis facial. Se encuentra ubicado de 0.5-1.0 cun anterior al lóbulo de la oreja. Jia cheng jiang es el punto extra para tratar la parálisis facial. Se encuentra ubicado a 1 cun lateral a VC-24 (Cheng jiang). En la etapa inicial, básicamente muchos puntos se agujerean superficialmente con manipulación suave. En la etapa crónica, los puntos se agujerean profundamente con manipulación fuerte. El lado patológico es agujereado principalmente.

Sistema Respiratorio - Índice: 227 ~ 236

<227> Asma Bronquial

Los principales órganos responsables del asma son los pulmones, los riñones y el bazo. La consulta médica es esencial. A veces, el exceso de hígado también está relacionado. Todo asma tiene el patógeno del flema y es necesario tratar la flema. La prescripción está compuesta por un tratamiento para activar los pulmones, tonificar los riñones y el bazo, y transformar la flema.

Los puntos principales: PC-6 (Nei guan), R-27 (Shu fu), E-40 (Feng long), Ding chuan (Ex), VC-22 (Tian tu), VC-17 (Shan zhong), P-7 (Lie que), R-6 (Zhao hai)

Los puntos acompañantes: VC-12 (Zhong wan), IG-4 (He gu), R-7 (Fu liu), B-4 (Gong sun), VG-14 (Da zhui), P-5 (Chi ze)

Para casos crónicos, VC-6 (Qi hai), V-13 (Fei shu), E-36 (Zu san li)

Para calor en los pulmones: P-10 (Yu ji)

Ding chuan es el punto extra para el asma. La ubicación es 0.5 cun lateral a VG-14 (Da zhui). VC-22 transforma la flema y hace que el Qi descienda para calmar el asma. R-27 regula la respiración. VC-17 abre el pecho. V-13 es el punto shu de espalda del pulmón y nutre el pulmón. P-5 reduce el exceso en el pulmón. IG-4 limpia el calor en el pulmón. VC-4 tonifica el calentador inferior como los riñones. E-36 fortalece el bazo y también elimina la flema. E-40 transforma la flema. VC-12 transforma la flema y regula el calentador medio. Se utiliza una manipulación fuerte. La aguja se retira inmediatamente después de la agujereación para las cuatro direcciones se usa en VC-17.

<228> Bronquiectasia

La bronquiectasia ocurre cuando la vía aérea está dañada. La consulta médica es esencial. Los síntomas pueden ser infección, neumonía, asma, etc. El tratamiento debe hacerse con medicamentos. La idea principal del tratamiento es activar los pulmones, eliminar la infección y aliviar los síntomas.

Los puntos principales: P-7 (Lie que), R-6 (Zhao hai), Ding chuan (Ex), P-5 (Chi ze), E-36 (Zu san li), IG-4 (He gu), VC-22 (Tian tu), V-13 (Fei shu), E-40 (Feng long)

Los puntos acompañantes: R-7 (Fu liu), V-43 (Gao huang), VG-12 (Shen zhu), V-12 (Feng men), VC-17 (Shan zhong), P-6 (Kong zui)

IG-4 limpia el calor en el calentador superior, el pulmón. V-13 activa y nutre el pulmón. Ding chuan es el punto extra para la dificultad para respirar. La ubicación de Ding chuan es 0.5 cun lateral a VG-14 (Da zhui). V-12 abre el pulmón y elimina el patógeno externo en el pulmón. VC-22 transforma la flema y hace que el Qi descienda para calmar el asma. V-43 nutre el pulmón. P-5 reduce el patógeno en el pulmón. P-6 activa y regula el pulmón. E-40 transforma la flema. VC-17 abre el pecho. VG-12 nutre el cuerpo y para el asma y la tos. Se utiliza una manipulación fuerte de la aguja. La moxibustión se usa para los casos crónicos.

<229> Bronquitis

La bronquitis es una inflamación del revestimiento de los tubos bronquiales. La consulta médica es esencial. El paciente toserá mucosidad espesa. Puede ser crónica o aguda. La idea principal del tratamiento es activar los pulmones, eliminar la flema y, dependiendo de los síndromes, se puede utilizar el método de enfriar el calor del pulmón.

Los puntos principales: P-7 (Lie que), R-6 (Zhao hai), Ding chuan (Ex), V-13 (Fei shu), VC-22 (Tian tu), E-40 (Feng long): técnica de sangría

Los puntos acompañantes: P-5 (Chi ze), R-7 (Fu liu), V-12 (Feng men), B-4 (Gong sun), IG-4 (He gu), VC-17 (Shan zhong), P-6 (Kong zui)

IG-4 limpia el calor del pulmón y elimina el patógeno externo. V-13 activa el pulmón. Ding chuan es el punto extra para tratar el asma o la dificultad para respirar. V-12 elimina el patógeno externo del pulmón. VC-22 transforma la flema y hace que el Qi descienda para calmar la tos. P-5 reduce los patógenos en el pulmón. P-6 activa la función del pulmón. E-40 transforma la flema. VC-17 abre el pulmón para aliviar el dolor en el pecho. Se utiliza una manipulación fuerte para el caso agudo. En caso de caso crónico, se usa una manipulación suave.

<230> Asma Cardíaca

Este problema puede ocurrir con la insuficiencia cardíaca izquierda. La consulta médica es esencial. El líquido puede acumularse en el pulmón y causar edema pulmonar. El paciente puede experimentar tos o sibilancias. Si ocurre edema pulmonar, esta es una situación de emergencia. La idea principal del tratamiento es activar y regular la función del corazón y los pulmones y eliminar la acumulación de líquido en el pulmón.

Los puntos principales: ID-1 (Shao ze), R-7 (Fu liu), PC-4 (Xi men), P-6 (Kong zui), R-27 (Shu fu), V-15 (Xin shu), C-3 (Shao hai), VG-22 (Xin hui), C-8 (Shao fu), P-1 (Zhong fu)

Los puntos acompañantes: E-40 (Feng long): técnica de sangría, Du yin (Ex): técnica de sangría, VG-10 (Ling tai), VG-20 (Bai hui), Ding chuan (Ex), B-4 (Gong sun), VG-12 (Shen zhu), V-12 (Feng men), V-13 (Fei shu)

Brotes agudos: PC-6 (Nei guan), VG-26 (Shui gou)

No es necesario utilizar todos estos puntos de acupuntura. Es mejor usar un número menor de puntos de acupuntura porque este paciente probablemente está en situación de deficiencia. Simplemente elija los puntos de acupuntura apropiados siguiendo el resultado de su propio diagnóstico. PC-4 es el punto Xi-Hendidura del pericardio y regula el corazón. El punto Xi-Hendidura se usa para la situación de emergencia. C-3 es el punto mar (He) del canal del corazón y regula las funciones del corazón. ID-1 es el punto Jing-Pozo del intestino delgado y se usa para la situación de emergencia. V-15 es el punto back shu del corazón y nutre y activa el corazón. VG-10 activa el corazón. VG-20 tonifica el Qi. VG-22 abre el orificio para aclarar la mente y la conciencia. P-1 es el punto front mu del pulmón y regula y recupera la función del pulmón. R-27 regula la respiración. Ding chuan alivia la dificultad para respirar. Ding chuan es el punto extra para aliviar la dificultad para respirar. La ubicación de Ding chuan es 0,5 cun lateral a VG-14 (Da zhui). En caso de emergencia y caso agudo, VG-26 se usa para abrir el orificio. Se utiliza el método de sangría en ID-1. Se utiliza una manipulación de nivel medio. En caso de caso agudo, se puede usar VG-26 (Shui gou).

<231> Tos

La tos tiene muchas causas diferentes, pero la tos en sí misma es un síntoma de mal funcionamiento del pulmón. La consulta médica es esencial. Si se conoce alguna causa, es necesario tratar esa causa. Aquí, la receta es para tratar el síntoma, la tos. La idea principal del tratamiento es eliminar el bloqueo del pulmón, eliminar el moco y recuperar la función pulmonar. Los órganos relacionados con la tos son el pulmón, los riñones, el bazo y el hígado. Pero en esta receta nos enfocamos en el tratamiento del pulmón.

Los puntos principales: P-5 (Chi ze), VC-22 (Tian tu), VC-12 (Zhong wan), V-13 (Fei shu), V-43 (Gao huang), P-7 (Lie que), R-6 (Zhao hai)

Los puntos adicionales: R-27 (Shu fu), B-6 (San yin jiao), P-1 (Zhong fu), VC-14 (Ju que), VB-20 (Feng chi), R-7 (Fu liu), V-23 (Shen shu), VB-21 (Jian jing), VC-17 (Shan zhong)

En caso de estrés mental: C-7 (Shen men), H-3 (Tai chong), VG-20 (Bai hui)

V-43 nutre y activa el pulmón. VB-21 regula el Qi en el calentador superior. P-5 reduce el patógeno en el pulmón. V-13 regula el pulmón. VB-20 elimina el viento externo que bloqueaba el pulmón. P-1 es el Punto Mudel pulmón y regula la función pulmonar. VC-14 es el Punto Mudel corazón y elimina el bloqueo en el pecho y ayuda a la función pulmonar. VC-12 transforma el moco y regula el movimiento del Qi. El canal del pulmón comienza en VC-12, por lo que VC-12 tiene la función de regular el pulmón. R-27 regula el movimiento del pulmón. VC-17 abre el pecho y alivia el dolor en el pecho. VC-22 transforma el moco y hace que el Qi del pulmón baje para calmar la tos. Se usa una manipulación fuerte para casos agudos y una manipulación suave para casos crónicos.

<232> Dificultad para Respirar

Hay muchas causas de dificultad para respirar. La consulta médica es esencial. Los problemas pueden estar en los pulmones o en el sistema respiratorio, el corazón, los riñones, el estrés o el hígado, etc. Si se conoce alguna causa, es necesario tratar la causa al mismo tiempo. En esta receta, el tratamiento principal se centra en los pulmones y los riñones. Se pueden usar tratamientos adicionales.

Los puntos principales: PC-6 (Nei guan), B-4 (Gong sun), R-26 (Yu zhong), P-5 (Chi ze), V-11 (Da zhu), V-13 (Fei shu), V-23 (Shen shu), P-7 (Lie que), R-6 (Zhao hai), VC-17 (Shan zhong)

Los puntos adicionales: V-42 (Po hu), R-7 (Fu liu), E-36 (Zu san li), IG-18 (Fu tu), E-9 (Ren ying) En caso de flema en el problema respiratorio: E-40 (Feng long), VC-22 (Tian tu), VC-12 (Zhong wan), P-1 (Zhong fu) En caso de problema cardíaco: PC-3 (Qu ze), C-7 (Shen men) En caso de histeria:

H-3 (Tai chong), VG-20 (Bai hui), V-18 (Gan shu), VB-34 (Yang ling quan), VB-20 (Feng chi)

P-5 reduce el patógeno en el pulmón. P-7 abre el canal VC y el canal del pulmón para activar la función. R-26 ayuda en la respiración. V-11 nutre el Yin del pulmón y la esencia de los riñones. V-13 nutre el pulmón y regula su función. VC-17 abre el pecho para ayudar en la respiración. V-42 nutre el pulmón y regula el espíritu corporal del pulmón (po). Dependiendo de los casos y las causas, se pueden agregar puntos adicionales. Se usa una manipulación fuerte para casos agudos y una manipulación suave para casos crónicos.

<233> Enfisema

El enfisema es una enfermedad pulmonar que resulta del daño en las paredes de los alvéolos en los pulmones. La consulta médica es esencial. Esto puede atrapar el aire en el pulmón y el pecho puede parecer más lleno o con apariencia de tórax en tonel. La idea principal del tratamiento es nutrir el pulmón y recuperar la función pulmonar.

Los puntos principales: E-19 (Bu rong), IG-10 (Shou san li), VC-17 (Shan zhong), V-17 (Ge shu), E-36 (Zu san li), P-9 (Tai yuan), P-7 (Lie que), R-3 (Tai xi)

Los puntos acompañantes: P-1 (Zhong fu), VC-4 (Guan yuan), R-9 (Zhu bin), P-5 (Chi ze), H-3 (Tai chong)

V-13 y V-43 nutren el pulmón para recuperarse rápidamente del enfisema. V-17 regula el movimiento de la sangre. P-1 es el Punto Mu del pulmón y regula las funciones pulmonares. E-19 ayuda en la respiración. P-5 elimina la estancamiento en el pulmón. IG-10 fortalece el Qi del bazo para recuperarse rápidamente del daño. R-3 es el punto fuente Yuan de los riñones y tonifica los riñones para nutrir el pulmón. P-9 es el punto fuente Yuan del pulmón y tonifica el pulmón. VC-17 abrirá el bloqueo del pecho. R-9 nutre los riñones. Se usa una manipulación fuerte para casos agudos. La moxibustión se usa para casos crónicos.

<234> Coqueluche (Tos de los 100 Días)

Esta es una enfermedad bacteriana altamente contagiosa. La consulta médica es esencial. Los pacientes tosen tan fuerte que llegan a vomitar, romper costillas o sentirse muy cansados. Los niños menores de un año apenas o no tosen, pero tienen períodos en los que tienen dificultad para respirar. En la visión de la MTC, esto es calor en los pulmones con flema. La idea principal del tratamiento es eliminar el patógeno, desintoxicar los pulmones y transformar la flema. Dependiendo de los diferentes síndromes y patrones, la forma de tratamiento puede ser diferente.

Los puntos principales: IG-4 (He gu), E-40 (Feng long), PC-6 (Nei guan), VC-22 (Tian tu), Si feng (Ex), Ding chuan (Ex), P-7 (Lie que), R-6 (Zhao hai)

Los puntos acompañantes: VG-12 (Shen zhu), R-3 (Tai xi), VC-4 (Guan yuan), VG-14 (Da zhui), V-23 (Shen shu)

Si feng es el punto extra utilizado para casos pediátricos, especialmente para los casos de emergencia. La ubicación está en la superficie palmar, en el punto medio de los pliegues transversales de las articulaciones interfalángicas proximales de los dedos índice, medio, anular y meñique y hay un total de 8 puntos en ambos lados. Trata la coqueluche en los niños. PC-6 alivia el dolor en el pecho y limpia el calor en el pecho, además de transformar la flema y calmar la tos. IG-4 limpia el calor de los pulmones, elimina el patógeno y desintoxica los pulmones. VC-22 transforma la flema y hace que el Qi descienda para calmar la tos. VG-14 limpia el calor del cuerpo. VG-12 para la tos. E-40 transforma la flema. Ding chuan es el punto extra para el asma y la dificultad para respirar. La ubicación está a 0,5 cun lateral a VG-14 (Da zhui). Se usa la técnica de sangría en Si feng, se utiliza la punción superficial en VC-22. Se utiliza una manipulación fuerte.

<235> Neumonía

La neumonía es la inflamación del pulmón. La consulta médica es esencial. Hay casos agudos y crónicos. En el caso de casos crónicos, es necesario tonificar y nutrir los pulmones, el Qi y los riñones. En esta prescripción, nos enfocamos solo en el caso agudo. El caso agudo es el síndrome de exceso (patrón) en la visión de la MTC. La idea principal del tratamiento es limpiar el calor del pulmón, desintoxicar la toxina y eliminar el patógeno externo.

Moxibustión en V-13 (Fei shu), V-12 (Feng men), E-36 (Zu san li), VG-12 (Shen zhu), ID-3 (Hou xi)

Después de que los síntomas como la fiebre y la dificultad para respirar desaparezcan, se usan moxibustiones en P-5 (Chi ze), P-1 (Zhong fu), VG-4 (Ming men), VG-10 (Ling tai)

Agujas en R-3 (Tai xi), P-10 (Yu ji), P-7 (Lie que)

La moxibustión en ID-3 es para las enfermedades febriles. VG-12 trata el problema del pulmón. VB-20 elimina el viento de la cabeza. V-12 elimina el viento. VG-10 es para la tos. P-5 reduce el patógeno en el pulmón. P-1 regula la función pulmonar para detener la tos. Moxibustión 25 veces en ID-3. 3 veces en los otros puntos.

<236> Tuberculosis Pulmonar

La idea principal del tratamiento de la tuberculosis pulmonar es nutrir el Yin del pulmón y eliminar el patógeno del pulmón. La consulta médica es esencial. Puede haber muchos otros patrones de síndrome diferentes, pero esta es la idea básica del tratamiento.

Los puntos principales: V-43 (Gao huang): moxibustión, V-12 (Feng men), P-7 (Lie que), R-6 (Zhao hai), V-13 (Fei shu): moxibustión, VG-12 (Shen zhu), VC-17 (Shan zhong), V-42 (Po hu), V-23 (Shen shu)

Los puntos acompañantes: VC-12 (Zhong wan), E-40 (Feng long), E-36 (Zu san li), VG-10 (Ling tai), R-3 (Tai xi), P-10 (Yu ji), P-5 (Chi ze), V-11 (Da zhu)

V-13 y VG-12 nutren el pulmón. V-43 nutre el Yin del pulmón. V-12 elimina el viento del pulmón. P-7 es el punto de conexión Luo del pulmón y regula las funciones pulmonares. E-36 fortalece el Qi del bazo y el estómago y aumenta el Qi del pulmón. V-11 aumenta la esencia de los riñones para nutrir el pulmón. VG-10 es para la tos. VC-12 es el punto de inicio del canal del pulmón y transforma la flema y regula el quemador medio para ayudar en la recuperación del pulmón. P-5 reduce el patógeno del pulmón. VC-17 abre el pecho y alivia el dolor en el pecho. V-42 nutre el pulmón y el espíritu corporal del pulmón. La moxibustión se usa más de 5 veces cada vez. Es importante practicar todos los días.

Articulaciones, síndrome Bi, debilidad muscular, etc. - Índice: 237 ~ 285

<237> Tendinitis de Aquiles

La idea principal del tratamiento es eliminar la estancamiento local de la sangre y el Qi. Se utilizan principalmente los puntos locales. La consulta médica es esencial. La tendinitis está estrechamente relacionada con los patógenos del viento húmedo y los canales del bazo, hígado y vesícula biliar. Es necesario eliminar el viento húmedo de los canales.

Los puntos principales : V-60 (Kun lun), E-36 (Zu san li), V-57 (Cheng shan): técnica de sangrado, R-5 (Shui quan), B-9 (Yin ling quan), R-7 (Fu liu), VB-34 (Yang ling quan),

Los puntos acompañantes : V-61 (Pu can), V-59 (Fu yang), R-3 (Tai xi), V-40 (Wei zhong): técnica de sangrado, Ashi, Puntos de acupuntura en el pulso (considerando los canales de la misma familia con los puntos de dolor).

Se utilizan puntos locales. V-40 y V-57 eliminan la estancamiento de la sangre. VB-34 elimina la humedad en los tendones y alivia el dolor en los tendones. El pulso corresponde al tobillo y se pueden elegir los puntos de acupuntura en las muñecas. Si el dolor en el tobillo está en el canal de V, puedes elegir el punto de acupuntura en el canal ID de la muñeca como ID-5, ID-6 o ID-7. Si el dolor está en el canal de R, puedes elegir el punto de acupuntura en el canal C de la muñeca como C-7 o C-6. Se utiliza una manipulación fuerte en el caso agudo.

<238> Dolor Agudo de Espalda (1)

Hay muchas causas diferentes para el dolor de espalda.

Aquí, en esta prescripción, nos enfocamos solo en el dolor en sí. El canal VG, los riñones y el canal V son los más responsables del dolor de espalda. La consulta médica es esencial. Se utilizan puntos de acupuntura locales y distantes. Es bueno usar el método del cuerpo en movimiento cuando se trata el dolor en el área local. Después de agujerear el punto distante, deje que el paciente mueva el área local del problema. Este método promoverá el proceso de curación.

Los puntos principales : V-40 (Wei zhong): técnica de sangrado, V-60 (Kun lun), Ashi, VG-26 (Shui gou), R-2 (Ran gu), VB-34 (Yang ling quan), Yao tong xue (Ex)

Los puntos acompañantes: VG-20 (Bai hui), H-3 (Tai chong), VG-28 (Yin jiao), VG-2 (Yao shu)

VG-26 trata el dolor lumbar. R-2 elimina el calor en los riñones y trata el dolor de espalda. V-40 elimina la estancamiento de sangre y trata el dolor de espalda. V-60 y VG-28 tratan el dolor de espalda como punto distante. VG-2 es el punto local para el dolor de espalda. Yao tong xue es el punto extra para el dolor lumbar. La ubicación está en el dorso de las manos, entre los huesos metacarpianos tercero y segundo, cuarto y quinto huesos metacarpianos. Se usa la técnica de sangrado en VG-28 y R-2. Se utiliza una manipulación fuerte.

<239> Dolor Agudo de Espalda (2)

Existen muchas causas diferentes para el dolor de espalda. La consulta médica es esencial. Aquí, en esta prescripción, nos enfocamos solo en el dolor en sí. El canal VG, los riñones y el canal V son los más responsables del dolor de espalda. Se utilizan puntos de acupuntura locales y distantes. Es bueno usar el método del cuerpo en movimiento cuando se trata el dolor en el área local. Después de agujerear el punto distante, deje que el paciente mueva el área local del problema. Este método promoverá el proceso de curación.

Los puntos principales : VG-20 (Bai hui), V-62 (Shen mai), ID-3 (Hou xi), H-3 (Tai chong), VG-26 (Shui gou)

Los puntos acompañantes: Ashi, Yao tong xue (Ex), VB-34 (Yang ling quan)

ID-3 abre el canal VG y se aguja con V-62 para tratar el dolor de espalda. VG-26 trata el dolor de espalda. Yao tong xue es el punto extra para el dolor lumbar. La ubicación está en el dorso de las manos, entre los huesos metacarpianos tercero y segundo, cuarto y quinto huesos metacarpianos. Se utiliza una manipulación fuerte. Después de agujerear los puntos en las manos, deje que el paciente mueva el cuerpo para liberar la tensión y el dolor.

<240> Dolor Agudo de Espalda (3)

Existen muchas causas diferentes para el dolor de espalda. La consulta médica es esencial. Aquí, en esta prescripción, nos enfocamos solo en el dolor en sí. El canal VG, los riñones y el canal V son los más responsables del dolor de espalda. Se utilizan puntos de acupuntura locales y distantes. Es bueno usar el método del cuerpo en movimiento cuando se trata el dolor en el área local. Después de agujerear el punto distante, deje que el paciente mueva el área local del problema. Este método promoverá el proceso de curación.

Los Puntos principales : TC-6 (Zhi gou), H-3 (Tai chong), B-10 (Xue hai), V-64 (Jing gu), VB-34 (Yang ling quan), VG-26 (Shui gou), R-7 (Fu liu)

Los puntos acompañantes: VC-6 (Qi hai), Yao tong xue (Ex), VB-12 (Wan gu), P-5 (Chi ze), R-3 (Tai xi)

P-5 alivia los dolores en el canal V de la espalda. VB-12 alivia el dolor de espalda. TC-6 abre el canal TC para aliviar la rigidez en el tórax. VB-34 relaja los tendones y músculos. VG-26 alivia el dolor de espalda. V-64 es el punto distante para el dolor de espalda. VC-6 tonifica el calentador inferior y el Qi. R-7 tonifica los riñones. Yao tong xue es el punto extra para el dolor lumbar. La ubicación está en el dorso de las manos, entre los huesos metacarpianos tercero y segundo, cuarto y quinto huesos metacarpianos. Se utiliza una manipulación fuerte. Deje que el paciente mueva la espalda después de agujerear R-7 para liberar la tensión en la espalda.

<241> Esclerosis Lateral Amiotrófica (ELA), Enfermedad de Lou Gehrig

La esclerosis lateral amiotrófica (ELA), anteriormente conocida como enfermedad de Lou Gehrig, es una afección neurológica que afecta a las neuronas motoras. Estas son las células nerviosas ubicadas en el cerebro y la médula espinal responsables de controlar el movimiento muscular voluntario y la respiración. A medida que las neuronas motoras se deterioran y dejan de funcionar, dejan de transmitir señales a los músculos, lo que resulta en debilidad muscular, inicio de contracciones musculares y atrofia muscular. Finalmente, las personas con ELA experimentan una pérdida de la capacidad del cerebro para iniciar y regular actividades voluntarias como masticar, caminar, hablar y varias otras funciones, incluida la respiración. La ELA es una enfermedad progresiva y difícil de curar completamente. La consulta médica es esencial. Es imprescindible comenzar el diagnóstico y tratamiento médico lo antes posible. Desde la perspectiva de la MTC, este problema surge de una deficiencia en la esencia de los riñones, lo que resulta en la incapacidad de los riñones para nutrir adecuadamente los huesos, músculos y nervios. El enfoque de tratamiento de la MTC se centra en el concepto de reabastecer la esencia de los riñones.

Los puntos principales: R-7 (Fu liu), V-23 (Shen shu), VG-4 (Ming men), B-6 (San yin jiao), R-6 (Tai xi), E-36 (Zu san li), ID-3 (Hou xi), VC-4 (Guan yuan), VC-6 (Qi hai), VB-39 (Xuan zhong), V-18 (Gan shu), V-20 (Pi shu)

Los puntos acompañantes: IG-4 (He gu), VG-14 (Da zhui), IG-11 (Qu chi), IG-10 (Shou san li), VB-34 (Yang ling quan)

Inyección de vitamina V en 5 puntos (practicada solo en China y algunos países asiáticos): IG-4 (He gu), B-10 (Xue hai), H-3 (Tai chong), E-36 (Zu san li), B-6 (San yin jiao), IG-11 (Qu chi), Ba feng (Ex), Ba xie (Ex)

Inyección de líquido de Dang gui (Angelica sinensis) en 3 puntos (practicada solo en China y algunos países asiáticos).

La práctica de inyectar vitaminas o extractos de hierbas en puntos de acupuntura generalmente no está permitida en muchos países fuera de China y algunas naciones asiáticas. Se recomienda verificar las leyes específicas de acupuntura en su propio país. Debe cumplir con las leyes sobre acupuntura del lugar donde vive.

<242> Dolor en el Tobillo

A principal idea de tratamiento es relajar y aliviar la

tensión en el área local y tratar la inflamación en los tendones y músculos. La consulta médica es esencial. Se utilizan puntos locales y puntos distantes. Es necesario utilizar el método de eliminar la humedad para eliminar el dolor y la inflamación.

Los puntos principales: E-36 (Zu san li), B-9 (Yin ling quan), VB-40 (Qiu xu), H-3 (Tai chong), E-43 (Xian gu), Ashi, H-4 (Zhong feng), E-41 (Jie xi), B-5 (Shang qiu), V-62 (Shen mai), R-6 (Zhao hai): no es necesario usar todos estos puntos. Puede decidir qué puntos usar siguiendo la ubicación del dolor y el resultado del diagnóstico.

Los puntos acompañantes: VB-41 (Zu lin qi), B-6 (San yin jiao), C-7 (Shen men), ID-4 (Wan gu), ID-5 (Yang gu), R-8 (Jiao xin), V-65 (Shu gu)

Los puntos Ashi alivian el dolor, pero si el área local está hinchada y muy dolorida, los mismos puntos, pero en el lado opuesto del cuerpo, pueden ser agujereados. B-6 elimina la humedad y también elimina el estancamiento de la sangre. Los puntos de C-7, ID-4 o ID-5 son los acupuntos en el pulso porque el pulso corresponde al tobillo. Se utiliza una manipulación fuerte en caso de agudo. La moxibustión se utiliza en caso de crónico.

<243> Espondilitis Anquilosante

La espondilitis anquilosante es una forma de artritis caracterizada por la inflamación en las articulaciones y ligamentos de la columna vertebral. La consulta médica es esencial. También puede afectar las articulaciones periféricas como las rodillas, los tobillos y las caderas. Las personas con espondilitis anquilosante experimentan rigidez debido a la inflamación en las articulaciones y tejidos de la columna vertebral. En casos graves, esta condición puede llevar a la fusión de las vértebras, lo que resulta en una columna vertebral rígida e inflexible. Desde la perspectiva de la MTC, esta enfermedad está estrechamente relacionada con la deficiencia de Yang de los riñones, el frío y la humedad.

Los puntos principales: VG-9 (Zhi yang), VG-4 (Ming men), V-23 (Shen shu), VG-3 (Yao yang guan), VG-14 (Da zhui), B-9 (Yin ling quan), Ashi, VC-4 (Guan yuan), ID-3 (Hou xi), R-7 (Fu liu), Jia ji (Ex)

Los puntos acompañantes: VG-16 (Feng fu), IG-11 (Qu chi), H-3 (Tai chong), B-10 (Xue hai), C-7 (Shen men), VG-20 (Bai hui), Yin tang (Ex)

La acupuntura y la moxibustión juegan un cierto papel en aliviar los síntomas clínicos y desacelerar la progresión de la espondilitis anquilosante, pero hay evidencia insuficiente para sugerir que la acupuntura y la moxibustión puedan curar completamente la enfermedad.

<244> Contusión, Hematoma

La contusión presenta estancamiento de sangre, inflamación y está hinchada. La consulta médica es esencial. Es necesario aliviar la tensión en el área local, eliminar el estancamiento de sangre, tratar la inflamación y la humedad para eliminar el edema. Utilice los puntos distantes, puntos cercanos, puntos Ashi. Se utiliza una manipulación fuerte. Por lo general, la dirección del punto es hacia el lugar patológico. En caso de inflamación severa, la inserción de agujas en puntos Ashi está prohibida, pero puede hacerlo en los mismos puntos del lado opuesto. El método de sangría mediante ventosas en puntos cercanos es utilizado.

<245> Dolor Crónico de Espalda

La idea principal de tratamiento para el dolor crónico de espalda es similar al dolor agudo de espalda, pero es necesario tonificar los riñones y el hígado, porque el caso crónico es una deficiencia de riñones y hígado. La consulta médica es esencial. Puedes consultar la sección de dolor agudo de espalda.

Los puntos principales: VG-2 (Yao shu), VC-4 (Guan yuan): método de tonificación, V-40 (Wei zhong): técnica de sangría, Shi qi zhui xia (Ex), Yao yan (Ex), VG-3 (Yao yang guan)

Los puntos acompañantes: Yao tong xue (Ex), ID-3 (Hou xi), V-25 (Da chang shu), V-37 (Yin men), Ashi, V-23 (Shen shu), V-22 (San jiao shu), V-26 (Guan yuan shu)

V-40 elimina la estancamiento de sangre y alivia la tensión en la espalda. V-37 elimina el dolor de espalda. Shi qi zhui xia es el punto extra utilizado para el dolor de espalda. Su ubicación es debajo del proceso espinoso de la quinta vértebra lumbar. VG-2 es el punto local para el dolor de espalda. Los puntos acompañantes son puntos locales para el dolor de espalda. Yao yan es el punto extra para el dolor de espalda. Su ubicación es aproximadamente 3,5~4 cun lateral al borde inferior del proceso espinoso de la cuarta vértebra lumbar. Este punto está deprimido cuando el paciente está en posición prona. Yao tong xue es el punto extra para el dolor lumbar. Su ubicación está en el dorso de las manos, entre los huesos metacarpianos tercero y segundo, cuarto y quinto. Estos puntos locales no solo alivian la tensión en el área local, sino que también tienen funciones de tonificación de riñones y hígado. Se puede usar moxibustión o agujas. Se utiliza el método de tonificación.

<246> Calambre en las Piernas, Calambre en el Gemelo

Las causas son descargas nerviosas involuntarias, deficiencia de sangre en las piernas, estrés o exceso de ejercicio. La consulta médica es esencial. La idea principal de tratamiento es aliviar la tensión en el área local y nutrir la sangre en la pierna.

Los puntos principales: H-3 (Tai chong), VB-31 (Feng shi), R-9 (Zhu bin), V-40 (Wei zhong), V-20 (Pi shu), E-36 (Zu san li), V-57 (Cheng shan), V-56 (Cheng jin)

Los Puntos acompañantes: V-37 (Yin men), V-18 (Gan shu), V-19 (Dan shu), V-60 (Kun lun), VB-34 (Yang ling quan), B-6 (San yin jiao), V-23 (Shen shu), Ba feng (Ex)

Se utilizan puntos locales para aliviar la tensión en el área local. VB-34 alivia la tensión en los tendones. E-36 tonifica el Qi y aumenta la circulación sanguínea en las piernas. V-20 tonifica el bazo y nutre la sangre. V-23 nutre la esencia de los riñones. Ba feng son puntos extras en la pierna. Ba feng es un grupo de puntos en los lados de los dedos de los pies que alivia la tensión en la pierna y aumenta la circulación sanguínea. Se utiliza una manipulación fuerte. El método de sangría en el V-40 puede ser eficaz.

<247> Artritis Degenerativa de Rodilla

Todos los problemas de degeneración ocurren cuando

el hueso está muy viejo y se vuelve deficiente. La consulta médica es esencial. Desde la perspectiva de la MTC, la degeneración ósea se debe a la deficiencia de los riñones. La idea principal de tratamiento es eliminar el dolor local y nutrir los riñones y el hígado.

Los puntos principales: VB-33 (Xi yang guan), PC-3 (Qu ze), R-10 (Yin gu), V-40 (Wei zhong), Wai xi yan (Ex), Nei xi yan (Ex), Ashi, E-36 (Zu san li), B-9 (Yin ling quan)

Los puntos acompañantes: IG-4 (He gu), PC-6 (Nei guan), P-5 (Chi ze), B-10 (Xue hai), VB-34 (Yang ling quan), B-6 (San yin jiao), E-34 (Liang qiu), H-3 (Tai chong)

IG-4 elimina la inflamación. H-3 es el punto distante para el dolor en la rodilla. Wai xi yan y Nei xi yan son puntos extras para la rodilla. Las ubicaciones de Wai xi yan y Nei xi yan son puntos en las dos depresiones, medial y lateral al ligamento patelar, localizando el punto con la rodilla flexionada. La depresión externa se llama Wai xi yan y la depresión interna se llama Nei xi yan. Se utilizan puntos locales y distantes. B-10 es el punto local, pero también nutre la sangre. E-36 tonifica el Qi y beneficia las rodillas y las piernas. B-9 elimina la humedad y fortalece el bazo. B-6 nutre el Yin de los riñones para nutrir la rodilla. Los puntos de acupuntura en el codo como P-5 y PC-3 se utilizan porque los codos corresponden a las rodillas. Se utiliza la manipulación tonificante. La moxibustión también puede ser eficaz.

<248> Fibromialgia

La fibromialgia es una enfermedad persistente caracterizada por dolor duradero y sensibilidad distribuida por todo el cuerpo, junto con fatiga y dificultades para conciliar un sueño reparador. Aunque los orígenes precisos de esta condición permanecen incompletamente comprendidos, las personas afectadas por ella muestran una susceptibilidad aumentada al dolor, un fenómeno que intriga a los científicos. La consulta médica es esencial. Desde la perspectiva de la MTC, el corazón, el bazo y los riñones están íntimamente relacionados con este problema. Hay informes que indican que la terapia de ventosas móviles se utiliza a lo largo de los meridianos del Vaso Gobernador (VG) y de la primera línea del Meridiano de la Vejiga (B). Los pacientes pueden tener depresión mental.

Los puntos principales: VB-34 (Yang ling quan), PC-6 (Nei guan), V-20 (Pi shu), V-11 (Da zhu), VB-38 (Yang fu), V-18 (Gan shu), VC-4 (Guan yuan): el paciente se enfoca en la sensación de VC-4, VC-3 (Zhong ji), terapia de ventosas móviles a lo largo de los meridianos del VG y V (de V-11 a V-23), C-7 (Shen men), V-23 (Shen shu), VB-21 (Jian jing): seguir la guía de seguridad de la acupuntura

Los puntos acompañantes: VG-24 (Shen ting), VC-12 (Zhong wan), VG-20 (Bai hui), Ashi, Fíg-3 (Tai chong), B-6 (San yin jiao), E-36 (Zu san li)

La técnica de la aguja penetrante se usa para aumentar los efectos terapéuticos: VB-20 (Feng chi) para VG-16 (Feng fu): seguir la guía de seguridad de la acupuntura, V-60 (Kun lun) para R-6 (Tai xi), Yu yao (Ex) para VB-14 (Yang bai), IG-4 (He gu) para P-10 (Yu ji), PC-6 (Nei guan) para TC-5 (Wai guan), Tai yang (Ex) para TC-23 (Si zhu kong), E-38 (Tiao kou) para V-57 (Cheng shan), VB-34 (Yang ling quan) para B-9 (Yin ling quan).

La moxibustión y la electroacupuntura son opciones de tratamiento viables. La acupuntura puede manejar eficazmente el dolor y mejorar la calidad de vida en general. Se recomienda la medicina herbal de la MTC para potenciar los efectos terapéuticos.

<249> Hombro Congelado (Capsulitis Adhesiva)

El hombro congelado implica rigidez y dolor. La consulta médica es esencial. Los síntomas comienzan lentamente y luego empeoran. Los síntomas mejoran dentro de 1 a 3 años. La idea principal del tratamiento es aplicar agujas en puntos locales y distantes. Los meridianos más comúnmente utilizados son los meridianos de VB, ID, IG y TC que pasan por el área local.

Los puntos principales: TC-3 (Zhong zhu), ID-13 (Qu yuan), TC-4 (Yang chi), ID-12 (Bing feng), IG-16 (Ju gu), ID-11 (Tian zong), VB-21 (Jian jing), ID-7 (Zhi zheng)

Los puntos acompañantes: IG-4 (He gu), ID-3 (Hou xi), VB-34 (Feng shi), IG-11 (Qu chi), Ashi, TC-15 (Tian liao), TC-5 (Wai guan)

El método de mover el hombro con agujas: Agujear los puntos de B-9 (Yin ling quan) y E-38 (Tiao kou) o E-40 (Feng long) y permitir que el paciente mueva el hombro durante un tiempo. Se utilizan puntos locales para aliviar la tensión local. ID-3 es el punto distante para el hombro. IG-11 es el punto distante para el hombro. Al elegir el punto distante, se puede considerar qué meridiano pasa por el área de dolor local. E-38 o E-40 están en el meridiano Yang ming y mueven sangre y Qi intensamente, aliviando los dolores. B-9 es el punto He del meridiano de B. El meridiano de B y el meridiano de ID están conectados como una conexión especial. B-9 puede abrir el meridiano de ID que pasa por el hombro. Se utiliza una manipulación fuerte. Se puede usar el método de sangría en el punto Ashi.

<250> Dolor en la Articulación de la Rodilla

Se utilizan puntos locales y puntos distantes juntos. La consulta médica es esencial. El tratamiento de los tendones y músculos es esencial. Los meridianos que pasan por la rodilla son comúnmente utilizados.

Los puntos principales: E-36 (Zu san li), B-6 (San yin jiao), Ashi, VB-33 (Xi yang guan), R-10 (Yin gu), Wai xi yan (Ex), Nei xi yan (Ex), B-9 (Yin ling quan), V-40 (Wei zhong)

Los puntos acompañantes: E-34 (Liang qiu), P-5 (Chi ze), PC-3 (Qu ze), VB-34 (Yang ling quan), B-10 (Xue hai)

Los meridianos E, B y V pasan por la rodilla. B-10 nutre la sangre y los tendones. VB-33 es el punto especial para el dolor en la rodilla. R-10 nutre los riñones y también se usa para el dolor en la rodilla como punto local. E-36 es el punto esencial para el dolor en las piernas o en la rodilla. VB-34 elimina la humedad de los tendones. V-40 es el punto local de la rodilla y elimina la estancamiento de la sangre. Wai xi yan y Nei xi yan son puntos extras para problemas en la rodilla. Las ubicaciones de Wai xi yan y Nei xi yan son puntos en las dos depresiones, medial y lateral al ligamento patelar, localizando el punto con la rodilla flexionada. La depresión externa se llama Wai xi yan y la depresión interna se llama Nei xi yan. Se utilizan los puntos de acupuntura en el lado interno del codo como P-5 y PC-3 porque los codos corresponden a las rodillas. Se utiliza una manipulación fuerte en caso de agudeza. La moxibustión se utiliza en caso crónico con nivel medio de manipulación de la aguja.

<251> Miastenia Gravis

La miastenia gravis es un trastorno autoinmune persistente que afecta el sistema neuromuscular, provocando debilidad muscular en los músculos esqueléticos, responsables de los movimientos corporales en los brazos y las piernas, así como en la facilitación de la respiración. La consulta médica es esencial. Desde la perspectiva de la MTC, el síntoma central de esta condición es la fatiga y la debilidad. El patrón de síndrome principal es la deficiencia del bazo y los riñones. El tratamiento se centra en fortalecer el bazo y nutrir los riñones.

Los puntos principales: VC-4 (Guan yuan), VG-20 (Bai hui), VC-6 (Qi hai), VC-12 (Zhong wan), E-36 (Zu san li), R-7 (Fu liu), V-23 (Shen shu), TC-2 (Ye men), V-18 (Gan shu), B-6 (San yin jiao), B-9 (Yin ling quan), VG-4 (Ming men), B-10 (Xue hai)

Los Puntos acompañantes:

Para párpados débiles: puntos alrededor de los ojos.

Para dificultad para tragar: VC-23 (Lian quan), VB-12 (Wan gu), VB-20 (Feng chi), TC-17 (Yi feng), PC-6 (Nei guan)

Para debilidad en todo el cuerpo: VB-30 (Huan tiao), V-40 (Wei zhong), IG-4 (He gu), H-3 (Tai chong), TC-5 (Wai guan), IG-11 (Qu chi), IG-15 (Jian yu), VB-34 (Yang ling quan)

Se requiere tratamiento constitucional y terapia dietética constitucional para aumentar los efectos terapéuticos. Se recomienda la medicina herbal de la MTC. Los puntos de acupuntura se centran principalmente en fortalecer el bazo, el hígado y los riñones.

<252> Enfermedad de Raynaud

Esta enfermedad provoca principalmente entumecimiento y frío en los dedos de las manos y los pies, pero no se limita a estas partes. La consulta médica es esencial. Los pacientes sienten entumecimiento y frío en temperaturas frías o en situaciones de estrés. En la enfermedad de Raynaud, las pequeñas arterias que llevan sangre a la piel se estrechan, lo que bloquea el flujo sanguíneo. Las principales causas de la enfermedad de Raynaud no se conocen. Pero otras causas parecen estar asociadas con algún problema de salud, como una enfermedad reumática como la esclerodermia o el lupus. Estar expuesto al frío o a ciertos productos químicos también puede causar esta enfermedad. Desde la perspectiva de la MTC, este es el patrón de estancamiento de la sangre y frialdad. La idea principal de tratamiento es eliminar el estancamiento de la sangre y la frialdad.

Los puntos principales: H-3 (Tai chong), B-10 (Xue hai), V-18 (Gan shu), IG-11 (Qu chi), Ba feng (Ex), E-36 (Zu san li), VB-38 (Yang fu), B-8 (Di ji), Ba xie (Ex), PC-4 (Xi men), VB-34 (Yang ling quan), VC-4 (Guan yuan)

Los puntos acompañantes: TC-4 (Yang chi), VG-20 (Bai hui), VG-4 (Ming men), V-17 (Ge shu), E-41 (Jie xi), R-7 (Fu liu), TC-5 (Wai guan), V-23 (Shen shu)

Se utilizan puntos locales en los dedos de las manos y de los pies. Ba xie y Ba feng son puntos adicionales en las manos y los pies. Ba xie es un grupo de puntos en los lados de los dedos. Ba feng es un grupo de puntos en los lados de los dedos de los pies. Ba xie y Ba feng aumentan la circulación local. V-18 es el Punto She de espalda del hígado y elimina la estancamiento de la sangre. V-23 es el Punto She de espalda de los riñones y tonifica el Yang de los riñones para calentar el cuerpo y expulsar el frío del cuerpo. B-8 elimina la estancamiento de la sangre. V-17 mueve y nutre la sangre. VG-20 tonifica el Qi. VB-34 elimina la humedad. Se pueden usar agujas y moxibustión. La moxibustión puede ser utilizada para expulsar el frío.

<253> Artritis Reumatoide (AR) - Articulación de la cadera

Esta es una enfermedad autoinmune e inflamatoria, es decir, el sistema inmunológico ataca por error células sanas, lo que causa inflamación y la zona afectada se hincha y duele. La consulta médica es esencial. Ataca principalmente las articulaciones. Desde la perspectiva de la MTC, esto es calor húmedo del viento o frío húmedo del viento que ataca la zona local. La idea principal del tratamiento es regular el sistema inmunológico utilizando los puntos de pulmón, bazo, riñones e hígado y eliminar los patógenos locales de calor húmedo del viento o frío húmedo del viento. Por lo general, en el caso agudo, es calor húmedo del viento. En los casos crónicos, es necesario tonificar el hígado y los riñones al mismo tiempo.

Los puntos principales: V-23 (Shen shu), E-31 (Bi guan), B-9 (Yin ling quan), V-32 (Ci liao), VC-4 (Guan yuan), V-52 (Zhi shi), E-36 (Zu san li), B-6 (San yin jiao), VC-12 (Zhong wan), IG-11 (Qu chi)

Los puntos acompañantes: V-53 (Bao huang), VC-4 (Guan yuan), VB-30 (Huan tiao), V-13 (Fei shu), V-20 (Pi shu), VB-29 (Ju liao), Ashi, VG-4 (Ming men), H-3 (Tai chong)

Los puntos principales son para regular el sistema inmunológico a través del pulmón, los riñones y el bazo. Los puntos acompañantes son para eliminar el patógeno local en las articulaciones de la cadera. Manipulación fuerte en los puntos principales, agujas, sangrado o moxibustión en los puntos acompañantes para casos agudos. Para casos crónicos, se utiliza moxibustión o agujas con moxibustión (técnica de aguja caliente).

<254> Artritis Reumatoide - Dolor en el Hombro

Esta es una enfermedad autoinmune e inflamatoria, es decir, el sistema inmunológico ataca las células sanas por error, lo que causa inflamación y la zona afectada se hincha y duele. La consulta médica es esencial.

Ataca principalmente las articulaciones. Desde la perspectiva de la MTC (Medicina Tradicional China), esto es calor húmedo por viento o frío húmedo por viento que ataca la zona local. La idea principal del tratamiento es regular el sistema inmunológico utilizando los puntos de pulmón, bazo, riñones y hígado y eliminar los patógenos locales de calor húmedo por viento o frío húmedo por viento. Por lo general, en el caso agudo, es de calor húmedo por viento. En los casos crónicos, es necesario tonificar el hígado y los riñones al mismo tiempo.

Los puntos principales: V-23 (Shen shu), V-52 (Zhi shi), E-40 (Feng long), P-3 (Tian fu), TC-14 (Jian liao), VC-12 (Zhong wan), E-36 (Zu san li), C-1 (Ji quan), B-6 (San yin jiao), V-20 (Pi shu)

Los puntos acompañantes: ID-10 (Nao shu), IG-4 (He gu), VC-4 (Guan yuan), Ashi, TC-13 (Nao hui), IG-15 (Jian yu), IG-16 (Ju gu), V-13 (Fei shu), ID-3 (Hou xi)

Los puntos principales son para regular el sistema inmunológico a través del pulmón, los riñones y el bazo. Los puntos acompañantes son para eliminar el patógeno local en la zona afectada. Manipulación fuerte en los puntos principales, agujas, sangrado o moxibustión en los puntos acompañantes para casos agudos. Para casos crónicos, se utiliza moxibustión o agujas con moxibustión (Técnica de aguja caliente).

<255> Artritis Reumatoide - Codos

Esta es una enfermedad autoinmune e inflamatoria, es decir, el sistema inmunológico ataca por error a las células sanas, lo que causa inflamación y la zona local afectada se hincha y duele. La consulta médica es esencial.

Ataca principalmente las articulaciones. Desde la perspectiva de la MTC, esto es calor húmedo por viento o frío húmedo por viento que ataca la zona local. La idea principal del tratamiento es regular el sistema inmunológico utilizando los puntos de pulmón, bazo, riñones e hígado y eliminar los patógenos locales de calor húmedo por viento o frío húmedo por viento. Por lo general, en el caso agudo, es de calor húmedo por viento. En casos crónicos, es necesario tonificar el hígado y los riñones al mismo tiempo.

Los puntos principales: E-36 (Zu san li), P-5 (Chi ze), H-3 (Tai chong), B-10 (Xue hai), ID-8 (Xiao hai), V-20 (Pi shu), B-6 (San yin jiao), V-13 (Fei shu), VC-4 (Guan yuan), TC-10 (Tian jing), IG-12 (Zhou liao)

Los puntos acompañantes: V-52 (Zhi shi), Ashi, E-40 (Feng long), VC-12 (Zhong wan), V-23 (Shen shu), IG-4 (He gu), PC-3 (Qu ze), C-3 (Shao hai), IG-11 (Qu chi)

Los puntos principales son para regular el sistema inmunológico a través del pulmón, los riñones y el bazo. Los puntos acompañantes son para eliminar el patógeno local en la zona afectada. Manipulación fuerte en los puntos principales, agujas, sangrado o moxibustión en los puntos acompañantes para casos agudos. Para casos crónicos, se utiliza moxibustión o agujas con moxibustión (Técnica de aguja caliente).

<256> Artritis Reumatoide - Dedos

Esta es una enfermedad autoinmune e inflamatoria, es decir, el sistema inmunológico ataca por error a células sanas, lo que causa inflamación y la zona local afectada se hincha y duele. La consulta médica es esencial.

Ataca principalmente las articulaciones. Desde la perspectiva de la MTC, esto es calor húmedo de viento o frío húmedo de viento que ataca la zona local. La idea principal del tratamiento es regular el sistema inmunológico utilizando los puntos de pulmón, bazo, riñones y hígado y eliminar los patógenos locales de calor húmedo de viento o frío húmedo de viento. Por lo general, en el caso agudo, es de calor húmedo de viento. En casos crónicos, es necesario tonificar el hígado y los riñones al mismo tiempo.

Los puntos principales: V-23 (Shen shu), V-13 (Fei shu), H-3 (Tai chong), V-20 (Pi shu), V-52 (Zhi shi), E-36 (Zu san li), P-9 (Tai yuan), B-10 (Xue hai), Ashi, VC-4 (Guan yuan), Ba xie (Ex)

Los puntos acompañantes: TC-4 (Yang chi), VB-34 (Yang ling quan), IG-4 (He gu), B-6 (San yin jiao), VC-12 (Zhong wan), IG-5 (Yang xi), VB-31 (Feng shi), PC-7 (Da ling), ID-4 (Wan gu), C-7 (Shen men)

Los puntos principales son para regular el sistema inmunológico a través del pulmón, los riñones y el bazo. Los puntos acompañantes son para eliminar el patógeno local en la zona afectada. Manipulación fuerte en los puntos principales, agujas, sangrado o moxibustión en los puntos acompañantes para casos agudos. Para casos crónicos, se utiliza moxibustión o agujas con moxibustión (técnica de aguja caliente).

<257> Artritis Reumatoide - Rodilla

Esta es una enfermedad autoinmune e inflamatoria, es decir, el sistema inmunológico ataca células sanas por error, lo que causa inflamación y la zona local afectada se hincha y duele. La consulta médica es esencial.

Ataca principalmente las articulaciones. Desde la perspectiva de la MTC, esto es calor húmedo de viento o frío húmedo de viento que ataca la zona local. La idea principal del tratamiento es regular el sistema inmunológico utilizando los puntos de pulmón, bazo, riñones y hígado y eliminar los patógenos locales de calor húmedo de viento o frío húmedo de viento. Por lo general, en el caso agudo, es de calor húmedo de viento. En casos crónicos, es necesario tonificar el hígado y los riñones al mismo tiempo.

Los puntos principales: B-9 (Yin ling quan), V-23 (Shen shu), Nei xi yan (Ex), Wai xi yan (Ex), VC-4 (Guan yuan), V-13 (Fei shu), V-20 (Pi shu), E-36 (Zu san li), B-6 (San yin jiao), Ashi, P-5 (Chi ze), PC-3 (Qu ze)

Los puntos acompañantes: E-34 (Liang qiu), E-40 (Feng long), V-52 (Zhi shi), VC-12 (Zhong wan), He ding (Ex), VB-34 (Yang ling quan), V-40 (Wei zhong): técnica de sangría

Los puntos principales son para regular el sistema inmunológico a través del pulmón, los riñones y el bazo. Los puntos acompañantes son para eliminar el patógeno local en la zona afectada. Manipulación fuerte en los puntos principales, agujas, sangría o moxibustión en los puntos acompañantes para casos agudos. Wai xi yan y Nei xi yan son puntos de acupuntura adicionales para problemas en la rodilla. Las ubicaciones de Wai xi yan y Nei xi yan son puntos en las dos depresiones, medial y lateral al ligamento patelar, localizando el punto con la rodilla flexionada. La depresión externa se llama Wai xi yan y la depresión interna se llama Nei xi yan. He ding es el punto de acupuntura adicional para problemas en la rodilla. La ubicación está por encima de la rodilla, en la depresión del punto medio del borde patelar superior de la rodilla. Para el caso crónico, se utiliza moxibustión o agujas con moxibustión (técnica de aguja caliente).

<258> Inflamación reumatoide de la articulación del tobillo

Esta es una enfermedad autoinmune e inflamatoria, es decir, el sistema inmunológico ataca células sanas por error, lo que causa inflamación y la zona local afectada se hincha y duele. La consulta médica es esencial.

Ataca principalmente las articulaciones. Desde la perspectiva de la MTC, esto es calor húmedo del viento o frío húmedo del viento que ataca la zona local. La idea principal del tratamiento es regular el sistema inmunológico utilizando los puntos de los pulmones, bazo, riñones y hígado y eliminar los patógenos locales de calor húmedo del viento o frío húmedo del viento. Por lo general, en el caso agudo, es de calor húmedo del viento. En casos crónicos, es necesario tonificar el hígado y los riñones al mismo tiempo.

Los puntos principales: V-23 (Shen shu), P-9 (Tai yuan), E-41 (Jie xi), H-4 (Zhong feng), V-20 (Pi shu), E-36 (Zu san li), B-6 (San yin jiao), VC-4 (Guan yuan), R-3 (Tai xi), V-62 (Shen mai), V-13 (Fei shu)

Los puntos acompañantes: VB-34 (Yang ling quan), VB-40 (Qiu xu), ID-5 (Yang gu), V-52 (Zhi shi), VC-12 (Zhong wan), R-6 (Zhao hai), Ashi

Los puntos principales son para regular el sistema inmunológico a través de los pulmones, riñones y bazo. Los puntos acompañantes son para eliminar el patógeno local en la zona afectada. Manipulación fuerte en los puntos principales, agujas, sangría o moxibustión en los puntos acompañantes para casos agudos. Para el caso crónico, se utiliza moxibustión o agujas con moxibustión (técnica de aguja caliente).

<259> Dolor Reumatoide de los Músculos

Esta es una enfermedad autoinmune e inflamatoria, es decir, el sistema inmunológico ataca células sanas por error, lo que causa inflamación y la zona local afectada se vuelve hinchada y dolorosa. La consulta médica es esencial.

Principalmente afecta las articulaciones. Desde la perspectiva de la MTC, esto es calor húmedo del viento o frío húmedo del viento que afecta la zona local. La idea principal del tratamiento es regular el sistema inmunológico utilizando los puntos de los pulmones, bazo, riñones y hígado y eliminar los patógenos locales de calor húmedo del viento o frío húmedo del viento. Por lo general, en casos agudos, se trata de calor húmedo del viento. En casos crónicos, también es necesario tonificar el hígado y los riñones.

Los puntos principales: V-15 (Xin shu), B-10 (Xue hai), IG-4 (He gu), V-20 (Pi shu), B-6 (San yin jiao), VG-20 (Bai hui), E-36 (Zu san li), VC-4 (Guan yuan), V-23 (Shen shu), H-3 (Tai chong)

Los puntos acompañantes: VB-34 (Yang ling quan), V-18 (Gan shu), Ashi

Los puntos principales son para regular el sistema inmunológico a través de los pulmones, riñones y bazo. Los puntos acompañantes son para eliminar el patógeno local en la zona afectada. Se aplica una manipulación fuerte en los puntos principales. El método de sangrado con ventosas o imanes puede utilizarse en los puntos Ashi.

<260> Trastorno Temporomandibular Reumatoide

Esta es una enfermedad autoinmune e inflamatoria, es decir, el sistema inmunológico ataca células sanas por error, lo que causa inflamación y la zona local afectada se vuelve hinchada y dolorosa. La consulta médica es esencial.

Principalmente afecta las articulaciones. Desde la perspectiva de la MTC, esto es calor húmedo del viento o frío húmedo del viento que afecta la zona local. La idea principal del tratamiento es regular el sistema inmunológico utilizando los puntos de los pulmones, bazo, riñones y hígado y eliminar los patógenos locales de calor húmedo del viento o frío húmedo del viento. Por lo general, en casos agudos, se trata de calor húmedo del viento. En casos crónicos, también es necesario tonificar el hígado y los riñones.

Los puntos principales: V-23 (Shen shu), E-7 (Xia guan), ID-19 (Ting gong), Qian zheng (Ex), H-3 (Tai chong), B-6 (San yin jiao), V-20 (Pi shu), V-15 (Xin shu), VG-20 (Bai hui)

Los puntos acompañantes: VB-34 (Yang ling quan), ID-17 (Tian rong), IG-4 (He gu), VC-4 (Guan yuan), VB-20 (Feng chi), VB-2 (Ting hui), Ashi

Los puntos principales son para regular el sistema inmunológico a través de los pulmones, riñones y bazo. Los puntos acompañantes son para eliminar el patógeno local en la zona afectada. Se aplica una manipulación fuerte en los puntos principales, agujas, sangrado o moxibustión en los puntos acompañantes para casos agudos. Para los casos crónicos, se utiliza moxibustión o agujas con moxibustión (técnica de aguja caliente).

<261> Dolor en el Hombro y Brazo

Hay muchas causas para el dolor en el hombro y brazo. Pero aquí nos centramos en tratar el dolor en sí mismo. La consulta médica es esencial. Si se conoce alguna causa, es necesario eliminarla. La idea principal del tratamiento es regular el Qi y la sangre del área local afectada utilizando puntos locales y distantes.

Los puntos principales: IG-4 (He gu), PC-6 (Nei guan), ID-11 (Tian zong), TC-15 (Tian liao), IG-11 (Qu chi), TC-13 (Nao hui), ID-5 (Zhi zheng), IG-10 (Shou san li)

Los puntos acompañantes: IG-14 (Bi nao), TC-14 (Jian liao), IG-15 (Jian yu), TC-5 (Wai guan), ID-10 (Nao shu), ID-15 (Jian Zhong shu), IG-16 (Ju gu)

Otro método: E-38 (Tiao kou) o E-40 (Feng long), o B-9 (Yin ling quan) (Después de una inserción profunda de la aguja, permitir al paciente mover el hombro para aliviar el dolor). Se utilizan puntos locales y distantes para regular el Qi y la sangre en el área local. Los canales TC, IG e ID son comúnmente utilizados porque atraviesan el hombro y los brazos. Si el área local está muy dolorida y es difícil de puncionar allí, también es posible puncionar en el lado opuesto. Se emplea una manipulación fuerte. Se puede usar el método de sangrado cerca de los puntos Ashi.

<262> Dolor en el Hombro

Hay muchas causas para el dolor en el hombro. Pero aquí nos centramos en tratar el dolor en sí mismo. La consulta médica es esencial. Si se conoce alguna causa, es necesario eliminarla. La idea principal del tratamiento es regular el Qi y la sangre del área local afectada utilizando puntos locales y distantes.

Los puntos principales: ID-7 (Zhi zheng), C-8 (Shao fu): usar el método de reducción, ID-12 (Bing feng), Ashi, IG-16 (Ju gu), IG-15 (Jian yu), TC-14 (Jian liao), ID-10 (Nao shu), E-38 (Tiao kou): inserción profunda de más de 2,5 cun

Los puntos acompañantes: VB-21 (Jiang zheng), TC-3 (Zhong zhu), TC-6 (Zhi gou), C-1 (Ji quan): no usar aguja gruesa ni puncionar rápidamente, hay riesgo de dañar los vasos sanguíneos, IG-11 (Qu chi), ID-11 (Tian zong), IG-14 (Bi nao)

Otro método: E-38 (Tiao kou) o E-40 (Feng long), o B-9 (Yin ling quan) (Después de una inserción profunda de la aguja, permitir al paciente mover el hombro para aliviar el dolor)

Se utilizan puntos locales y distantes para regular el Qi y la sangre en el área local. Los canales TC, IG e ID son comúnmente utilizados porque atraviesan el hombro y los brazos. Si el área local está muy dolorida y es difícil de puncionar allí, también es posible puncionar en el lado opuesto. Se emplea una manipulación fuerte en los puntos principales, agujas, sangrado o moxibustión en los puntos acompañantes para casos agudos. Para casos crónicos, se utiliza moxibustión o agujas con moxibustión (técnica de aguja caliente).

<263> Entorse

Todas las torceduras tienen estancamiento local de sangre. Si el área local está hinchada y dolorida, no se deben insertar agujas en los puntos locales. La consulta médica es esencial. En su lugar, se pueden usar puntos en el lado opuesto o puntos distantes. Después de que el dolor mejore, se puede insertar agujas en el área local. Se pueden usar métodos de selección de puntos distantes, puntos cercanos y puntos Ashi. Por lo general, si hay un dolor severo y hinchazón local, es mejor no usar los puntos de dolor local. En su lugar, se pueden usar puntos distantes y puntos cercanos. Los puntos en el lado opuesto del lado doloroso también pueden ser utilizados. Se pueden utilizar puntos correspondientes o los mismos canales familiares. Las explicaciones detalladas se muestran a continuación en cada sección. En el tratamiento del dolor, generalmente se permite que el paciente mueva un poco el área local dolorida después de insertar agujas en los canales correspondientes o puntos distantes. Esto generalmente alivia el dolor más rápidamente. Sin embargo, en el caso de una torcedura, los pacientes suelen tener dificultades para mover el área local dolorida debido a que la torcedura es muy dolorosa o debido al edema. En este caso, no es necesario permitir que el paciente mueva el área local.

<264> Entorse de articulaciones del codo o la rodilla (1)

La consulta médica es esencial.

Los Puntos principales: IG-4 (He gu), E-36 (Zu san li), E-35 (Du bi), IG-11 (Qu chi)

Los Puntos acompañantes: Se pueden utilizar otros puntos de acupuntura para eliminar el estancamiento sanguíneo y puntos Ashi. H-3 (Tai chong), B-10 (Xue hai), E-40 (Feng long): técnica de sangrado

Si hay una torcedura de codo, se puede elegir el punto en la rodilla (E-35) y si hay una torcedura de rodilla, se puede elegir el punto en el codo (IG-11). Esto se debe a que las dos áreas del codo y la rodilla se corresponden entre sí. Y el canal E y el canal IG son el mismo canal de la familia Yang ming. La dirección de la aguja es hacia los puntos de dolor. Se utiliza una manipulación fuerte. El paciente mueve el área local después de que se retiran las agujas para liberar la tensión local. Aquí se muestran las seis prescripciones para la torcedura de las articulaciones del codo o la rodilla (1-6). Teniendo en cuenta la ubicación del dolor y los canales afectados, se puede elegir la prescripción adecuada.

<265> Torcedura de articulaciones del codo o la rodilla (2)

La consulta médica es esencial.

Los puntos principales: IG-4 (He gu), E-36 (Zu san li), B-9 (Yin ling quan), P-5 (Chi ze)

Los puntos acompañantes: Se pueden usar otros puntos de acupuntura para eliminar el estancamiento sanguíneo y puntos Ashi. H-3 (Tai chong), B-10 (Xue hai), E-40 (Feng long): técnica de sangrado

Si hay una torcedura de codo, se puede elegir el punto en la rodilla (B-9) y si hay una torcedura de rodilla, se puede elegir el punto en el codo (P-5). Esto se debe a que las dos áreas del codo y la rodilla se corresponden entre sí. Y el canal P y el canal B son el mismo canal de la familia Tai yin. La dirección de la aguja es hacia los puntos de dolor. Se utiliza una manipulación fuerte. El paciente mueve el área local después de que se retiran las agujas para liberar la tensión local. Aquí se muestran las seis prescripciones para la torcedura de articulaciones del codo o la rodilla (1-6). Teniendo en cuenta la ubicación del dolor y los canales afectados, se puede elegir la prescripción adecuada.

<266> Torcedura de articulaciones del codo o la rodilla (3)

La consulta médica es esencial.

Los puntos principales: IG-4 (He gu), E-36 (Zu san li), VB-34 (Yang ling quan), TC-10 (Tian jing)

Los puntos acompañantes: Se pueden usar otros puntos de acupuntura para eliminar el estancamiento sanguíneo y puntos Ashi. H-3 (Tai chong), B-10 (Xue hai), E-40 (Feng long): técnica de sangrado

Si hay una torcedura del codo, se puede elegir el punto en la rodilla (VB-34) y si hay una torcedura de la rodilla, se puede elegir el punto en el codo (TC-10). Esto se debe a que las dos áreas del codo y la rodilla se corresponden entre sí. Y el canal VB y el canal TC son el mismo canal de la familia Shao yang. La dirección de la aguja es hacia los puntos de dolor. Se utiliza una manipulación fuerte. El paciente mueve el área local después de que se retiran las agujas para liberar la tensión local. Aquí se muestran las seis prescripciones para la torcedura de articulaciones del codo o la rodilla (1-6). Teniendo en cuenta la ubicación del dolor y los canales afectados, se puede elegir la prescripción adecuada.

<267> Torcedura de articulaciones del codo o la rodilla (4)

La consulta médica es esencial.

Los puntos principales: IG-4 (He gu), E-36 (Zu san li), H-8 (Qu quan), PC-3 (Qu ze)

Los puntos acompañantes: Se pueden usar otros puntos de acupuntura para eliminar el estancamiento sanguíneo y puntos Ashi. H-3 (Tai chong), B-10 (Xue hai), E-40 (Feng long): técnica de sangrado

Si hay una torcedura del codo, se puede elegir el punto en la rodilla (H-8) y si hay una torcedura de la rodilla, se puede elegir el punto en el codo (PC-3). Esto se debe a que las dos áreas del codo y la rodilla se corresponden entre sí. Y el canal H y el canal PC son el mismo canal de la familia Jue yin. La dirección de la aguja es hacia los puntos de dolor. Se utiliza una manipulación fuerte. El paciente mueve el área local después de que se retiran las agujas para liberar la tensión local. Aquí se muestran las seis prescripciones para la torcedura de articulaciones del codo o la rodilla (1-6). Teniendo en cuenta la ubicación del dolor y los canales afectados, se puede elegir la prescripción adecuada.

<268> Torcedura de articulaciones del codo o la rodilla (5)

La consulta médica es esencial.

Los puntos principales: IG-4 (He gu), E-36 (Zu san li), V-40 (Wei zhong), ID-8 (Xiao hai)

Los puntos acompañantes: Se pueden usar otros puntos de acupuntura para eliminar el estancamiento sanguíneo y puntos Ashi. H-3 (Tai chong), B-10 (Xue hai), E-40 (Feng long): técnica de sangrado

Si hay una torcedura del codo, se puede elegir el punto en la rodilla (V-40) y si hay una torcedura de la rodilla, se puede elegir el punto en el codo (ID-8). Esto se debe a que las dos áreas del codo y la rodilla se corresponden entre sí. Y el canal V y el canal ID son el mismo canal de la familia Tai yang. La dirección de la aguja es hacia los puntos de dolor. Se utiliza una manipulación fuerte. El paciente mueve el área local después de que se retiran las agujas para liberar la tensión local. Aquí se muestran las seis prescripciones para la torcedura de articulaciones del codo o la rodilla (1-6). Teniendo en cuenta la ubicación del dolor y los canales afectados, se puede elegir la prescripción adecuada.

<269> Torcedura de articulaciones del codo o la rodilla (6)

La consulta médica es esencial.

Los puntos principales: IG-4 (He gu), E-36 (Zu san li), R-10 (Yin gu), C-3 (Shao hai)

Los puntos acompañantes: Se pueden usar otros puntos de acupuntura para eliminar el estancamiento sanguíneo y puntos Ashi. H-3 (Tai chong), B-10 (Xue hai), E-40 (Feng long): técnica de sangrado

Si hay una torcedura del codo, se puede elegir el punto en la rodilla (R-10) y si hay una torcedura de la rodilla, se puede elegir el punto en el codo (C-3). Esto se debe a que las dos áreas del codo y la rodilla se corresponden entre sí. Y el canal R y el canal C son el mismo canal de la familia Shao yin. La dirección de la aguja es hacia los puntos de dolor. Se utiliza una manipulación fuerte. El paciente mueve el área local después de que se retiran las agujas para liberar la tensión local. Aquí se muestran las seis prescripciones para la torcedura de articulaciones del codo o la rodilla (1-6). Teniendo en cuenta la ubicación del dolor y los canales afectados, se puede elegir la prescripción adecuada.

<270> Torcedura de muñeca o tobillo (1)

La consulta médica es esencial.

Los puntos principales: IG-4 (He gu), B-6 (San yin jiao), VB-40 (Qiu xu), TC-4 (Yang chi)

Los puntos acompañantes: Se pueden usar otros puntos de acupuntura para eliminar el estancamiento sanguíneo y puntos Ashi. H-3 (Tai chong), B-10 (Xue hai), E-40 (Feng long): técnica de sangrado

Si hay una torcedura de muñeca, se puede elegir el punto en el tobillo (VB-40) y si hay una torcedura de tobillo, se puede elegir el punto en la muñeca (TC-4). Esto se debe a que las dos áreas de la muñeca y el tobillo se corresponden entre sí. Y el canal VB y el canal TC son el mismo canal de la familia Shao yang. La dirección de la aguja es hacia los puntos de dolor. Se utiliza una manipulación fuerte. El paciente mueve el área local después de que se retiran las agujas para liberar la tensión local. Aquí se muestran las seis prescripciones para la torcedura de articulaciones de muñeca o tobillo (1-6). Teniendo en cuenta la ubicación del dolor y los canales afectados, se puede elegir la prescripción adecuada.

<271> Torcedura de muñeca o tobillo (2)

La consulta médica es esencial.

Los puntos principales: IG-4 (He gu), B-6 (San yin jiao), P-9 (Tai yuan), B-5 (Shang qiu)

Los puntos acompañantes: Se pueden usar otros puntos de acupuntura para eliminar el estancamiento sanguíneo y puntos Ashi. H-3 (Tai chong), B-10 (Xue hai), E-40 (Feng long): técnica de sangrado

Si hay una torcedura de muñeca, se puede elegir el punto en el tobillo (B-5) y si hay una torcedura de tobillo, se puede elegir el punto en la muñeca (P-9). Esto se debe a que las dos áreas de la muñeca y el tobillo se corresponden entre sí. Y el canal B y el canal P son el mismo canal de la familia Tai yin. La dirección de la aguja es hacia los puntos de dolor. Se utiliza una manipulación fuerte. El paciente mueve el área local después de que se retiran las agujas para liberar la tensión local. Aquí se muestran las seis prescripciones para la torcedura de articulaciones de muñeca o tobillo (1-6). Teniendo en cuenta la ubicación del dolor y los canales afectados, se puede elegir la prescripción adecuada.

<272> Torcedura de Muñeca o Tobillo (3)

La consulta médica es esencial.

Los puntos principales: IG-4 (He gu), B-6 (San yin jiao), E-41 (Jie xi), IG-5 (Yang xi)

Los puntos acompañantes: Se pueden usar otros puntos de acupuntura para eliminar el estancamiento sanguíneo y puntos Ashi. H-3 (Tai chong), B-10 (Xue hai), E-40 (Feng long): técnica de sangrado

Si hay una torcedura de muñeca, se puede elegir el punto en el tobillo (E-41) y si hay una torcedura de tobillo, se puede elegir el punto en la muñeca (IG-5). Esto se debe a que las dos áreas de la muñeca y el tobillo se corresponden entre sí. Y el canal E y el canal IG son del mismo canal familiar como Yang ming. La dirección de la aguja es hacia los puntos de dolor. Se utiliza una manipulación fuerte. El paciente mueve el área local después de que se retiran las agujas para liberar la tensión local. Aquí se muestran las seis prescripciones para las torceduras de las articulaciones de muñeca o tobillo (1-6). Teniendo en cuenta la ubicación del dolor y los canales afectados, se puede elegir la prescripción adecuada.

<273> Torcedura de Muñeca o Tobillo (4)

La consulta médica es esencial.

Los puntos principales: IG-4 (He gu), B-6 (San yin jiao), H-4 (Zhong feng), PC-7 (Da ling)

Los puntos acompañantes: Se pueden usar otros puntos de acupuntura para eliminar el estancamiento sanguíneo y puntos Ashi. H-3 (Tai chong), B-10 (Xue hai), E-40 (Feng long): técnica de sangrado

Si hay una torcedura de muñeca, se puede elegir el punto en el tobillo (H-4) y si hay una torcedura de tobillo, se puede elegir el punto en la muñeca (PC-7). Esto se debe a que las dos áreas de la muñeca y el tobillo se corresponden entre sí. Y el canal H y el canal PC son del mismo canal familiar como Jue yin. La dirección de la aguja es hacia los puntos de dolor. Se utiliza una manipulación fuerte. El paciente mueve el área local después de que se retiran las agujas para liberar la tensión local. Aquí se muestran las seis prescripciones para torceduras de las articulaciones de muñeca o tobillo (1-6). Teniendo en cuenta la ubicación del dolor y los canales afectados, se puede elegir la prescripción adecuada.

<274> Torcedura de Muñeca o Tobillo (5)

La consulta médica es esencial.

Los puntos principales: IG-4 (He gu), B-6 (San yin jiao),

V-60 (Kun lun), ID-5 (Yang gu)

Los puntos acompañantes: Se pueden usar otros puntos de acupuntura para eliminar el estancamiento sanguíneo y puntos Ashi. H-3 (Tai chong), B-10 (Xue hai), E-40 (Feng long): técnica de sangrado

Si hay una torcedura de muñeca, se puede elegir el punto en el tobillo (V-60) y si hay una torcedura de tobillo, se puede elegir el punto en la muñeca (ID-5). Esto se debe a que las dos áreas de la muñeca y el tobillo se corresponden entre sí. Y el canal V y el canal ID son del mismo canal de familia como Tai yang. La dirección de la aguja es hacia los puntos de dolor. Se utiliza una manipulación fuerte. El paciente mueve el área local después de que se retiran las agujas para liberar la tensión local. Aquí se muestran las seis prescripciones para torcedura de las articulaciones de muñeca o tobillo (1-6). Teniendo en cuenta la ubicación del dolor y los canales afectados, se puede elegir la prescripción adecuada.

<275> Torcedura de Muñeca o Tobillo (6)

La consulta médica es esencial.

Los puntos principales: IG-4 (He gu), B-6 (San yin jiao), R-3 (Tai xi), C-7 (Shen men)

Los puntos acompañantes: Se pueden usar otros puntos de acupuntura para eliminar el estancamiento sanguíneo y puntos Ashi. H-3 (Tai chong), B-10 (Xue hai), E-40 (Feng long): técnica de sangrado

Si hay una torcedura de muñeca, se puede elegir el punto en el tobillo (R-3) y si hay una torcedura de tobillo, se puede elegir el punto en la muñeca (C-7). Esto se debe a que las dos áreas de la muñeca y el tobillo se corresponden entre sí. Y el canal R y el canal C son del mismo canal de familia como Shao yin. La dirección de la aguja es hacia los puntos de dolor. Se utiliza una manipulación fuerte. El paciente mueve el área local después de que se retiran las agujas para liberar la tensión local. Aquí se muestran las seis prescripciones para torcedura de articulaciones de muñeca o tobillo (1-6). Teniendo en cuenta la ubicación del dolor y los canales afectados, se puede elegir la prescripción adecuada.

<276> Cuello Rígido

La consulta médica es esencial.

El cuello rígido generalmente resulta de lesiones, dormir en una posición incorrecta o uso excesivo. Masajes, compresas calientes o frías pueden aliviarlo, pero existen casos graves como la meningitis. La prescripción aquí es para aliviar la tensión en el área local y aliviar el dolor en sí mismo.

Los puntos principales: H-3 (Tai chong), TC-5 (Wai guan), Wai lao gong (Ex), ID-3 (Hou xi), VB-41 (Zu lin qi), VB-34 (Yang ling quan)

:Los puntos acompañantes: V-60 (Kun lun), V-10 (Tian zhu), TC-16 (Tian you), ID-6 (Yang lao), VB-20 (Feng chi), VG-26 (Shui gou)

Otro método: Después de la agujeración de Wai lao gong (Ex), H-3 (Tai chong) e ID-6 (Yang lao), permita que el paciente mueva el cuello para aliviar la tensión.

Wai lao gong es el punto extra para el dolor de cuello. La ubicación es en el lado dorsal del punto, PC-8 (Lao gong).

ID-3 abre el canal de VG que pasa por el cuello. TC-5 alivia el dolor de cuello al abrir el canal TC que pasa por el cuello. VB-41 es el punto distante para el dolor de cuello. V-10 es el punto local para el dolor de cuello y alivia el dolor. VG-26 abre el canal VG para tratar las vértebras. VB-20 alivia el dolor local en el cuello. TC-16 es el punto local del cuello. ID-6 es el punto Xi-Hendidura del canal ID y alivia el dolor de cuello. Permita que el paciente mueva el cuello después de que se hayan agujereado los puntos distantes. Se utiliza una manipulación fuerte en Wai lao gong. Después del movimiento del cuello, agujeree los puntos cercanos.

<277> Artritis Supurativa de la Rodilla (Artritis Séptica de la Rodilla)

Esta es una infección dolorosa en una articulación de la rodilla. La consulta médica es esencial. Las causas son gérmenes que viajan a través del torrente sanguíneo. Puede ocurrir cuando el paciente ha sido mordido por un animal o ha sufrido un trauma, lo que introduce gérmenes en la articulación. La idea principal del tratamiento es eliminar la inflamación local y los patógenos. Generalmente, se utilizan puntos locales y distantes para regular el área local.

Los puntos principales: IG-11 (Qu chi), H-7 (Xi guan), PC-3 (Qu ze), VB-34 (Yang ling quan), Nei xi yan (Ex), Wai xi yan (Ex), He ding (Ex), H-8 (Qu quan), P-5 (Chi ze)

Los puntos acompañantes: IG-4 (He gu), R-10 (Yin gu), V-40 (Wei zhong): técnica de sangrado, E-44 (Nei ting), E-34 (Liang qiu), VB-33 (Xi yang guan), E-36 (Zu san li), B-10 (Xue hai), B-6 (San yin jiao), V-11 (Da zhu), E-38 (Tiao kou): técnica de sangrado

V-11 beneficia los huesos y las articulaciones y también

elimina los patógenos. Wai xi yan y Nei xi yan son puntos extras para problemas en la rodilla. Las ubicaciones de Wai xi yan y Nei xi yan son puntos en las dos depresiones, medial y lateral al ligamento rotuliano, ubicando el punto con la rodilla flexionada. La depresión externa se llama Wai xi yan y la depresión interna se llama Nei xi yan. He ding es el punto extra para problemas en la rodilla. La ubicación está por encima de la rodilla, en la depresión del punto medio del borde superior de la rótula. E-36 elimina la humedad y alivia el dolor en la rodilla. VB-34 elimina la humedad en el tendón. R-10 alivia el dolor en la rodilla y también fortalece los riñones y los huesos. H-8 es el punto local y también fortalece el hígado y el tendón. B-10 es el punto local y mueve la sangre. E-34 es el punto local y alivia el dolor en la rodilla. H-7 es el punto extra para problemas en la rodilla. B-6 elimina la humedad y nutre los riñones y el hígado. VB-33 es el punto local. Se utiliza una manipulación fuerte. Retire las agujas inmediatamente después de la manipulación. La moxibustión en Wai xi yan y Nei xi yan puede ser usada para eliminar la inflamación local.

<278> Inflamación Supurativa de la Articulación del Tobillo (Artritis Séptica de la Articulación del Tobillo)

Esta es una infección dolorosa en la articulación del tobillo. La consulta médica es esencial. Las causas son gérmenes que viajan a través del torrente sanguíneo. Puede ocurrir cuando el paciente ha sido mordido por un animal o ha sufrido un trauma, lo que introduce gérmenes en la articulación. La idea principal del tratamiento es eliminar la inflamación local y los patógenos. Generalmente, se utilizan puntos locales y distantes para regular el área local.

Los puntos principales: IG-11 (Qu chi), V-62 (Shen mai),

VB-40 (Qiu xu), B-6 (San yin jiao), V-59 (Fu yang), V-60 (Kun lun), H-4 (Zhong feng), H-6 (Zhong du), B-5 (Shang qiu), E-41 (Jie xi)

Los puntos acompañantes: IG-4 (He gu), R-6 (Zhao hai), E-44 (Nei ting), R-3 (Tai xi), E-38 (Tiao kou), R-7 (Fu liu), H-3 (Tai chong), E-43 (Xian gu), VB-39 (Xuan zhong)

Se utilizan puntos locales y distantes. Principalmente se utilizan los canales B, H, VB, E y R que pasan por el tobillo. Se utiliza una manipulación fuerte. Retire las agujas inmediatamente después de la manipulación. La moxibustión puede ser utilizada para eliminar la inflamación local.

<279> Codo de tenista (epicondilitis lateral)

Esta es la ruptura o hinchazón de los tendones que se utilizan al doblar la muñeca hacia atrás desde la palma. La consulta médica es esencial.

Las principales causas son movimientos repetitivos del antebrazo unidos al lado externo del codo. El paciente experimenta dolor y tensión excesiva en el área local. Los canales IG y E se utilizan principalmente porque son los canales que pasan por el área dolorosa local.

Los puntos principales: E-36 (Zu san li), Ashi, P-5 (Chi ze): técnica de sangría, IG-11 (Qu chi), IG-10 (Shou san li), TC-10 (Tian jing), IG-14 (Bi nao)

Los puntos acompañantes: V-40 (Wei zhong): técnica de sangría, TC-5 (Wai guan), IG-4 (He gu), E-38 (Tiao kou), IG-12 (Zhou liao)

Otro método: E-36 (Zu san li), E-37 (Shang ju xu), agujee estos puntos alrededor del canal Yang ming en la pierna y permita que el paciente mueva el área local. Esta área en la pierna corresponde al área dolorosa del antebrazo.

IG-11 elimina la inflamación local. IG-12 es el punto local. P-5 reduce la tensión y el calor del área local. El punto Ashi regula el área local. IG-4 elimina la inflamación y el calor y también es el punto distante. Los otros puntos son todos puntos locales y distantes. Se utiliza una manipulación fuerte de los puntos principales y Ashi.

<280> Tenosinovitis del dedo índice

Esta es una inflamación de la membrana sinovial. Los pacientes sienten dolor y tienen dificultad para moverse. La consulta médica es esencial.

Hay tipos de infección y no infección. La idea principal del tratamiento es regular el Qi y la sangre en el área local y promover la recuperación.

Es bueno tratar simultáneamente de forma occidental y por la MTC (Medicina Tradicional China).

Los puntos principales: Los dos puntos de Ba xie (Ex) cerca del dedo índice, IG-11 (Qu chi), TC-4 (Yang chi), IG-4 (He gu), TC-5 (Wai guan)

Los puntos acompañantes: E-44 (Nei ting), H-2 (Xing jian), Ashi, IG-10 (Shou san li), IG-5 (Yang xi)

IG-11, IG-10 y TC-5 son los puntos distantes para regular el Qi y la sangre. IG-5, TC-4 e IG-4 son los puntos locales. E-44 y H-2 se utilizan porque los dedos corresponden a los dedos del pie. Se utiliza una manipulación fuerte para los puntos principales. Ba xie es un grupo de puntos en los lados de los dedos en el lado dorsal de la mano. Se puede utilizar aguja intradérmica o martillo de agujas de siete estrellas para los puntos Ashi.

<281> Tenosinovitis del pulgar

Esta es una inflamación de la membrana sinovial. Los pacientes sienten dolor y tienen dificultad para moverse. La consulta médica es esencial.

Hay tipos de infección y no infección. La idea principal del tratamiento es regular el Qi y la sangre en el área local y promover la recuperación.

Es bueno tratar simultáneamente de forma occidental y por la MTC.

Los puntos principales: Los dos puntos de Ba xie (Ex) cerca del pulgar, P-5 (Chi ze), B-9 (Yin ling quan), P-10 (Yu ji), IG-5 (Yang xi)

Los puntos acompañantes: B-6 (San yin jiao), IG-10 (Shou san li), B-2 (Da du), P-9 (Tai yuan), P-6 (Kong zui), Ashi

P-5, P-6, IG-10 son los puntos distantes. P-9, P-10 e IG-5 son los puntos locales. Se utiliza una manipulación fuerte para los puntos principales. El canal B es de la misma familia que el canal P como familia del canal Tai yin, y el pulgar es donde pasa el canal P. B-9 elimina la humedad en las articulaciones. Se puede utilizar aguja intradérmica o martillo de agujas de siete estrellas para los puntos acompañantes.

<282> Dolor en el brazo superior

Hay muchas causas para el dolor en el brazo superior. La consulta médica es esencial. Si se conoce alguna causa, es necesario tratar esa causa. En esta prescripción, nos enfocamos en el tratamiento del dolor regulando el Qi y la sangre del área local. Se utilizan puntos locales y distantes.

Los puntos principales: ID-7 (Zhi zheng), E-38 (Tiao kou), TC-9 (Si du), ID-3 (Hou xi), Jia ji (Ex) de C4~C7 y T1, P-5 (Chi ze), IG-4 (He gu), VB-34 (Yang ling quan)

Los puntos acompañantes: H-3 (Tai chong), ID-11 (Tian zong), C-3 (Shao hai), IG-11 (Qu chi), ID-10 (Nao shu), TC-13 (Nao hui), B-9 (Yin ling quan), TC-14 (Bi nao), TC-5 (Wai guan)

Jia ji son los puntos extras a ambos lados de las vértebras. Dependiendo del área local del dolor, se pueden seleccionar los puntos de Jia ji. En esta prescripción, se utilizan los puntos de Jia ji de C4~C7 y T1 que corresponden a los brazos superiores. Se utilizan puntos locales y distantes para regular el Qi y la sangre del área local. Los puntos de Jia ji se agujan en el lado doloroso con agujas profundas hasta que los pacientes sientan la sensación de De Qi en sus manos. Se utiliza una manipulación fuerte.

<283> Cisto de ganglio en la muñeca o el tobillo (quiste de ganglio)

Los quistes de ganglio aparecen con mayor frecuencia en los tendones, las articulaciones de la muñeca o las manos. Pero también pueden ocurrir en los pies o los tobillos. La consulta médica es esencial. Estos son quistes benignos y generalmente están llenos de un líquido similar a la gelatina. En la Medicina Tradicional China, simplemente al pinchar los puntos Ashi, se hace que los quistes se abran y que el líquido de los quistes sea absorbido hacia adentro, lo que permite que los quistes desaparezcan.

Los puntos principales: Ashi (en los quistes)

Los puntos acompañantes: E-40 (Feng long), H-3 (Tai chong), B-10 (Xue hai)

Otro método: Después de hacer un agujero en los quistes con una aguja gruesa, exprima los líquidos de los quistes presionándolos. Esto elimina los quistes de inmediato.

Si el ganglio está lleno de líquido, este se absorberá a través del agujero de la aguja en los puntos Ashi. Se puede usar moxibustión en los puntos Ashi. El método de exprimir los líquidos se puede utilizar después de hacer un agujero en los quistes con una aguja gruesa. Por lo general, se utilizan cinco agujas en cinco direcciones diferentes en los puntos Ashi (cuatro direcciones diferentes: adelante, atrás, izquierda y derecha, además de la superior). También se pueden usar puntos distantes y locales como puntos acompañantes, pero por lo general, solo usar los puntos Ashi es suficiente.

<284> Tenosinovitis de De Quervain (1)

Esta es una inflamación de la membrana sinovial. Los pacientes experimentan dolor y tienen dificultad para moverse. Existen tipos con infección y sin ella. La consulta médica es esencial. La idea principal del tratamiento es regular el Qi y la sangre en el área local y promover la recuperación. Es bueno tratar de forma conjunta con la medicina occidental y la Medicina Tradicional China (MTC).

Los puntos principales: TC-5 (Wai guan), E-41 (Jie xi), PC-3 (Qu ze), Ba xie (Ex), Shang ba xie (Ex), PC-7 (Da ling), VB-34 (Yang ling quan), H-3 (Tai chong), PC-6 (Nei guan)

Los puntos acompañantes: VB-40 (Qiu xu), B-6 (San yin jiao), B-9 (Yin ling quan), TC-10 (Tian jing), Shi xuan (Ex): técnica de sangria

Se utilizan puntos locales y distantes para regular el Qi y la sangre en el área local. Ba xie y Shang ba xie son puntos extras en las manos. Mejoran la circulación local y alivian el dolor. Ba xie es un grupo de puntos al lado de los dedos. Shang ba xie está un poco arriba de Ba xie en el dorso de la mano. Ba xie y Shang ba xie pueden regular el Qi y la sangre de los miembros superiores. Shi xuan son puntos extra de las manos. Su ubicación está en las puntas de cada dedo. Se usan puntos de acupuntura en el tobillo porque la muñeca corresponde al tobillo. Se usan puntos en el canal B porque eliminan la humedad en las articulaciones. Se utiliza la técnica de sangría en Shi xuan. Se usa una manipulación fuerte.

<285> Tenosinovitis del Pulso, Enfermedad de De Quervain (2)

Esta es una inflamación de la membrana sinovial. Los pacientes experimentan dolor y tienen dificultad para moverse. Existen tipos con infección y sin ella. La consulta médica es esencial.

La idea principal del tratamiento es regular el Qi y la sangre en el área local y promover la recuperación. Es bueno tratar de forma conjunta con la medicina occidental y la Medicina Tradicional China (MTC).

Los puntos principales: VB-34 (Yang ling quan), P-9 (Tai yuan), H-3 (Tai chong), P-10 (Yu ji), VB-21 (Jian jing), IG-10 (Shou san li), P-7 (Lie que), IG-4 (He gu), Ashi

Los puntos acompañantes: VB-31 (Feng shi), P-5 (Chi ze),

E-36 (Zu san li), B-9 (Yin ling quan)

Se utilizan puntos locales y distantes para aliviar el dolor y la hinchazón. Se utiliza una manipulación fuerte. Se puede utilizar moxibustión o agujas intradérmicas en los puntos Ashi.

Riñones y Micción - Índice: 286 ~ 300

<286> Cistitis (Inflamación del tracto urinario inferior o vejiga)

Esta es una infección en el tracto urinario inferior o en la vejiga urinaria. Hay casos complicados y no complicados. Las cistitis no complicadas son sobre ITU en hombres o mujeres sanos no embarazadas. La consulta médica es esencial.

La idea principal del tratamiento es promover la micción activando los riñones, la vejiga urinaria, los pulmones, el bazo y el hígado, y eliminar los patógenos del tracto urinario. En casos crónicos, es necesario fortalecer el cuerpo para activar el sistema inmunológico.

Los puntos principales: VC-3 (Zhong ji), VC-4 (Guan yuan), VC-2 (Qu gu), V-32 (Ci liao), V-23 (Shen shu), B-9 (Yin ling quan), E-29 (Gui lai), R-12 (Da he), P-5 (Chi ze)

Los puntos acompañantes: VC-9 (Shui fen), IG-11 (Qu chi), E-36 (Zu san li), IG-4 (He gu), R-10 (Yin gu), H-8 (Qu quan), V-40 (Wei zhong), R-6 (Zhao hai), V-60 (Kun lun), R-7 (Fu liu), V-28 (Pang guang shu)

R-7, R-10 y R-12 activan los riñones. VC-3 promueve la micción y elimina el patógeno del tracto urinario. V-24 y V-28 eliminan el patógeno del tracto urinario y regulan el Qi y la sangre del calentador inferior. E-29 elimina los patógenos del tracto urinario y regula el Qi y la sangre del calentador inferior. V-23 activa los riñones. V-40 promueve la micción. V-32 elimina el patógeno y regula el Qi y la sangre en la región sacra. VC-2 promueve la micción y elimina el patógeno del calentador inferior. H-8 nutre el hígado y elimina los patógenos. V-60 es el punto distante. Se utiliza una manipulación fuerte para el caso agudo. La moxibustión se utiliza para casos crónicos.

<287> Disuria (Micción dolorosa)

Esto no es una enfermedad, sino un síntoma de micción dolorosa o sensación de ardor al orinar. Generalmente, la inflamación del tracto urinario puede causar disuria. Las mujeres embarazadas, la diabetes o cualquier problema en la vejiga urinaria pueden causar disuria. La consulta médica es esencial. Desde el punto de vista de la MTC, la sensación de ardor y micción dolorosa es calor húmedo. La idea principal del tratamiento en la MTC es promover la micción y eliminar el calor húmedo. Los canales de B, V y H son importantes.

Los puntos principales: P-5 (Chi ze), V-40 (Wei zhong): técnica de sangría, E-30 (Qi chong), V-28 (Pang guang shu), VC-3 (Zhong ji), VC-4 (Guan yuan), B-9 (Yin ling quan)

Los puntos acompañantes: H-3 (Tai chong), R-7 (Fu liu), VC-9 (Shui fen), V-64 (Jing gu), V-33 (Zhong liao), V-32 (Ci liao), VC-2 (Qu gu), H-8 (Qu quan), Long men (Ex), R-11 (Heng gu)

V-40 es para micción y para eliminar la estancamiento de sangre. VC-3 y VC-2 promueven la micción y eliminan el calor húmedo. V-28, V-32 y V-33 eliminan el patógeno del calentador inferior. B-6, H-8 y B-9 eliminan la humedad. Long men es el punto extra para problemas urinarios. La ubicación está en el borde inferior del hueso púbico en el vaso de la concepción (Ren mai). Long men tiene un efecto muy bueno en la dificultad para orinar. E-30 y R-11 eliminan el patógeno del calentador inferior y regulan el Qi y la sangre en la vejiga urinaria. Se utiliza una manipulación fuerte para los puntos principales en caso de casos agudos o excesivos. La manipulación suave se utiliza para los casos crónicos o de deficiencia. La prescripción puede ser modificada dependiendo de los síndromes o patrones.

<288> Enuresis (Mojarse la cama, enuresis nocturna, enuresis diurna)

Los síntomas incluyen mojar repetidamente la ropa, mojar la cama o mojar más de dos veces por semana durante tres meses. Sin embargo, no se diagnostica a menos que el niño tenga 5 años o más. La consulta médica es esencial. Hay muchas causas diferentes para la enuresis, pero generalmente el estrés mental, la inflamación del tracto urinario, una vejiga pequeña o retrasos en el desarrollo son las causas. Desde la perspectiva de la MTC, esto es una deficiencia del bazo y los riñones. Más comúnmente, la deficiencia de Yang del bazo y los riñones son las principales causas y el calor en el corazón debido al estrés mental puede ser la causa importante. El estrés mental puede ser la causa cuando los pacientes dan mucho estrés al niño. El estrés mental puede generar calor en el corazón y estancamiento del Qi del hígado. La idea principal del tratamiento es tonificar el bazo y los riñones para controlar la micción.

Los puntos principales: VC-4 (Guan yuan), VC-3 (Zhong

ji), VG-20 (Bai hui), H-8 (Qu quan), R-3 (Tai xi), V-39 (Wei yang), C-8 (Shao fu), H-3 (Tai chong), VC-2 (Qu gu)

Los puntos acompañantes: R-7 (Fu liu), B-6 (San yin jiao), VG-4 (Ming men): se puede usar moxibustión para el síndrome del frío, E-36 (Zu san li), V-32 (Ci liao), V-64 (Jing gu), V-40 (Wei zhong)

E-36 y R-3 tonifican el bazo y los riñones. C-8 limpia el calor en el corazón y calma el estrés mental o la tensión. VC-3 regula la micción. H-3 alivia el estrés mental del estancamiento del Qi del hígado. V-39 y V-32 regulan la micción. VC-2 regula la micción. B-6 fortalece los riñones, el hígado y el bazo. H-8 regula la micción. Se utiliza una manipulación de nivel medio.

<289> Micción frecuente

Este es un síntoma en el que el paciente orina con más frecuencia de lo normal (6~8 veces al día). Es común en personas mayores de 70 años, con próstata agrandada o mujeres embarazadas. La consulta médica es esencial. La causa más común es la infección del tracto urinario. Si hay infección del tracto urinario, es necesario tratarla. La idea principal del tratamiento es regular y tonificar los riñones y el bazo y eliminar la infección. Si hay estrés mental, es necesario aliviar el estancamiento del Qi del hígado y calmar el corazón.

Los puntos principales: H-8 (Qu quan), V-32 (Ci liao), H-3 (Tai chong), V-40 (Wei zhong), VG-20 (Bai hui), VC-9 (Shui fen), E-28 (Shui dao), E-36 (Zu san li), R-3 (Tai xi)

Los puntos acompañantes: VC-4 (Guan yuan), VB-34 (Yang ling quan), V-39 (Wei yang), V-23 (Shen shu), R-7 (Fu liu), VC-3 (Zhong ji), VC-2 (Qu gu), V-64 (Jing gu)

Si la causa es estrés mental, agregue Yin tang (Ex), C-7 (Shen men), H-2 (Xing jian), IG-4 (He gu), PC-6 (Nei guan)

H-3 regula el hígado y elimina el estrés mental del estancamiento del Qi del hígado. V-64 regula la micción. V-40 regula la micción y elimina el estancamiento de la sangre. H-8 elimina la humedad del tracto urinario. VC-2 y VC-3 regulan la micción y eliminan el patógeno del tracto urinario. La consulta médica es esencial. V-32 elimina el patógeno del calentador inferior. V-23 tonifica los riñones. VB-34 elimina la humedad. C-7 y PC-6 sirven para calmar la mente. Se utiliza una manipulación de nivel medio. Se utiliza moxibustión en el área del abdomen inferior o VC-2 y VC-3 para casos de deficiencia o crónicos.

<290> Glomerulonefritis

Esta es una inflamación y daño al glomérulo de los riñones. Puede ser aguda o crónica. Como resultado, los residuos metabólicos no son filtrados en la orina y pueden acumularse en el cuerpo. La consulta médica es esencial. El paciente puede experimentar edema y fatiga. Desde la perspectiva de la MTC (Medicina Tradicional China), el paciente puede experimentar deficiencia en los riñones, pulmones y corazón. La idea principal del tratamiento es eliminar la inflamación, regular y tonificar el Yang de los riñones en caso de deficiencia.

Los puntos principales: R-7 (Fu liu), E-36 (Zu san li), R-10 (Yin gu), VC-4 (Guan yuan), V-23 (Shen shu), VG-4 (Ming men), R-3 (Tai xi), V-40 (Wei zhong), V-22 (San jiao shu), B-6 (San yin jiao), V-52 (Zhi shi), VC-6 (Qi hai)

Los puntos acompañantes:

Si el corazón está débil, añadir PC-6 (Nei guan), V-15 (Xin

shu), PC-4 (Ji men) o C-7 (Shen men)

Si la cantidad de orina disminuye, añadir B-9 (Yin ling quan), V-26 (Guan yuan shu), V-39 (Wei yang).

Si la respiración es corta, añadir V-13 (Fei shu), V-17 (Ge shu), B-4 (Gong sun), VG-12 (Shen zhu).

V-23 tonifica los riñones. VG-4 calienta el Yang de los riñones. V-52 nutre la esencia de los riñones. V-22 regula la TC. VC-6, VC-4 y B-6 fortalecen los riñones y el hígado, y eliminan la humedad del calentador inferior. Se pueden añadir puntos acompañantes según los síntomas. Se utiliza una manipulación fuerte para casos agudos. Se usa moxibustión para casos crónicos.

<291> Hematuria (Presencia de sangre en la orina)

Hay muchas causas de hematuria y, si se conoce alguna causa, es necesario tratar esa causa. Aquí, la prescripción se centra en detener el sangrado. La consulta médica es esencial. Desde la perspectiva de la MTC, principalmente el calor húmedo en el calentador inferior, la deficiencia de Qi del bazo o la estancación de la sangre son los principales patrones patológicos. La idea principal del tratamiento es eliminar el calor húmedo, tonificar el bazo o eliminar la estancación de la sangre.

Los puntos principales: Long men (Ex), B-6 (San yin jiao), B-10 (Xue hai), V-17 (Ge shu), VB-34 (Yang ling quan), E-27 (Da ju), B-1 (Yin bai), VC-3 (Zhong ji), V-26 (Guan yuan shu), B-9 (Yin ling quan), V-23 (Shen shu)

Los puntos acompañantes: E-30 (Qi chong), IG-11 (Qu chi), V-31 (Shang liao), V-32 (Ci liao), E-24 (Huo rou men), IG-4 (He gu), R-9 (Zhu bin), E-36 (Zu san li), V-19 (Dan shu),

VC-2 (Qu gu)

E-36 tonifica el Qi del bazo y elimina la humedad. En caso de calor húmedo o síndrome de exceso, es necesario usar métodos de reducción en E-36 para eliminar la humedad. VB-34 elimina la humedad. VC-3 y VC-2 eliminan el calor húmedo del calentador inferior. B-6 y B-9 eliminan el calor húmedo. Long men es el punto extra para eliminar la humedad y promover la micción. La manipulación fuerte es utilizada. Se necesita examen médico para prevenir el retraso en el tratamiento de causas graves como el cáncer.

<292> Piedra en los riñones (Cálculos renales, Nefrolitiasis, Urolitiasis)

Las principales causas son genéticas, una dieta inadecuada (por ejemplo, consumir demasiado espinaca y calcio juntos puede facilitar la formación de piedras) o el consumo excesivo de productos cárnicos, etc. La consulta médica es esencial. Desde la perspectiva de la MTC (Medicina Tradicional China), las piedras en el cuerpo son una combinación de humedad y calor. Si las piedras son muy grandes, se considera la cirugía médica, pero si no son grandes, se pueden usar tratamientos con acupuntura y hierbas de la MTC. Sin embargo, antes que nada, se debe reducir los factores de riesgo mediante una consulta médica previa. La idea principal del tratamiento es promover la micción y eliminar la humedad y el calor.

Los puntos principales: V-40 (Wei zhong), VC-3 (Zhong ji), B-6 (San yin jiao), R-16 (Huang shu), VB-25 (Jing men), B-9 (Yin ling quan), V-22 (San jiao shu), VC-2 (Qu gu), R-10 (Yin gu), V-24 (Qi hai shu), VB-26 (Dai mai), V-23 (Shen shu).

Los puntos acompañantes: IG-11 (Qu chi), E-40 (Feng

long), V-60 (Kun lun), B-15 (Da heng), R-3 (Tai xi), V-64 (Jing gu), B-14 (Fu jie), B-10 (Xue hai), E-36 (Zu san li)

Los puntos principales son para promover la micción y eliminar la humedad y el calor. Los puntos acompañantes se usan para aliviar el dolor. A veces, la piedra se elimina mediante acupuntura si no es demasiado grande. Se recomienda también la medicina herbal de la MTC para este caso. Se utiliza una manipulación fuerte. Si la piedra es muy grande, se requiere cirugía médica.

<293> Nefrosis (Síndrome Nefrótico).

Las causas son daños en los glomérulos, los pequeños racimos de vasos sanguíneos en los riñones. La consulta médica es esencial. Esta parte filtra los desechos y el exceso de agua. El paciente experimenta hinchazón en los pies o tobillos. Y puede ser una amenaza para la vida cuando se vuelve grave. Desde la perspectiva de la MTC, se trata de una deficiencia del Yang de los Riñones.

Los puntos principales: TC-3 (Zhong zhu), VG-4 (Ming men), VC-9 (Shui fen), VC-4 (Guan yuan), R-7 (Fu liu), V-52 (Zhi shi), V-23 (Shen shu)

Los puntos acompañantes: E-36 (Zu san li), VG-3 (Yao yang guan), B-6 (San yin jiao), VC-6 (Qi hai), ID-3 (Hou xi), V-22 (San jiao shu), R-16 (Huang shu), IG-11 (Qu chi)

Los puntos principales y acompañantes son para tonificar el Yang de los Riñones y el Qi, y regular la función renal. Se requiere tratamiento a largo plazo con moxibustión. Se puede utilizar una manipulación de agujas de nivel medio.

<294> Pielitis y Pielonefritis

Esta es una infección bacteriana de la pelvis renal. La causa principal es una infección del tracto urinario o una infección de la vejiga. La consulta médica es esencial. Si una infección del tracto urinario inferior no se trata adecuadamente, las bacterias pueden infectar la pelvis renal. Las piedras en los riñones o los cálculos ureterales también son responsables. En la medicina occidental, se trata con antibióticos. La idea principal del tratamiento en la MTC es eliminar la humedad y el calor. En casos crónicos, se utiliza el método de tonificación al mismo tiempo.

Los puntos principales: IG-11 (Qu chi), V-64 (Jing gu), VB-26 (Dai mai), V-22 (San jiao shu), V-23 (Shen shu), IG-4 (He gu), R-16 (Huang shu), VC-4 (Guan yuan)

Los puntos acompañantes: B-6 (San yin jiao), V-40 (Wei zhong), VG-4 (Ming men), R-3 (Tai xi), E-24 (Huo rou men), V-52 (Zhi shi), R-7 (Fu liu)

Los puntos principales y los puntos acompañantes son para eliminar la humedad y la inflamación. R-3, V-52 y V-23 tonifican los riñones para casos de deficiencia y regulan la función renal para casos agudos y de exceso. VC-4 y R-7 activan el Yang de los riñones para casos de deficiencia y regulan la función renal para casos agudos y de exceso. Se utiliza una manipulación fuerte sin dejar las agujas para casos agudos y síndromes de exceso. Se utiliza moxibustión para casos crónicos o de deficiencia.

<295> Atrofia Renal

Las principales causas de la atrofia renal son la obstrucción del tracto urinario, los cálculos renales o la infección renal a largo plazo. La consulta médica es esencial.

La idea principal del tratamiento es tonificar los riñones, regular la circulación sanguínea en los riñones, recuperar el tracto urinario y eliminar los cálculos renales. Se puede realizar un tratamiento adicional siguiendo los síntomas.

Los puntos principales: B-6 (San yin jiao), VC-4 (Guan yuan), R-7 (Fu liu), R-6 (Zhao hai), V-23 (Shen shu), R-1 (Yong quan), E-36 (Zu san li), VB-21 (Jian jing), VB-20 (Feng chi)

Los puntos acompañantes:

En caso de micción frecuente durante la noche, agregar V-64 (Jing gu), VG-20 (Bai hui), VC-3 (Zhong ji)

En caso de zumbido en los oídos, agregar ID-4 (Wan gu), TC-3 (Zhong zhu), VB-41 (Zu lin qi), TC-21 (Er men).

En caso de mareos e insomnio, agregar VG-20 (Bai hui), VG-12 (Shen zhu), V-14 (Jue yin shu), V-12 (Feng men), VB-20 (Feng chi)

Los puntos principales tonifican y regulan las funciones renales y promueven la circulación sanguínea en los riñones. VB-20 alivia el mareo de la atrofia renal. VC-4 y R-7 tonifican los riñones. Dependiendo de los síntomas, es posible realizar modificaciones adecuadas agregando puntos. Se utiliza moxibustión. Se puede usar una manipulación suave de las agujas.

<296> Tuberculosis Renal (TB Renal)

La principal causa es Mycobacterium tuberculosis y es la forma más común. La consulta médica es esencial. La TB renal tiene más probabilidades de desarrollarse junto con la tuberculosis pulmonar. La idea principal del tratamiento es tonificar los riñones y eliminar el calor patológico.

Los puntos principales: R-16 (Huang shu), P-7 (Lie que), V-23 (Shen shu), VC-12 (Zhong wan), VC-3 (Zhong ji), R-3 (Tai xi), B-6 (San yin jiao)

Los puntos acompañantes: P-10 (Yu ji), R-2 (Ran gu), V-13 (Fei shu), V-20 (Pi shu), IG-11 (Qu chi), P-5 (Chi ze), R-7 (Fu liu), V-52 (Zhi shi)

En caso de estranguria, agregar B-6 (San yin jiao), B-9 (Yin ling quan), V-64 (Jing gu), E-30 (Qi chong), VC-9 (Shui fen)

R-3, V-23, R-16 y R-9 nutren los riñones. VC-3 promueve la micción y elimina la humedad. P-5 activa el pulmón para ayudar en la función renal y para eliminar la TB pulmonar. Se utiliza el método de tonificación del pulmón y el bazo para ayudar en la función renal. En caso de estranguria, se pueden agregar los puntos acompañantes. Se utiliza moxibustión en los puntos principales. En caso de fiebre alta, se utilizan agujas.

<297> Uremia (Intoxicación por Orina)

Se trata de niveles altos de urea en la sangre. Esto puede ser un indicador importante de insuficiencia renal. La consulta médica es esencial. Si se vuelve grave, puede ser fatal. Los síntomas incluyen fatiga, debilidad, vómitos, náuseas, pérdida de apetito, temblores, atrofia muscular, problemas mentales, respiración superficial, etc. Por lo general, la uremia es el resultado de la insuficiencia renal y puede llevar al coma y la muerte. Se necesita tratamiento de emergencia en un hospital. El tratamiento de MTC puede usarse simultáneamente para aumentar los efectos terapéuticos. Esto se ve en la MTC como un tipo de colapso del Qi y Yang que provoca el coma y la deficiencia total.

Los puntos principales: VC-4 (Guan yuan), R-2 (Ran gu),

VC-2 (Qu gu), VG-14 (Da zhui), IG-11 (Qu chi), IG-4 (He gu), H-3 (Tai chong)

Los puntos acompañantes: B-6 (San yin jiao), VG-20 (Bai hui), R-1 (Yong quan), H-2 (Xing jian)

Los puntos principales y los puntos acompañantes abren el orificio para despertar la conciencia y tonificar el Qi y el Yang. Se necesita tratamiento médico. Se utiliza moxibustión. Es importante tratar la causa.

<298> Uretritis (Inflamación de la uretra)

Esta es una infección del tracto urinario inferior. Esta enfermedad está estrechamente asociada con las ITS, infecciones de transmisión sexual. Las principales causas son bacterias y virus. La consulta médica es esencial. El síntoma principal es la micción dolorosa. Desde la perspectiva de la MTC, esto es calor húmedo en el calentador inferior. La idea principal del tratamiento es eliminar el calor húmedo.

Los puntos principales: R-6 (Zhao hai), VC-2 (Qu gu), B-9 (Yin ling quan), V-64 (Jing gu), V-40 (Wei zhong), VC-3 (Zhong ji), B-6 (San yin jiao), H-8 (Qu quan), Long men (Ex), V-32 (Ci liao)

Los puntos acompañantes: V-23 (Shen shu), R-12 (Da he), VG-4 (Ming men): para el síndrome de frío, H-3 (Tai chong), H-2 (Xing jian), E-30 (Qi chong), H-9 (Yin bao)

Long men es el punto extra para eliminar la humedad y promover la micción. La ubicación está en el borde inferior del hueso púbico en el canal VC. Los puntos principales y acompañantes son para eliminar el calor húmedo en el tracto urinario y promover la micción. Se utiliza una manipulación fuerte sin dejar las agujas para casos agudos.

La moxibustión se utiliza para casos crónicos o de deficiencia.

<299> Incontinencia Urinaria

Esto se refiere a la pérdida involuntaria de orina. Es común en la vejez. La consulta médica es esencial. Las causas no se conocen claramente, pero el consumo excesivo de alcohol o cafeína probablemente están relacionados con la incontinencia urinaria. Desde la perspectiva de la MTC, esto es una deficiencia de Qi en el bazo y los riñones. Pulmón, bazo, riñones e hígado están involucrados. La idea principal del tratamiento es tonificar el Qi en el bazo y los riñones y activar el pulmón para regular la micción.

Los puntos principales: E-36 (Zu san li), VC-4 (Guan yuan), VG-20 (Bai hui), VC-3 (Zhong ji), V-32 (Ci liao), R-7 (Fu liu), V-39 (Wei yang), P-7 (Lie que), H-3 (Tai chong)

Los puntos acompañantes: B-9 (Yin ling quan), V-23 (Shen shu), V-60 (Kun lun), B-6 (San yin jiao), VG-4 (Ming men), R-6 (Zhao hai), VC-2 (Qu gu), H-8 (Qu quan)

Los puntos principales y acompañantes son para regular la micción, fortalecer el bazo y los riñones y activar la función pulmonar. VG-20 retiene el Qi para evitar la caída. Se utiliza una manipulación suave. Se puede emplear la moxibustión.

<300> Retención Urinaria

Este es un síntoma en el que el paciente no puede vaciar completamente la vejiga. La consulta médica es esencial. Las principales causas son la obstrucción o estrechamiento alrededor de la vejiga, o cuando los músculos alrededor de la vejiga están débiles.

Otras causas incluyen el estreñimiento, tumores, algunos medicamentos o deshidratación. Si se conoce alguna causa, es necesario tratar esa causa. Aquí, esta prescripción se enfoca en el propio síntoma. Desde la perspectiva de la MTC, esto es una deficiencia del bazo, riñones y pulmones. La idea principal del tratamiento es tonificar el bazo, riñones y pulmones para promover la micción y regularla.

Los puntos principales: VC-4 (Guan yuan), B-6 (San yin jiao), R-7 (Fu liu), Long men (Ex), B-9 (Yin ling quan), VC-3 (Zhong ji), H-2 (Xing jian), P-7 (Lie que)

Los puntos acompañantes: V-32 (Ci liao), E-36 (Zu san li), V-13 (Fei shu), V-28 (Pang guang shu), V-23 (Shen shu), VG-4 (Ming men), V-40 (Wei zhong)

H-2 alivia la tensión o contracción de los músculos alrededor de la vejiga. V-40 promueve la micción. VC-3 promueve la micción. Long men es el punto extra para la micción, y su ubicación está en el borde inferior del hueso púbico en el canal VC. B-9 promueve la micción. V-23 tonifica los riñones. V-28 activa el movimiento de la vejiga urinaria. B-6 tonifica el bazo. Se utiliza una manipulación fuerte.

Discusión sobre acupuntura para cáncer - índice: 301

<301> Cáncer (Discusión)

Todos los pacientes con cáncer deben acudir a un especialista en oncología para consulta médica y tratamiento. La consulta médica es esencial. Existen innumerables tipos de cáncer, y no es fácil proporcionar prescripciones específicas de acupuntura en este contexto. Para asegurar un tratamiento de acupuntura seguro y efectivo, se puede recurrir a las pautas generales de prescripción de acupuntura de la Medicina Tradicional China (MTC), teniendo en cuenta las precauciones necesarias. Generalmente, la combinación del tratamiento médico occidental y la medicina herbal china tradicional produce resultados favorables en el tratamiento del cáncer.

La acupuntura puede ofrecer beneficios significativos a los pacientes con cáncer. La acupuntura ofrece varias ventajas cuando se integra en el cuidado de pacientes con cáncer. Dependiendo de la condición del paciente, la acupuntura y el masaje pueden ser beneficiosos durante fases específicas de su cáncer. En casos en los que los pacientes con cáncer han pasado por una cirugía curativa y se encuentran en la fase de recuperación, la acupuntura y el masaje pueden desempeñar un papel en su rehabilitación. Estas terapias se centran principalmente en mejorar la circulación sanguínea, resolver la estasis sanguínea, reducir la fatiga y relajar la tensión muscular. Además, ayudan en el ajuste psicológico, contribuyendo al bienestar mental y físico general del paciente.

Sin embargo, al tratar con pacientes con cáncer en estado tumoral activo, es esencial tener precaución, y el conocimiento profundo del historial médico del paciente es crucial. Por ejemplo, si un paciente con cáncer tiene metástasis óseas, la acupuntura o el masaje en esos huesos puede aumentar el riesgo de fracturas óseas patológicas. Además, la acupuntura y el masaje en aumento visible de ganglios linfáticos, nódulos subcutáneos en el cuerpo del paciente o en el tumor pueden aumentar la posibilidad de metástasis, potencialmente promoviendo la diseminación del tumor, especialmente a través de vías inducidas por agujas. Algunos pacientes incluso pueden desarrollar infecciones debido a la acupuntura debido a las bajas funciones inmunológicas de los pacientes con cáncer, lo que podría llevar a retrasos en el tratamiento. Por lo tanto, generalmente no se recomienda que los pacientes con tumores activos se sometan a estas terapias.

Los pacientes con cáncer a menudo experimentan una tendencia aumentada a la coagulación sanguínea, lo que resulta en un riesgo seis veces mayor de tromboembolismo venoso (TEV) en comparación con pacientes no cancerosos, particularmente en forma de trombosis venosa profunda (TVP) en las extremidades inferiores. La TVP en sí misma no suele ser alarmante, pero si un coágulo se desplaza, puede provocar complicaciones graves como ataques cardíacos, embolias pulmonares o accidentes cerebrovasculares. Masajear las extremidades inferiores sin conocimiento previo de la presencia de trombosis venosa profunda puede desencadenar el desplazamiento del coágulo, lo que resulta en problemas graves. Por lo tanto, cuando los familiares proporcionan masajes en las piernas a pacientes con cáncer en etapa avanzada, es imperativo confirmar la ausencia de trombosis venosa profunda, típicamente a través de imágenes por ultrasonido vascular. Además, los pacientes con tendencia a sangrar pueden estar en riesgo de sangrado debido a la estimulación mecánica durante la acupuntura y el masaje.

Aunque la acupuntura puede ser beneficiosa para pacientes con cáncer, su aplicación debe realizarse con gran cuidado y consideración de la condición médica específica y el historial del paciente. Los pacientes y sus familias deben consultar a profesionales de la salud para garantizar que los tratamientos de acupuntura sean seguros y apropiados para sus necesidades individuales.

ÍNDICE

Absceso dentoalveolar - 30

Accidente cerebrovascular (ACV), derrame cerebral - afasia - 6

Accidente cerebrovascular (ACV), derrame cerebral - parálisis de las extremidades inferiores - 9

Accidente cerebrovascular (ACV), derrame cerebral - parálisis de las extremidades superiores - 10

Accidente cerebrovascular (ACV), derrame cerebral - parálisis facial - 8

Accidente cerebrovascular (ACV), derrame cerebral - prevención - 11

Accidente cerebrovascular (ACV), derrame cerebral - pródomo, AIT - 12

Accidente cerebrovascular (ACV), derrame cerebral - siete puntos - 5

Accidente cerebrovascular (ACV), derrame cerebral - síndrome de bloqueo - 7

Accidente cerebrovascular (ACV), derrame cerebral - síndrome de colapso - 13

Acumulación en el bazo (Pi ji) - cinco acumulaciones (Wu ji) (5) - 150

Acumulación en el corazón (Xin ji) - cinco acumulaciones (Wu ji) (1) - 146

Acumulación en el hígado (Gan ji) - cinco acumulaciones (Wu ji) (3) - 148

Acumulación en los pulmones (Fei ji) - cinco acumulaciones (Wu ji) (4) - 149

Acumulación en los riñones (Shen ji) - cinco acumulaciones (Wu ji) (2) - 147

Agalaxia, baja producción de leche materna - 113

Agotamiento total (1) - 184

Agotamiento total (2) - 185

Ahogamiento - 160

Alopecia areata (pérdida de cabello en áreas) - 33

Amenorrea (1) - 114

Amenorrea (2) - 115

Amigdalitis - 89

Anemia - 152

Anemia cerebral - 3

Anexitis, inflamación de los apéndices uterinos - 112

Angina de pecho - 140

Apendicitis - 38

Arteriosclerosis - 153

Artritis degenerativa de la rodilla - 247

Artritis reumatoide (RA) - articulación de la cadera - 253

Artritis reumatoide (RA) - codos - 255

Artritis reumatoide (RA) - dedo - 256

Artritis reumatoide (RA) - dolor de hombro - 254

Artritis reumatoide (RA) - rodilla - 257

Artritis supurativa de la rodilla (artritis séptica de la rodilla) - 277

Ascitis - 154

Asma bronquial - 227

Asma cardíaca - 230

Asma pediátrica - 213

Atonía gástrica - 48

Atrofia renal - 295

Aturdimiento (1) - síndrome de bloqueo - 179

Aturdimiento (2) - síndrome de colapso - 180

Beriberi, deficiencia de tiamina - 156

Bocio - 77

Bronquiectasia - 228

Bronquitis - 229

Calambre del escribano, grafospasmo - 28

Calambre en las piernas, calambre en el gemelo - 246

Cálculo renal (piedra en el riñón) - 292

Callo, clavo - 34

Cáncer (Discusión) - 301

Cáncer de estómago - 66

Cáncer uterino - 130

Cataratas - 90

Cefalea en la región del vértice - 139

Cefalea occipital - 137

Ceguera nocturna, nictalopía - 95

Ciática - 209

Cirrosis - 191

Cistitis (inflamación del tracto urinario inferior o la vejiga) - 286

Codo de tenista (epicondilitis lateral) - 279

Colecistitis, inflamación de la vesícula biliar - 189

Colecistolitiasis, cálculo en la vesícula biliar - 190

Colitis (1) – 40

Colitis (2) - caso agudo - 41

Colitis (3) - caso crónico - 42

Congelación - 164

Congestión cerebral - 4

Congestión nasal - 85

Conjuntivitis - 91

Convulsión aguda pediátrica - 212

Convulsión febril pediátrica - 216

Convulsión no febril pediátrica - 219

Corea de Sydenham (CS) - 27

Coriza (Rinorrea) - 83

Cuello rígido - 276

Debilidad constitucional pediátrica - 214

Debilidad física – 175

Depresión - 29

Descarga eléctrica - 162

Diabetes mellitus, síndrome de la sed excesiva – 159

Diarrea (1) - 44

Diarrea (2) - 45

Diarrea (3) - con cólicos - 46

Diarrea pediátrica - 215

Dificultad para respirar - 232

Disentería bacilar - 39

Disfunción eréctil (1) - 195

Disfunción eréctil (2) - 196

Dispepsia funcional pediátrica (dificultad en la digestión) - 217

Disuria (Micción dolorosa) - 287

Dolor abdominal - 145

Dolor agudo de espalda (1) - 238

Dolor agudo de espalda (2) - 239

Dolor agudo de espalda (3) - 240

Dolor crónico de espalda - 245

Dolor de cabeza - área frontal - 134

Dolor de cabeza - general - 135

Dolor de dientes - 32

Dolor de estómago - caso agudo - 65

Dolor de oídos - 73

Dolor en el brazo superior - 282

Dolor en el corazón - 142

Dolor en el hombro y brazo - 261

Dolor en el pecho - 158

Dolor en la articulación de la rodilla - 250

Dolor en la articulación del hombro - 262

Dolor en la articulación del tobillo - 242

Dolor en los ojos - 93

Dolor menstrual - 124

Dolor reumático en los músculos - 259

Edema - 161

Emisión nocturna - 198

Endocarditis - 141

Enfermedad de Addison, Insuficiencia adrenal crónica - 151

Enfermedad de Parkinson - 24

Enfermedad de Raynaud - 252

Enfermedad valvular cardíaca - 144

Enfisema - 233

Enuresis (mojar la cama, enuresis nocturna o diurna) - 288

Epilepsia (1) - 14

Epilepsia (2) - 15

Epilepsia (3) - 16

Epistaxis - 74

Esclerosis lateral amiotrófica (ELA), Enfermedad de Lou Gehrig - 241

Esclerosis múltiple - miembros inferiores - 206

Esclerosis múltiple - miembros superiores - 207

Escrofuloderma - 177

Esguince - 263

Esguince de la muñeca o tobillo (1) - 270

Esguince de la muñeca o tobillo (2) - 271

Esguince de la muñeca o tobillo (3) - 272

Esguince de la muñeca o tobillo (4) - 273

Esguince de la muñeca o tobillo (5) - 274

Esguince de la muñeca o tobillo (6) - 275

Esguince de las articulaciones del codo o rodilla (1) - 264

Esguince de las articulaciones del codo o rodilla (2) - 265

Esguince de las articulaciones del codo o rodilla (3) - 266

Esguince de las articulaciones del codo o rodilla (4) - 267

Esguince de las articulaciones del codo o rodilla (5) - 268

Esguince de las articulaciones del codo o rodilla (6) - 269

Espanto nocturno pediátrico - 218

Espasmo del estómago, gastroespasmo - 67

Espasmo del párpado, Blefaroespasmo - 99

Espasmo facial - 204

Espasmos del esófago - 76

Espondilitis anquilosante - 243

Esquizofrenia (1) - 25

Esquizofrenia (2) - 26

Estenosis esofágica - 75

Estenosis intestinal, enterostenosis - 59

Estomatitis - 178

Estomatitis pediátrica - 220

Estreñimiento, intestino perezoso - 43

Eyaculación precoz - 200

Faringitis, dolor de garganta - 81

Fatiga ocular, Asthenopia - 96

Fibromas uterinos (leiomiomas, miomas) - 131

Fibromialgia - 248

Fiebre - 104

Ganglio en la muñeca o tobillo (quistes de ganglio) - 283

Gastritis - 50

Gastroptosis - 51

Gingivitis - 31

Glaucoma - 94

Glomerulonefritis - 290

Gota - 165

Gripe, influenza (1) - 105

Gripe, influenza (2) - 106

Hematuria (presencia de sangre en la orina) - 291

Hemoptisis - 166

Hemorragia intestinal - 57

Hemorragia posparto - 127

Hemorroides - 52

Hepatitis - 192

Herpes zóster (1) - en la cara - 109

Herpes zóster (2) - en el pecho, abdomen, costados - 110

Hiperacidez gástrica - 49

Hiperplasia prostática benigna - 194

Hipertensión - caso grave - 168

Hipertensión - caso leve - 167

Hipertiroidismo - 169

Hipo - 53

Hipoclorhidria - 54

Hipotensión - 170

Histeria (1) - 18

Histeria (2) - 19

Hombro congelado (Capsulitis adhesiva) - 249

Ictericia - 193

Incontinencia urinaria - 299

Indigestión (1) - diarrea, fiebre, vómito - 55

Indigestión (2) - estancamiento de alimento - 56

Infertilidad femenina - 119

Infertilidad masculina - 197

Inflamación reumatoide del tobillo - 258

Inflamación supurativa del tobillo (Artritis séptica del tobillo) - 278

Insensibilidad sexual, frigidez - 129

Insolación, heliosis (1) - 181

Insolación, heliosis (2) - 182

Insomnio - 20

Irregularidad menstrual - 123

Llanto nocturno del bebé - 23

Mal aliento (halitosis) - 155

Mala presentación o posición fetal inadecuada - 120

Malaria - 107

Mastitis - 121

Menstruación excesiva - 117

Miastenia gravis - 251

Micción frecuente - 289

Mielitis - 208

Migraña - 136

Miopía infantil - 211

Moretón, hematoma - 244

Náuseas por movimiento (mareo en coche, mar o aire) - 157

Náuseas y vómitos (1) - 62

Náuseas y vómitos (2) - 63

Nefrosis (Síndrome nefrótico) - 293

Neumonía - 235

Neuralgia del trigémino - 210

Neuralgia intercostal - 205

Neuralgia occipital - 138

Neurastenia - 21

Neurosis - TOC, Fobia, Trastorno de ansiedad - 22

Obesidad - 172

Obstrucción intestinal, íleo - 58

Oftalmia eléctrica, Oftalmia por arco eléctrico - 92

Ojos llorosos (lagrimeo excesivo), Epífora - 101

Oligomenorrea, hipomenorrea, menstruación insuficiente - 125

Orquitis - 199

Orzuelo - 100

Otitis media con efusión (OME) - 79

Otitis media crónica supurativa (OMCS) - 80

Palpitaciones - 143

Pancreatitis - 173

Parálisis del nervio facial - 203

Parotiditis, paperas epidémicas - 108

Parto sin dolor o fácil - 126

Pérdida de apetito - 61

Peritonitis - 174

Picazón, comezón - 36

Pielitis y pielonefritis - 294

Pleuritis - 176

Polio (etapa inicial) - cuello - 224

Polio (etapa inicial) - miembros inferiores - 223

Polio (etapa inicial) - miembros superiores - 225

Polio (etapa inicial) - músculos abdominales - 222

Polio (etapa inicial) - músculos faciales - 226

Presbicia, Vista de los ancianos - 97

Prolapso rectal - 64

Prolapso uterino - 132

Prostatitis - 201

Ptosis, caída del párpado superior - 98

Resfriado (1) - 102

Resfriado (2) - calor con conciencia turbia - 103

Retención urinaria - 300

Rinitis por resfriado común – 82

Rinorrea - 83

Sangrado uterino disfuncional (SUD) - 116

Secreción vaginal excesiva - 118

Sensación de frío - 163

Síncope, desmayo - 183

Síntomas extrapiramidales (SEP) - 17

Sinusitis - 84

Sordera (1) - secuela de una enfermedad - 71

Sordera (2) - secuela de una enfermedad - 72

Sordera-mudez, sordomudez - 70

Sudoración nocturna (sudores nocturnos) - 171

Tendinitis de Aquiles - 237

Tenosinovitis de la muñeca, Enfermedad de De Quervain (1) - 284

Tenosinovitis de la muñeca, Enfermedad de De Quervain (1) - 285

Tenosinovitis del dedo índice - 280

Tenosinovitis del pulgar - 281

Tétanos con trismo - 111

Timpanismo - 186

Tos - 231

Tos ferina (tos convulsiva, tos de los 100 días) - 234

Trastorno bipolar, trastorno maníaco-depresivo - 1

Trastorno de la menopausia - 122

Trastorno olfativo, disosmia - 78

Trastorno temporomandibular reumatoide - 260

Tuberculosis intestinal - 60

Tuberculosis pulmonar - 236

Tuberculosis renal (TB renal) - 296

Úlcera duodenal - 47

Úlcera gástrica - 68

Uremia (Intoxicación urinaria) - 297

Uretritis (Inflamación de la uretra) - 298

Urticaria - 35

Útero retrovertido - 128

Verrugas - 37

Vértigo - 187

Vértigo auditivo, Síndrome de Meniere - 69

Vómito de sangre, hematemesis - 188

Vómito durante el embarazo (Náuseas matutinas) - 133

Vómito pediátrico - 221

Zumbido - deficiencia renal - 86

Zumbido - fuego del hígado - 87

Zumbido - nerviosismo – 88

Bibliografía

Sobre los contenidos de medicina china y acupuntura:

(1). The foundations of Chinese Medicine, Giovanni Maciocia, 3rd Edition, Elsevier, 2015

(2). The practice of Chinese Medicine, Giovanni Maciocia, 2nd Edition, Elsevier, 2008

(3). Ling Shu, Unschuld P., University of California Press, USA, 2016

(4). Introduction to Acupuncture (Chimguhakgyeron), Lee Hyen Soon, Rodem namu, South Korea, 2007

(5). The complete Art of Acupuncture (Zhen Jiu Da Cheng), Yang Ji Zhou (Ming dynasty in China), Traditional Chinese Medicine Ancient Texts Publishing House (Zhong Yi Gu Ji Chu Ban She), China, 1998

(6). Expounding on the fourteen channels (Shi Si Jing Fa Hui). Hua Shou (Yuan dynasty in China), Henan Science and Technology press (He Nan Ke Xue Ji Shu Chu Ban She), China, 2014

(7). Acupuncture and Moxibustion Therapy (Zhen Jiu Zhi Liao Xue), Gao Shu Zhong, Yang Ji Guo, Jia Guo Yan, Shanghai Science and Technology 2nd Press (Shang hai ke xue ji shu chu ban she), China, 2018

(8). Acupuncture and Moxibustion Studies (Zhen Jiu Xue), Yan Ping, Science Press (Ke Xue Chu Ban She), China, 2004

(9). Atlas of Extra Acupoints in Acupuncture and Moxibustion, Hao Jin Kai, People's Military Medical Press (Ren Min Jun Yi Chu Ban She), China, 2011

Sobre los contenidos de medicina occidental:

(10). Pernkopf Anatomy, Werner Platzer, Urban & Schwarzenberg; Germany, 1989

(11). The Complete Dictionary of Ailments and Diseases, Jacques Martel, New Leaf Distributing, 2012

(12). The Encyclopedia of Ailments and Diseases, Jacques Martel, Findhorn Press, 2nd Edition, 2020

(13). SNUH Manual of Medicine, Department of Internal Medicine, Seoul National University, College of Medicine, 6th Edition, South Korea, 2022

Sobre el autor

Woosen Ur, Ph.D.

Instagram: @woosenur

Woosen Ur es originario de Corea del Sur y se ha dedicado a la enseñanza de la medicina y terapia orientales desde 2007, habiendo trabajado en diversas naciones e instituciones educativas.

Actualmente, es profesor de Medicina Tradicional China (MTC) en la facultad IBRATE, ubicada en Curitiba, Brasil. Su investigación se centra profundamente en la conciencia humana y en las prácticas de terapia tradicional. Woosen es reconocido por sus estudios profundos en textos clásicos antiguos de la medicina oriental, con un interés particular en desarrollar terapias para el tratamiento de la oncología. Además de su carrera docente e investigadora, es autor de numerosos libros y artículos académicos que exploran las sutilezas y eficacias de las terapias orientales.

Doctorado en Medicina Coreana, Universidad de Wonkwang, Corea del Sur, Maestría en Salud Natural, Corea del Sur, Licenciatura en Medicina Tradicional China, Universidad de Medicina China y Farmacología de Pekín, China, Licenciatura en Astronomía, Universidad Nacional de Seúl, Corea del Sur

TAI LING Terapias Orientais : https://tai-ead.escolatai.com

Green Aura Academy : https://greenaura.escolatai.com

Otras publicaciones del autor

La Mente en la Materia : Terapia Mental Holística a través de la Meditación, Flores de Bach, la Fisiognomía y la Astrología (castellano)

The Mind in Matter : Holistic Mental Therapy through Meditation, Bach Flower Remedies, Physiognomy, and Astrology (English)

Acupuncture Protocols for 300 Health Conditions : Classical acupuncture prescriptions for clinical treatments (English)

www.ingramcontent.com/pod-product-compliance
Lightning Source LLC
LaVergne TN
LVHW090035080526
838202LV00043B/3324